AF154319

Monographien aus dem Gesamtgebiete der Psychiatrie **68**

Herausgegeben von
H. Hippius, München · W. Janzarik, Heidelberg
C. Müller, Onnens (VD)

Band 59 **Depression und Angst**
Psychopathologische Untersuchungen des Angsterlebens melancholischer und neurotischer Kranker
Von H. Kuhs

Band 60 **Verlauf psychischer Erkrankungen in der Bevölkerung**
Von M. M. Fichter

Band 61 **Schizophrenie und Alkohol**
Zur Psychopathologie schizophrener Bewältigungsstile
Von J. Zeiler

Band 62 **Suizid und Sterblichkeit neuropsychiatrischer Patienten**
Mortalitätsrisiken und Präventionschancen
Von A. Genz

Band 63 **Psychopathologie und Verlauf der postakuten Schizophrenie**
Von H. A. Kick

Band 64 **Neuroendokrinologie und Schizophrenieforschung**
Von F. Müller-Spahn

Band 65 **Affektive, schizoaffektive und schizophrene Psychosen**
Eine vergleichende Langzeitstudie
Von A. Marneros, A. Deister und A. Rohde

Band 66 **Jahreszeit und Befindlichkeit in der Allgemeinbevölkerung**
Eine Mehrebenenuntersuchung zur Epidemiologie, Biologie und therapeutischen Beeinflußbarkeit (Lichttherapie) saisonaler Befindlichkeitsschwankungen
Von S. Kasper

Band 67 **Biologische Korrelate der Angst bei psychiatrischen Erkrankungen**
Von M. Albus

Band 68 **Die depressive Reaktion**
Probleme der Klassifikation, Diagnostik und Pathogenese
Von T. Bronisch

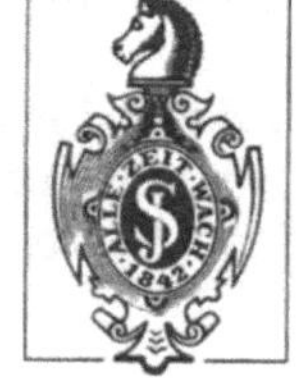

Thomas Bronisch

Die depressive Reaktion

Probleme der Klassifikation, Diagnostik und Pathogenese

Mit 22 Abbildungen und 36 Tabellen

Springer-Verlag
Berlin Heidelberg New York
London Paris Tokyo
Hong Kong Barcelona
Budapest

Priv.-Doz. Dr. med. Thomas Bronisch
Max-Planck-Institut für Psychiatrie
Klinik
Kraepelinstraße 10
W-8000 München 40, Bundesrepublik Deutschland

ISBN-13:978-3-642-84644-1 e-ISBN-13:978-3-642-84643-4
DOI: 10.1007/978-3-642-84643-4

Die Deutsche Bibliothek - CIP-Einheitsaufnahme
Bronisch, Thomas:
Die depressive Reaktion: Probleme der Klassifikation, Diagnostik und Pathogenese; mit 36 Tabellen / Thomas Bronisch. - Berlin; Heidelberg; New York; London; Paris; Tokyo; Hong Kong; Barcelona; Budapest: Springer, 1992
(Monographien aus dem Gesamtgebiete der Psychiatrie; Bd. 68)

NE: GT

Softcover reprint of the hardcover 1st edition 1992

Satz: Reproduktionsfertige Vorlage vom Autor

25/3130-543210 - Gedruckt auf säurefreiem Papier

Geleitwort

Der Terminus "Depression" ist ein vorwissenschaftlicher und unspezifischer Begriff, der der jeweiligen Definition bedarf. Wie schwierig dies sein kann, zeigen gerade die Bemühungen der letzten Jahrzehnte, wobei der häufige Wechsel der Formulierungen und der inhaltlichen Kriterien auffällt. Dies ist verständlich, wenn man die Vielzahl der Phänomene bedenkt, die unter dem Begriff "Depression" subsummiert werden, dann aber zu den verschiedensten Variationen dieses Terminus Veranlassung geben. Es handelt sich dabei um ein Spektrum von Erlebnissen und Verhaltensweisen, die vom Alltäglichen und Banalen bis zum Außergewöhnlichsten und schwer Auffälligen reichen.

Die eindeutig pathologischen Bereiche sind schon seit langem Gegenstand intensiver Reflexionen und Forschungen von den verschiedensten Zugangswegen her. Hingegen sind die leichteren depressiven Verstimmungen, die im Spannungsfeld zwischen "endogen" und "reaktiv" stehen oder/und die sich in unmittelbarem zeitlichem und anscheinend (oder scheinbar) kausalem Zusammenhang mit belastenden Lebensereignissen abspielen und die deshalb als Reaktionen auf diese Ereignisse interpretiert werden, relativ selten und weniger intensiv erforscht worden. Dies gilt vor allem insoweit, als damit Studien gemeint sind, die standardisierte Instrumente (zur Diagnoseobjektivierung, zur Untersuchung der Grundpersönlichkeit, des sozialen Netzes und der belastenden Lebensereignisse) sowie Kontrollgruppen und Katamnesen eingesetzt haben.

Dies zeigt ein Blick auf die bisherige einschlägige Literatur, die vom Autor aufgearbeitet wurde. Er fand nur eine einzige Arbeit, die diesen Kriterien in etwa entspricht. Schon daraus läßt sich die Besonderheit der vorliegenden Arbeit erkennen. Ihre Bedeutung erhält sie aber noch durch einige andere, noch wichtigere Faktoren:

1. Die Diagnosen der beschriebenen Fälle, die aus einer psychiatrischen Kriseninterventionsstation stammen, sind entsprechend den gegenwärtigen Kriterien der DSM-III-R bzw. der ICD-10 validiert.
2. Zur Charakterisierung der Persönlichkeit, der psychischen Entwicklung, der Lebensereignisse und des sozialen Netzes wurde eine größere Anzahl von diagnostischen Instrumenten verwendet, die alle gut validiert sind.
3. Bei der Patientenstichprobe wurden Untergruppen hinsichtlich des suizidalen Verhaltens gebildet und miteinander verglichen.
4. Es wurden Langzeitkatamnesen durchgeführt.

5. Es wurde als Kontrollgruppe eine Stichprobe aus der Normalbevölkerung herangezogen.

Wegen des Umfangs der Untersuchungen ist es selbstverständlich, daß bei der Durchführung eine Reihe von Mitarbeitern beteiligt wurden. Die Auswertung der Daten erfolgte mit großer Sorgfalt unter Hinzuziehung moderner statistischer Verfahren. Unter diesen Umständen sind Aussagen über die Pathogenese, über den natürlichen Verlauf, über die Langzeitprognose, über die Effektivität von therapeutischen Interventionen (z.B. Kriseninterventionen) von depressiven Reaktionen möglich. Die Ergebnisse lassen sich wie folgt zusammenfassen:

1. Die Unterschiede zwischen Patienten mit reaktiver Depression und Probanden aus der Normalbevölkerung bezogen sich auf eine ganze Reihe von Faktoren: auf prämorbide Persönlichkeitsmerkmale, auf das soziale Netz, die soziale Kompetenz und auf die Lebensereignisse.
2. Im Vergleich zu Patienten mit neurotischen Depressionen waren die reaktiv Depressiven kürzere Zeit in stationärer Behandlung. Ihre Grundpersönlichkeit erschien weniger auffällig, sie zeigten auch einen günstigeren Langzeitverlauf.
3. Innerhalb der Patientenstichprobe ergaben sich Unterschiede zwischen Patienten, bei denen eine "major depression" diagnostiziert wurde und solchen mit einer depressiven Reaktion. Diese Unterschiede bezogen sich auf Persönlichkeitsmerkmale, jedoch nicht auf Faktoren des sozialen Netzes und der sozialen Kompetenz.
4. Patienten mit Suizidversuchen in der Vorgeschichte stammten häufiger aus Familien, in denen ebenfalls Suizidhandlungen sowie außerdem Alkoholabhängigkeit zu finden waren.

Die Studie liefert also sehr wichtige Beiträge zur Forschung auf verschiedenen Gebieten, die sich über die klinische Psychiatrie hinaus vor allem auf die Bereiche der Persönlichkeitsforschung wie der Sozialpsychiatrie, aber auch der Suizidologie erstrecken. Einzelergebnisse wurden bisher schon in verschiedenen Zeitschriftenarbeiten in deutscher und englischer Sprache veröffentlicht. In der vorliegenden Monographie werden nach einer Literaturübersicht Fragestellung, Methodik und Ergebnisse ausführlich und klar zusammenfassend dargestellt und diskutiert.

Ich wünsche, und ich erwarte es auch, daß diese Studie im deutschsprachigen Raum und darüber hinaus auf internationaler Ebene die ihrer Bedeutung entsprechende Beachtung findet.

München, Oktober 1991 — Wilhelm Feuerlein

Danksagung

Den Anstoß zu dieser Studie habe ich Herrn Prof. W. Feuerlein zu verdanken, der mir 1981 den Vorschlag machte, die Gruppe der reaktiv depressiven Patienten auf der neu geschaffenen Kriseninterventionsstation am Max-Planck-Institut für Psychiatrie in München genauer zu untersuchen. Ihm gilt auch mein Dank für die vertrauensvolle Zusammenarbeit in den Jahren 1981-1985, in denen die Arbeit entstand, sowie für die kritischen methodischen und inhaltlichen Anregungen dazu. Zu danken habe ich auch Herrn Prof. D. Ploog, dem ehemaligen Direktor des Klinischen Institutes des Max-Planck-Instituts für Psychiatrie, der mich dazu anregte, die Untersuchung der reaktiv Depressiven zur Grundlage meiner Habilitation zu machen und der mir jegliche Unterstützung für mein Vorhaben zuteil werden ließ. Großen Dank schulde ich Herrn Prof. F. Holsboer, der sich nach der Übernahme des klinischen Instituts des Max-Planck-Instituts für Psychiatrie meiner Habilitationsarbeit annahm.

Zu besonderem Dank bin ich in allererster Linie meiner Mitarbeiterin Frau Dr. Dipl.-Psych. H. Hecht verpflichtet, die nicht nur seit 1983 zusammen mit mir die Patientenuntersuchung durchführte, sondern auch mit ihrem fachlichen Wissen und mit ihrem Engagement ganz wesentlich zur Durchführung und zur Auswertung dieser Studie beitrug.

Die Studie wäre nicht durchführbar gewesen, wenn nicht eine so hervorragende Betreuung der akut depressiven Patienten auf der Kriseninterventionsstation erfolgt wäre. Dafür sei sowohl den behandelnden Ärzten, Herrn Dr.med. habil. P. Dörr, Herrn Dr. A. Fürmaier, Frau Dr. U. Fürst, Frau Dr. E. Hertenberger, Herrn Dr. H. Kolitzus, Frau Dr. F. Scheiner, Herrn Dr. Ch. Vogel und Herrn Dr. J. Wenleder, als auch dem Sozialarbeiter und dem Pflegepersonal der Kriseninterventionsstation ganz herzlich gedankt.

Mein Dank gilt insbesondere den Patienten, die so gewissenhaft und geduldig über sich Auskunft gaben und von denen wir Untersucher so viel lernen konnten.

Für die statistische Auswertung der Daten danke ich Frau Dipl.-Inform. H. Pfister und Herrn Dr.-Ing. H. Barthelmes, die neben ihrer umfangreichen Arbeit noch Zeit dafür aufbringen konnten. Besonderer Dank gebührt auch meiner Sekretärin, Frau D. Bauer, die im täglichen Kampf mit dem Computer viel Geduld für die Erstellung und die wiederholten Korrekturen des Manuskripts aufbringen mußte. Ebenso gilt der Dank Herrn Dipl.-Psych. H. Megele, der mit mir zusammen die Nachuntersuchung der reaktiv depressiven Patienten durchführte.

Schließlich gilt der Dank auch Herrn Prof. H. Emrich, Frau Prof. R. de Jong, Herrn Priv.-Doz. Ch. Krieg, Herrn Prof. H.-U. Wittchen und Herrn Prof. D. von Zerssen für die hilfreichen Korrekturen früherer Fassungen der Arbeit sowie Herrn Prof. H. Lauter, dem Direktor der Universitätsnervenklinik der Technischen Universität München, für die Unterstützung und die Betreuung der Arbeit.

München, im Herbst 1991 T. Bronisch

Inhaltsverzeichnis

A. Problemstellung

Depressive Erkrankungen sind nicht nur in den letzten beiden Jahrzehnten ein Schwerpunkt psychiatrischer Forschung geworden, sondern auch gesundheitspolitisch von gröβter Bedeutung. Übersichtsarbeiten über epidemiologische Studien (Turns 1978; Boyd u. Weissman 1981; Hirschfeld u. Cross 1982) berichten von mindestens 6-1o% der Bevölkerung, die im Verlauf eines Jahres, bzw. 4,6-6,2% (Myers et al. 1984) und 6,9% (Wittchen et al. 1987), die im Verlauf eines halben Jahres an länger dauernden klinisch relevanten Depressionen leiden. In der Studie von Dilling u. Weyerer (1984) über die Prävalenz psychiatrischer Erkrankungen in 3 unterschiedlich strukturierten Gemeinden des Landkreises Traunstein/Oberbayern wurden in den Jahren 1975-1977 6,3% einer Bevölkerungsstichprobe als depressive Neurose diagnostiziert, in der Münchner Follow-up-Studie 1981 (Wittchen et al. 1987) 4,28% einer repräsentativen Bevölkerungsstichprobe der Bundesrepublik Deutschland als depressive Neurose diagnostiziert. Epidemiologische Studien bei Allgemeinmedizinern (Helmchen 1977, Gastpar u. Kielholz 1983) konnten zeigen, daβ etwa 10-20% der Patienten des praktischen Arztes eine behandlungsbedürftige Depression aufweisen. Nur ein geringer Teil dieser Patientengruppe leidet an organischen oder symptomatischen Depressionen. Es überwiegen die neurotischen und reaktiven Depressionen, während der Anteil der endogenen Depressionen bei höchstens 25% des Gesamtspektrums depressiver Erkrankungen anzusetzen ist, sogar noch wesentlich niedriger bei 10% sein dürfte (Dilling u. Weyerer 1984). Neurotische und reaktive Depressionen machen demnach nicht nur den überwiegenden Anteil aller depressiven Störungen aus, sondern spielen sowohl in der psychiatrischen als auch in der allgemeinmedizinischen Versorgung der Bevölkerung eine bedeutende Rolle.

Um den Erfordernissen einer differenzierteren Diagnostik depressiver Erkrankungen Rechnung zu tragen, wurden in die 9. Revision der ICD (WHO 1979) 3 weitere Subkategorien depressiver Zustände eingeführt, nämlich die akute Belastungsreaktion mit depressiver Symptomatik, die kurzdauernde und längerdauernde depressive Reaktion, in dieser Studie als "depressive Reaktion" zusammengefaβt. Depressive Reaktionen gehören in die Gruppe der Anpassungsstörungen. Darunter versteht man eine übermäβige und unerwartete Reaktion auf eine psychosoziale Belastung, die in einem engen zeitlichen und inhaltlichen Zusammenhang mit dieser Reaktion steht. Die Störung geht einher mit einer Beeinträchtigung im sozialen oder beruflichen Bereich oder mit Symptomen, die über eine normale oder zu erwartende Reaktion auf eine solche Belastung hinausgehen. Die Störung bildet sich zurück, wenn die Belastung nicht mehr existiert oder, falls die Belastung weiterbesteht, wenn ein neues Niveau der Anpassung erreicht ist.

Aus der Definition der Anpassungsstörungen geht hervor, daß die depressive Reaktion dem Spektrum der leichteren und psychogen bedingten depressiven Störungen zuzuordnen ist und somit eine günstige Prognose aufweisen sollte. Es ist auch naheliegend anzunehmen, daß diese Patienten nur eine kurzfristige Intervention benötigen und evtl. sogar im Rahmen dieser Krisenintervention keine fachspezifische psychiatrisch-psychotherapeutische Behandlung benötigen. Empirische Studien zu Anpassungsstörungen und speziell zu Anpassungsstörungen mit depressiver Symptomatik sind jedoch kaum vorhanden.

Untersuchungen von Andreasen u. Hoenk (1982) an einer Stichprobe von 203 Erwachsenen sowie von Looney u. Gunderson (1978) an 2078 Marinesoldaten ergaben eine gute Prognose von "transient situational disturbances" ("adjustment reactions") nach DSM-II (American Psychiatric Association 1968). Looney u. Gunderson (1978) stellten weiterhin eine erhöhte Vulnerabilität für diese Störung bei Patienten mit Persönlichkeitsstörungen fest. Vier Fünftel der Patienten von Andreasen u. Wasek (1980) wiesen die Diagnose einer "adjustment reaction with depressed mood", d.h. einer depressiven Reaktion auf. Diese Diagnosekategorie wurde in DSM-III (American Psychiatric Association 1980) revidiert und erhielt den Namen "adjustment disorder" (Spitzer et al. 1980) im Deutschen Anpassungsstörung (Köhler u. Sass 1984). Bis jetzt wurde lediglich eine empirische Studie publiziert, welche Anpassungsstörungen mit depressiver Symptomatik nach DSM-III mit anderen depressiven Störungen verglich (Fabrega et al. 1986,1987) und ebenfalls eine gute Prognose dieser Diagnosekategorie feststellen konnte.

Angesichts des Wandels der Klassifikation auf dem Gebiet der depressiven Erkrankungen, der klinischen Bedeutung und der fehlenden empirischen Validierung der Diagnosekategorie der depressiven Reaktion erscheint es sinnvoll und notwendig, diese Diagnosekategorie hinsichtlich ihrer deskriptiven und prognostischen Validität zu untersuchen. Daher wurden in dieser Arbeit Patienten mit der Diagnose einer depressiven Reaktion sowohl mit Normalpersonen aus einer repräsentativen Stichprobe der Bevölkerung der BRD verglichen, als auch mit neurotisch Depressiven, die in einem vergleichbaren Zeitraum in derselben Behandlungsinstitution (Max-Planck-Institut für Psychiatrie) behandelt worden waren. Durch diesen Vergleich mit Normalpersonen und neurotisch Depressiven soll ein Beitrag zur deskriptiven Validität der Diagnosekategorie einer depressiven Reaktion geleistet werden, durch eine Nachuntersuchung der reaktiv Depressiven 4-6 Jahre nach Indexaufnahme soll ein Beitrag zur prognostischen Validität geleistet werden.

In dem einführenden theoretischen Teil erfolgt zunächst ein Abriß von Klassifikationsschemata depressiver Erkrankungen der letzten 20 Jahre, wobei speziell auf die Diagnose und Therapie depressiver Reaktionen bzw. Anpassungsstörungen mit depressiver Symptomatik Bezug genommen wird. In einem weiteren Kapitel, welches dem Ergebnisteil der eigenen Untersuchung vorausgeht, wird auf die methodischen Probleme und Methodik dieser Studie näher eingegangen. Der Ergebnisteil schließlich beinhaltet die Beschreibung der Patientengruppe im Vergleich mit einer repräsentativen Stichprobe der BRD, dem Vergleich der reaktiv Depressiven mit den neurotisch Depressiven und die Beschreibung der wichtigsten Untergruppen dieser Patientengruppe hinsichtlich der Einordnung in die heutigen gängigen Klassifikationsschemata, der evtl. Störungen der Persönlichkeit, der sozialen Anpassung sowie der Art der auslösenden Lebensereignisse. Am Schluß des Ergebnisteils wird die prognostische Validität der depressiven Reaktion und der beschriebenen Untergruppen dargestellt. Im Schlußkapitel erfolgt eine kritische Würdigung der empirischen Ergebnisse im Spiegel der Literatur mit Hinweisen auf therapeutische Konsequenzen.

B. Methodische Grundvoraussetzungen der Studie

In den letzten Jahren wurden hinsichtlich der wissenschaftlichen Methodik die Voraussetzungen für die Deskription, Klassifikation und Verlaufsbeobachtung von psychiatrischen Krankheitsbildern wesentlich verbessert. So führte einmal die Entwicklung von standardisierten diagnostischen Interviews zu einer grösseren internationalen Vergleichbarkeit von Studien, zum anderen wurden Skalen und Interviews entwickelt, die neben der psychopathologischen Ebene auch sozialpsychologische Beeinträchtigungen und soziale Stressoren wie z.B. Lebensereignisse erfaßten, womit eine differenziertere Evaluation psychiatrischer Erkrankungen möglich wurde.

Die praktischen und methodischen Voraussetzungen wurden im Max-Planck-Institut für Psychiatrie durch die Einführung eines Datenbanksystems zur Erfassung psychopathometrischer Befunde geschaffen (Barthelmes u. von Zerssen 1978). Im Rahmen der Münchner-Follow-up-Studie (Wittchen u. von Zerssen 1987), an der der Autor als Mitglied entsprechende Erfahrungen mit der Anwendung und dem Einsatz von Untersuchungsinstrumenten im diagnostischen und sozialpsychologischen Bereich sammeln konnte, war u.a. eine repräsentative Bevölkerungsstichprobe mit z.T. den gleichen Instrumenten wie bei der Studie des Autors untersucht worden. Dadurch existieren Vergleichswerte unauffälliger Kontrollpersonen. Schließlich können die Patienten mit einer depressiven Reaktion mit ebenfalls im Max-Planck-Institut für Psychiatrie behandelten neurotisch depressiven Patienten verglichen werden.

Die seit 1981 am Max-Planck-Institut für Psychiatrie bestehende Kriseninterventionsstation nimmt zu einem großen Teil Patienten mit der Diagnose einer depressiven Reaktion auf. Im Jahre 1983 waren insgesamt 358 Patienten behandelt worden, von denen 111 die Diagnose einer depressiven Reaktion erhalten hatten. Die Patienten blieben durchschnittlich 1-2 Wochen auf dieser Station und konnten somit über einen Zeitraum von mehreren Tagen genauer untersucht werden. Da zum einen psychiatrische Krisenstationen im europäischen Bereich nur in wenigen Ländern existieren (Cooper 1979; Alzheimer 1984; Katschnig u. Konieczna, im Druck), zum anderen bis jetzt differenziertere Erhebungen über diese Patientengruppe nicht publiziert worden sind, vielleicht auch noch gar nicht durchgeführt wurden, ergab sich hiermit eine günstige Gelegenheit zur Untersuchung dieser Patientengruppe.

1 Theoretischer Teil

1.1 Historischer Überblick über Klassifikationsschemata depressiver Erkrankungen

1.1.1 Klassifikationsschemata bis Ende der 50er Jahre

Kraepelin schuf die Grundlage der klassischen Dreiteilung der Depression in organische (symptomatologische), endogene und psychogene Depressionen, die bis in die 60er Jahre bestimmend für die Klassifikation depressiver Erkrankungen werden sollte. In der 8. Auflage seines Lehrbuchs (1909) übernimmt er Möbius' Konzept (1893) von "exogen" und "endogen" verursachten Geistesstörungen, wobei Möbius exogene Erkrankungen auf äußere Faktoren wie Bakterien, chemische Einflüsse und toxische Einflüsse zurückführte. Endogene Erkrankungen hingegen wurden auf innere Ursachen wie Degeneration oder Veranlagung zurückgeführt. Als 3. Gruppe galten nach Kraepelin solche depressive Verstimmungen, die durch "äußere Gemütsbewegung" verursacht werden.

Die exogenen Depressionen entsprechen den durch körperliche Erkrankungen bedingten Depressionen. Unter den Begriff der "endogenen Depression" faßt Kraepelin (1909) das manisch depressive Irresein, die meisten Fälle von Melancholie, zahlreiche Fälle von Amentia (akuter Verwirrtheitszustand mit Illusionen, Halluzinationen und motorischer Erregung) und leichtere Verstimmungen zusammen, die einerseits Vorstufen zu schwereren Erkrankungen sein können, andererseits fließend in das Gebiet der "konstitutionellen Verstimmung" übergehen. Die psychogenen Depressionen nehmen eine Zwischenstellung ein, da sie einerseits durch ein äußeres Ereignis hervorgerufen werden, andererseits von der Eigenart der Persönlichkeit abhängig sind.

In den folgenden Jahrzehnten beherrschen 2 verschiedene Konzepte die Diskussion um die diagnostische Einteilung depressiver Erkrankungen, die bestimmend für die Klassifikationsschemata depressiver Erkrankungen in den letzten 20 Jahren werden sollten: das "endogene-reaktiv Konzept" und das "unitaristische Konzept" der Depression, wobei beide Konzepte die durch körperliche Erkrankungen verursachte Depression als eigene Gruppe akzeptierten.

1.1.1.1 Das Endogen-reaktiv Konzept

Das "Endogen-reaktiv Konzept" umfaßt aufgrund der unterschiedlichen Definition von "endogen" und "reaktiv" eine Reihe von Kategorien depressiver Verstimmungen. "Reaktiv" wird einmal als durch ein äußeres Ereignis hervorgerufene Reaktion verstanden (Reiss 1910; Lange 1926), zum anderen als ein Ansprechen auf Umwelteinflüsse (Gillespie 1929; Buzzard 1930). "Endogen" bedeutet demnach ein nicht durch äußere Ereignisse hervorgerufener Krankheitszustand (Kraepelin 1909; Reiss 1910; Lange 1926), dessen Symptomatik und Verlauf unabhängig von Veränderungen in der Umwelt sind (Gillespie 1929; Buzzard 1930). Durch diese unterschiedlichen Definitionen von "reaktiv" und "endogen" wurden auch mit den Diagnosekategorien "endogene" und "reaktive" Depression verschiedene Vorstellungen verbunden. Endogen im Sinne von Kraepelin (1909), Reiss (1910) und Lange (1926) ist eine Depression, die durch innere, nicht weiter faßbare Faktoren verursacht wird; reaktiv ist eine Depression, wenn sie durch äußere Ereignisse verursacht wird. Gillespie (1929) und Buzzard (1930) sehen dagegen die fehlende Reagibilität der depressiven Verstimmung auf äußere Ereignisse als Unterscheidungskriterium für verschiedene depressive Zustände an und nicht die Verursachung durch äußere Ereignisse. Statt der Begriffe "reaktiv" - "endogen" verwenden sie "reactive" - "autonomous" (Gillespie 1929) bzw. "neurotic" - "psychotic" (Buzzard 1930).

1.1.1.2 Das unitaristische Konzept

Das unitaristische Konzept lehnt jegliche Kategorisierung, sei sie ätiologischer oder deskriptiver Natur, ab. Mapother (1926) hält jede Unterteilung für sinnlose Spekulation, während Lewis (1934) die Depressionen lediglich als akut oder chronisch, schwer oder mild klassifiziert (zit. nach Kendell 1975). Nach Lewis (1938) sind immer sowohl äußere als auch innere Faktoren am Zustandekommen einer Depression beteiligt, wenn auch mit unterschiedlicher Gewichtung.

Beide Konzepte der Klassifikation depressiver Störungen, nämlich das endogen-reaktiv und das unitaristische Konzept sollten jedoch bestimmend bis in die 80er Jahre bleiben, lediglich die Bezeichnungen änderten sich. Hinzuzufügen ist allerdings, daß hinsichtlich der exogenen Depressionen, d.h. der durch Erkrankungen des Gehirns oder anderer körperlicher Erkrankungen hervorgerufenen Depression keine Uneinigkeit bestand. Das unitaristische Konzept wurde als dimensionale Klassifikation, das Endogen-reaktiv-Konzept als kategoriale Klassifikation depressiver Störungen bezeichnet.

1.1.2 Klassifikationsschemata ab Anfang der 60er Jahre

Für die psychiatrische Klassifikation überhaupt und für die Klassifikation depressiver Erkrankungen insbesondere entscheidend wurde die Entwicklung der psychiatrischen Untersuchungsmethodik seit Anfang der 60er Jahre. Ab diesem Zeitpunkt standen zunehmend Selbst- und Fremdbeurteilungsskalen zur Verfügung, mit deren Hilfe man auf Symptom- und Syndromebene verschiedene depressive Zustände mittels multivariater Analyse zu differenzieren und mittels unterschiedlicher therapeutischer Ansprechbarkeit zu validieren suchte. Auf der anderen Seite wurden aus der Unzufriedenheit über die bestehenden Klassifikationsschemata depressiver Erkrankungen neue nosologische Einteilungen konzipiert, ohne daß die umstrittenen Begriffe "endogen", "reaktiv", "neurotisch" und "psychotisch" aufgegeben worden wären. Schließlich wurden Ende der 60er Jahre 2 Diagnostiksysteme eingeführt, die sich weitgehendst gleichen, nämlich die International Classification of Diseases, psychiatrischer Teil, 8. Revision (ICD 8, 1965, deutsch Degkwitz et al. 1975) und das Diagnostic and Statistical Manual of Mental Disorders, 2. Version (DSM-II, American Psychiatric Association, 1968). Diese beiden Systeme führten zu einer gewissen Vereinheitlichung der psychiatrischen Diagnostik.

Bei der Diskussion der wichtigsten Klassifikationsschemata depressiver Erkrankungen ab Anfang der 60er Jahre wird zwischen kategorialen und dimensionalen Diagnostiksystemen unterschieden und nur auf die Schemata eingegangen, die einen Bezug zur empirischen Studie haben.

1.1.2.1 Kategoriale Klassifikation

1.1.2.1.1 Die Einteilung der Newcastle-Gruppe

Die Newcastle-Gruppe versuchte in den 60er und 70er Jahren mittels multivariater Analysen die beiden Diagnosekategorien "endogenous" und "neurotic depression" als eigenständige depressive Erkrankungen zu bestätigen (Carney et al. 1965; Kiloh u. Garside 1963; Kiloh et al. 1962, 1972; Roth 1977a), sowie depressive Zustände von den Angstzuständen abzugrenzen (Roth et al. 1972; Roth 1977b). Dabei versuchte die Newcastle-Gruppe, eine bimodale Verteilung der Symptomatik dieser affektiven Störungen nachzuweisen. Die Validierung erfolgte über therapeutische Ansprechbarkeit, Verlauf und Ausgang.

Kiloh et al. (1962, 1963) versuchten anhand eines Patientenkollektivs von ambulanten Patienten, hinsichtlich therapeutischer Ansprechbarkeit (Imipramin als Antidepressivum), psychopathologisch-statistisch (Faktorenanalyse), neurotische von endogenen Depressionen zu trennen, Carney et al. (1965) anhand von stationären Patienten, hinsichtlich therapeutischer Ansprechbarkeit (Heilkrampfbehandlung), psychopathologisch-statistisch (Hauptkomponentenanalyse und anschließender multipler Regressionsanalyse) ebenfalls neurotische von endogenen Depressionen zu differenzieren.

Carney et al. (1965) hatten zunächst in den Jahren 1956, 1957, 1958 anhand von 1o1 retrospektiven Fallstudien Symptome ermittelt, die klinisch zwischen den beiden Diagnosegruppen differenzierten. Das Patientenkollektiv bestand aus 129 stationären Patienten, wobei organisch bedingte psychische Erkrankungen ausgeschlossen worden waren. Die Datengewinnung erfolgte über ein 45-minütiges Interview, die Diagnose wurde vor oder unmittelbar nach Beginn der Behandlung mit Heilkrampfbehandlung gestellt, die Ansprechbarkeit auf Heilkrampfbehandlung nach 3 und 6 Monaten anhand einer Vierpunkteskala bewertet. Mittels multipler Regressionsanalyse wurden 10 Items ermittelt, die besonders geeignet waren zur Vorhersage der Diagnose bzw. zur Vorhersage der therapeutischen Ansprechbarkeit auf Heilkrampfbehandlung.

Ergebnis dieser Studie war, daβ sich neurotische und endogene Depression sowohl aufgrund spezifischer Items als auch aufgrund der Summenwerte der Skalen trennen lassen. Ferner korreliert eine gute Ansprechbarkeit auf Heilkrampfbehandlung mit Symptomen, die mit dem Diagnosekonzept der "endogenen Depression" verbunden sind, während Patienten mit neurotischer Depression wenig Besserung nach Heilkrampfbehandlung zeigten. Einschränkend muβte allerdings gesagt werden, daβ eine Vorhersage der therapeutischen Ansprechbarkeit auf Heilkrampfbehandlung sich besser aus den einzelnen Items als aus der kategorialen Einteilung ableiten lieβ (Carney et al. 1965).

Übereinstimmend sprachen auch andere Faktorenanalysen der Newcastle-Gruppe (Kiloh u. Garside 1963; Kiloh et al. 1962, 1972) sowie ein Überblick von Mendels u. Cochrane (1968) über 7 Analysen verschiedener Autoren für die Möglichkeit einer kategorialen Trennung von neurotischer und endogener Depression. Dabei ergab sich eine gute Übereinstimmung in der Beschreibung der endogenen Depression, während die Ergebnisse bezüglich der neurotischen Depression weniger befriedigend waren und ein heterogenes Bild boten.

Im Gegensatz zu den zuvor erwähnten Faktorenanalysen war es Kendell (1968) und Kendell u. Gourlay (1970) unter Verwendung eigener Patientenkollektive nicht gelungen, die Ergebnisse von Carney et al. (1965) zu replizieren.

1.1.2.1.2 Die Typologie von Paykel

Im Gegensatz zu den zuvor genannten Arbeiten, die die Faktorenanalyse anwandten, versuchte Paykel (1971), mittels Clusteranalysen eine Differenzierung depressiver Zustände zu erreichen.

Die Patientengruppe setzte sich aus 1oo ambulanten Patienten, 30 Patienten einer Tagklinik, 25 Patienten einer psychiatrischen Notfallambulanz und 65 stationären Patienten zusammen. Ausgeschlossen wurden wiederum Patienten, die im Anschluβ an eine andere psychiatrische Erkrankung depressiv geworden waren, mit Ausnahme der Diagnose einer Persönlichkeitsstörung. Als Meßinstrumente dienten eine Sechspunkteskala zur Erfassung des Schweregrads der Depression sowie eine weitere Depressionsskala aufbauend auf der Hamilton Rating Scale for Depression (Hamilton 1960). Mit der Life-event-Skala von Holmes u. Rahe (1967) wurden Lebensereignisse beurteilt. Der Neurotizismuswert ergab sich aus dem Maudsley Personality Inventory (MPI, Eysenck 1959 a,b).

Das Ergebnis der Clusteranalyse war ein hierarchisches Modell mit schlieβlich 4 Subkategorien; eine weitere Unterteilung ergab keine sinnvoll interpretierbare Ergebnisse. Abbildung 1.1 zeigt die hierarchische Unterteilung des ursprünglichen Patientenkollektivs. Die Charakteristika der 4 Cluster waren wie folgt: Die 1. Gruppe spiegelte die klassisch endogene oder psychotische Gruppe wider, die 2. Gruppe der "ängstlichen Depressiven" zeichnete sich durch eine schwere Symptomatik aus; sie hatte die höchsten Werte auf der Neurotizismusskala, aber gleichzeitig niedrige Werte auf der Life-event-Skala. Die beiden folgenden Gruppen waren weniger gut trennbar. Die "feindselig Depressiven" waren etwas schwerer depressiv als die anderen Gruppen und zeichneten sich durch Feindseligkeit und Selbstmitleid aus. Die letzte Gruppe "Junge Depressive mit Persönlichkeitsstörung" war am wenigsten depressiv und reagierte stark auf Umweltfaktoren. Sie hatte gleichzeitig einen hohen Neurotizismuswert und einen hohen Life-event-Wert; ihre Vorgeschichte deutete auf Persönlichkeitsstörungen hin. Die neurotische Gruppe würde somit aus den 3 Gruppen ein "ängstlich Depressive", "feindselig Depressive" und "junge Depressive mit Persönlichkeitsstörung" bestehen, wobei Paykel (1971) besonders die "ängstlich Depressiven" explizit als neurotisch Depressive bezeichnete.

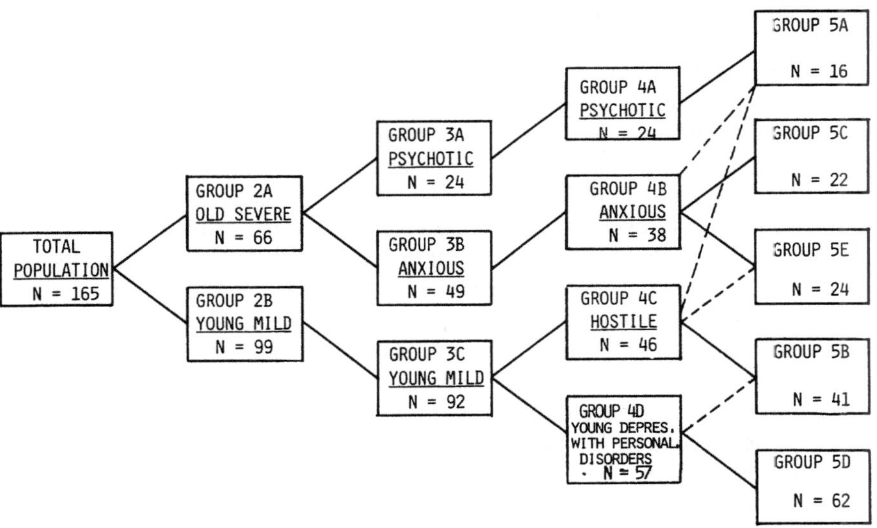

Abb. 1.1. Hierarchische Unterteilung des Patientenkollektivs (Paykel 1971)

Die Validierung der Viergruppentypologie erfolgte versuchsweise in einer weiteren Arbeit mittels therapeutischer Ansprechbarkeit auf Amitryptilin (Paykel 1972). Danach sprachen die "psychotisch/endogen Depressiven" gut, die "feindselig Depressiven" sowie die "jungen Depressiven mit Persönlichkeitsstörung" weniger gut und die "ängstlich Depressiven" schlecht auf Amitryptilin an. 1977 versuchten Paykel und Mitarbeiter (Paykel u. Henderson 1977; Prusoff u. Paykel 1977) ihre Ergebnisse von 1971 und 1972 zu replizieren. Drei Gruppen ließen sich darstellen: "psychotisch/endogen Depressive", "ängstlich Depressive" und "junge Depressive mit Persönlichkeitsstörung", während die "feindselig Depressiven" nicht scharf von den "jungen Depressiven mit Persönlichkeitsstörung" zu trennen waren. Eine davon unabhängige Replikation der Studie von 1972 zur therapeutischen Ansprechbarkeit auf Amitryptilin ergab eine weitere Validierung; ebenso die Replikation von Steinmeyer (1980) im Sinne einer Dreiclusterlösung: "psychotisch Depressive", "ängstlich Depressive", "junge Depressive". In einem Überblick über elf Clusteranalysen (Blashfield u. Morey 1979) fand sich trotz erheblicher Unterschiede in Methodik, Auswahl von Variablen und Patientenstichproben eine gute Übereinstimmung bezüglich der endogenen bzw. der psychotischen Depression, wobei im Gegensatz zu den meisten Faktorenanalysen die Clusteranalysen noch weitere Unterteilungen der nichtpsychotischen-nichtendogenen Gruppe erbrachten.

1.1.2.1.3 Das Unipolar-bipolar-Konzept

Die Unterteilung der manisch-depressiven Psychosen in monopolare und bipolare Formen wurde erstmals von Leonhard (1957) vorgeschlagen, setzte sich aber erst mit den Studien von Angst (1966) und C. Perris (1966), Angst u. C. Perris (1968) durch, die unabhängig voneinander zu vergleichbaren Ergebnissen kamen. Monopolare (unipolare) phasische und periodische Depressionen liessen sich von zirkulären (bipolaren) trennen hinsichtlich familiärer Belastung, prämorbider Persönlichkeit, Verlauf und Prognose. Symptomatologisch bestanden hinsichtlich der depressiven Verstimmungen dagegen keine Unterschiede. Die weitere Validierung erfolgte mittels unterschiedlicher therapeutischer Ansprechbarkeit auf Lithiumtherapie, genetischer Studien und biologischer Korrelate (siehe zusammenfassend bei Andreasen 1982). Die Depressionen mit hypomanischen Nachschwankungen wurden später als "bipolar II" (Dunner et al. 1976) von zirkulären Verläufen mit echten manischen Phasen ("bipolar I") abgegrenzt. Patienten, die nur manische Phasen aufwiesen, wurden allgemein unter die bipolaren Formen ("bipolar I") gefaβt, in der Annahme, daβ die 1. depressive Phase sich noch nicht manifestiert hat (Kendell 1977). Was die unipolaren Depressionen betraf, so beschränkten einige Autoren die Definition nicht auf die endogenen Depressionen, wie von Angst u. C. Perris (1968) gefordert, sondern wandten sie auf alle depressiven Zustände ohne Manie an (American Psychiatric Association 1980; Winokur 1973).

1.1.2.1.4 Das System von Winokur

Winokurs Klassifikation der Depression (1973) beruhte auf der Untersuchung eines Patientenkollektivs von 1oo stationär behandelten depressiven Patienten. Die Patienten waren nach einem Zehnpunktekatalog mittels Diagnostikkriterien diagnostiziert worden. Ausgeschlossen wurden Patienten mit Manie und Hypomanie oder familiärer Belastung mit Manie sowie Patienten mit anderen psychiatrischen Erkrankungen. Alle Patienten wurden systematisch interviewt bezüglich der klinischen Symptomatologie, ihrer Lebensgeschichte und der familiären Belastung. Die familienhistorischen Daten wurden vervollständigt durch persönliche

Interviews mit allen Verwandten ersten Grades sowie einer weiteren systematischen Untersuchung von 129 Familienmitgliedern.

Die Ergebnisse wurden von Woodruff et al. (1971) und Winokur (1973) repliziert. Sie gehen in das folgende Schema (s. Tabelle 1.1) ein, das auf verschiedenen Einteilungsprinzipien beruht: ätiologisch ("reactive depression"), chronologisch ("primary"-"secondary", nach Verlauf ("bipolar"-"unipolar") und familiärer Belastung.

Tabelle 1.1. Einteilung der affektiven Störungen (Winokur 1973)

1. Bereavement as a model for reactive depression
2. Secondary depression
3. Primary affective disorder
   - 3.1 Manic depressive disease (bipolar)
   - 3.1.1 Clinical picture of mania and depression
   - 3.1.2 Clinical picture of depression only but patient comes from family where mania exists
   - 3.2 Depressive disease (unipolar)
   - 3.2.1 Pure depressive disease
   - 3.2.2 Depressive spectrum disease
   - 3.2.3 Sporadic depressive disease

Die 1. Gruppe umfaßt depressive Zustände, die durch ein äußeres Ereignis ausgelöst wurden. Winokur (1973) grenzte sie bewußt von den "primary affective disorders" ab, weil hier die Abweichung vom Normalen nur quantitativ, im Sinne einer Normvariante, und nicht qualitativ, im Sinne eines genuinen Krankheitsgeschehens, erschien. In späteren Arbeiten wurden dagegen "reactive depression" nicht mehr von "secondary" und "primary depression" bzw. "bipolar" und "unipolar depression" differenziert (Winokur et al. 1978; Winokur 1979), da die Depression auslösende Ereignisse bei allen diesen affektiven Störungen eine bedeutsame Rolle spielen.

Die "primary affective disorder" spalten sich in "bipolar" und "unipolar affective disorder" (Angst u. Perris 1968, Winokur 1970) auf. "Unipolar" läßt sich schließlich aufgrund unterschiedlicher familiärer Belastung mit Depressionen, Alkoholismus und antisozialer Persönlichkeit in "pure depressive disease" (PDD), "depressive spectrum disease" (DSD) und in einer Erweiterung von 1978 (Winokur et al. 1978) in "sporadic depressive disease" (SDD) unterteilen. "Pure depressive disease" ist wie folgt definiert: familiäre Belastung mit Depressionen, keine Manie, kein Alkoholismus oder antisoziale Persönlichkeit. Prototyp ist ein männlicher Patient mit spätem Ausbruch der Krankheit, d.h. älter als 40 Jahre.

Für "depressive spectrum disease" gilt: familiäre Belastung mit Alkohol oder antisozialer Persönlichkeit und mit Depression. Prototyp ist eine weibliche Patientin mit frühem Ausbruch der Krankheit, d.h. jünger als 40 Jahre. Dabei ist unter den weiblichen Verwandten die Depression stärker vertreten, unter den männlichen Verwandten Alkoholismus und antisoziale Persönlichkeit.

"Sporadic depressive disease" weist weder familiäre Belastung mit Depression noch mit Alkoholismus oder antisozialer Persönlichkeit auf.

In Übersichtsarbeiten von Andreasen (1982) und Coryell u. Winokur (1982) werden einige Ergebnisse zur Validierung dieses Systems zusammengefaßt, wobei die prognostische und therapeutische Aussagekraft, ähnlich wie bei dem Primary-seconadry-Konzept, eher sehr begrenzt ist (Andreasen 1982).

1.1.2.1.5 Die Neuklassifizierung von Roth

Das Klassifikationsschema von Roth (1978) versucht die verschiedenen Ansätze zu integrieren und leitet sie deswegen von den oben referierten Studien ab (s. Abbildung 1.2.).

Roth versteht das Schema als logischen Entscheidungsbaum, der schließlich zu einer Diagnose führt. In der 1. Ebene wird mit dem Begriff "affective mental disorder" festgelegt, daß es sich um eine genuine, d.h. "primary affective disorder" handelt und daß die Erkrankung sich qualitativ von einer normalen affektiven Reaktion unterscheidet. Die 2. Ebene enthält die Entscheidung "endogenous" oder "neurotic". Diese Unterscheidung beruht auf den Ergebnissen der Arbeiten der Newcastle-Gruppe. Auf der 3. Ebene wird bei den endogenen Depressionen zwischen "unipolar" und "bipolar" unterschieden, beruhend auf den Studien von Angst (1966) und Perris (1966). Nach Perris (1966) werden 3 depressive Phasen mit vollständiger Remission für die Diagnose "unipolar depression" gefordert. Die "neurotic affective disorders" werden unterteilt in "depressive neurosis" und "anxiety states". Diese Unterteilung beruht wiederum auf den Studien der Newcastle-Gruppe (Carney et al. 1965; Roth 1977b).

Auf der 4. Ebene werden die bipolaren Depressionen in manisch-depressive Erkrankungen mit Agitiertheit oder Hemmung, periodische Manie, Mischformen und mit paranoiden Symptomen unterschieden. Die unipolaren Depressionen werden dreigeteilt in agitierte, gehemmte und in eine Gruppe mit hypomanen Nachschwankungen. Die "depressive neurosis" auf der anderen Seite des Entscheidungsbaumes wird aufgegliedert nach den Ergebnissen von Paykel (1971) und Kiloh et al. (1972) in "anxious depressives", "hostile depressives", "hysteroid depressives" und "depressives with personality disorder". Die "anxiety states" werden nach den Studien der Newcastle-Gruppe (ROTH 1977b) weiter aufgeteilt in "simple psychic automatic anxiety states", "agoraphobia" oder "social phobic state", "phobic states with prominent depersonalisation" und "isolated specific phobias".

1.1.2.2 Dimensionale Klassifikation

Der Konflikt zwischen "Separatisten" (Buzzard 1930; Gillespie 1929) und "Unitariern" (Lewis 1938, Mapother 1926) ist heute der Auseinandersetzung

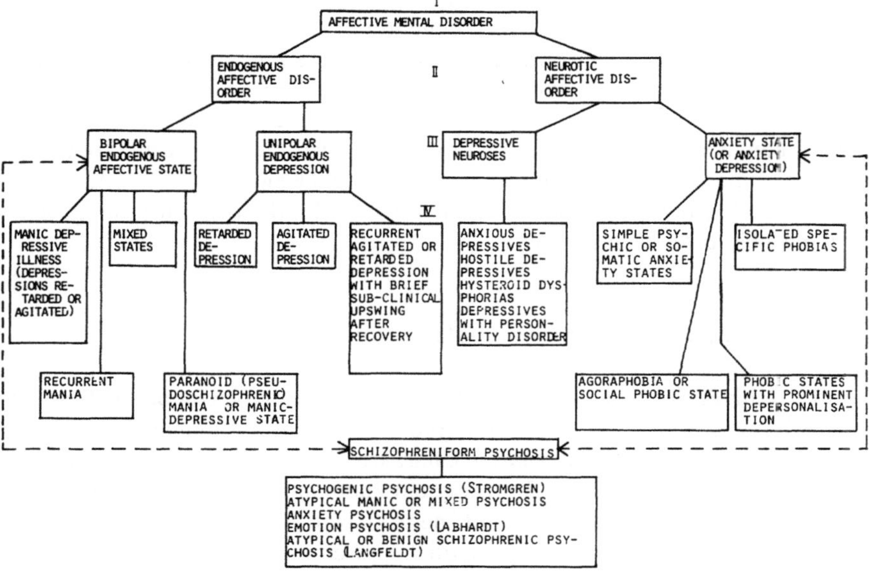

Abb. 1.2. Neuklassifikation von Roth (1978)

zwischen kategorialer versus dimensionaler Klassifikation depressiver Erkrankungen gewichen. Kendell (1968) und Eysenck (1970) vertreten den dimensionalen Standpunkt.

1.1.2.2.1 Kendells Neurotic-psychotic-Kontinuum

Kendells Patientenkollektive bestanden jeweils aus stationären Patienten. 1080 Patienten wurden nach ICD-7 (Kendell 1968) und 178 Patienten nach ICD-8 (Kendell u. Gourlay 1970) als psychotisch oder neurotisch depressiv klassifiziert. 1968 erfolgte die Datengewinnung im freien Interview, 1970 über ein strukturiertes Interview mittels des Present State Examination (PSE, Wing et al. 1974). Mit Hilfe von Hauptkomponentenanalyse bzw. Kriterienanalyse und Diskriminanzanalyse war in allen Fällen die Verteilung der Symptomatik unimodal. Ein weiteres Ergebnis war der Nachweis einer linearen Beziehung zwischen einem Diagnostikindex (zusammengestellt aus Items, die aus der klinischen Erfahrung zwischen neurotischen und endogenen Depressionen unterscheiden) auf der einen Seite und Ausgang der Depressionen sowie therapeutische Ansprechbarkeit auf der anderen Seite. Kendell (1970) folgerte daraus, daß psychotische und neurotische Depressionen auf einem Kontinuum anzuordnen seien, wobei die beiden Stereotypen "psychotic" und "neurotic" die entgegengesetzten Pole darstellen. Entsprechend der linearen Beziehung gewährleistet der Platz auf diesem Kontinuum zuverlässigere Aussagen über Therapie und Prognosen als eine diagnostiche Kategorisierung. Auch Carney et al. (1965) hatten die therapeutische Prognose besser direkt vom Diagnoseindex ableiten können. Nachteilig war, daβ inkonsequenterweise eine scharfe Grenze zu anderen psychiatrischen Störungen gezogen wurde (Kendell 1977). Schlieβlich war es Kendell selber, der in der klinischen Anwendbarkeit für eine kategoriale Einteilung plädierte (Kendell 1975).

1.1.2.2.2 Eysencks zweidimensionales Modell

Eysencks Schluβfolgerung nach Durchsicht der damals verfügbaren Studien war, daβ "endogenous" und "reactive depressives" nicht auf einem Kontinuum, sondern entsprechend ihrem binären Charakter in einem zweidimensionalen Raum anzuordnen seien. Seine 2 orthogonal zueinander stehenden Dimensionen bezeichnete er "psychoticism" und "neuroticism". Diese Verteilung ermöglichte es auch, Patienten mit unterschiedlichem Schweregrad zu differenzieren. Kendell (1977) und Andreasen (1982) wiesen in ihrer Kritik des Eysenck-Modells darauf hin, daβ die Komplexität depressiver Störungen mit einem zweidimensionalen Modell nicht aufgelöst werden kann und willkürlich viele Dimensionen möglich sind.

1.1.2.3 Diagnostiksysteme

Drei Diagnostiksysteme werden im folgenden abgehandelt: die International Classification of Diseases, psychiatrischer Teil, 8. Revision (ICD-8, deutsch Degkwitz et al. 1968), das Diagnostic and Statistical Manual of Mental Disorders, 2. Version (DSM-II, American Psychiatric Association 1968) und die Diagnostic Criteria for Use in Psychiatric Research, sog. Feighner-Kriterien (Feighner et al. 1972).

1.1.2.3.1 International Classification of Diseases, 8. Revision (ICD-8)

Die Einteilung der affektiven Erkrankungen erfolgte im wesentlichen nach dem Kraepelin-Schema in organisch bedingte Depressionen, endogene Depressionen und psychogene Depressionen. Die endogenen Depressionen wurden in monopolare, bipolare, Involutionsdepression und reaktive depressive Psychose aufgeliedert. Die reaktive depressive Psychose wurde in Anlehnung an die skandinavische Einteilung der endogenen Psychosen (nicht-reaktive vs reaktive Psychosen, d.h. durch ein äuβeres Ereignis ausgelöste Pychosen) in die ICD-8 mit aufgenommen. Die Definition der depressiven Neurose entsprach der im englischsprachigen Bereich geläufigen Bezeichnung "reactive depression" und umfaßte die reaktive Depression, Erschöpfungsdepression und neurotische Depression nach Binder (1947) und Kielholz (1971).

1.1.2.3.2 Diagnostic and Statistical Manual of Mental Disorders, 2. Version (DSM-II)

Das von der American Psychiatric Association herausgegebene DSM-II erschien 3 Jahre nach der englischen Version der ICD-8 (1965) und lehnte sich weitgehend an die ICD-8 an. Lediglich die Gruppe der reaktiven Psychosen tauchte nicht im DSM-II auf. Einige Diagnosegruppen waren weiter aufgegliedert als im ICD-8. Die depressiven Erkrankungen stimmten weitgehend in Einteilung und Definition mit den entsprechenden Erkrankungen der ICD-8 überein.

1.1.2.3.3 Diagnostic Criteria for Use in Psychiatric Research (Feighner-Kriterien)

Die St. Louis Gruppe (Feighner et al. 1972) stellte 1972 zum ersten Mal operationalisierte Kriterien für eine Reihe psychiatrischen Störungen auf, wie es schon 1961 von Hempel gefordert worden war. Ziel war dabei, eine höhere Reliabilität bei der Diagnosestellung psychiatrischer Erkrankungen zu erreichen. Um möglichst homogene und voneinander getrennte Gruppen zu erhalten, beschränkte sich das Diagnostiksystem nicht auf die Beschreibung des Zustandsbildes, sondern führte Einschlußkriterien - je nach Anzahl ist die Diagnose als wahrscheinlich oder sicher zu werten - und Ausschlußkriterien ein. Feighner et al. (1972) beschränkten sich bei der Klassifikation depressiver Erkrankungen lediglich auf die chronologische Kategorie "primary" vs. "secondary" und legten Ein- und Ausschlußkriterien für die Definition einer depressiven Erkrankung fest. Dabei wurde die Diagnosekategorie "major depression" eingeführt, die rein quantitativ durch die Dauer der depressiven Verstimmung (mindestens 4 Wochen) und während dieser Verstimmung durch mindestens 5 verschiedene Symptome definiert war (z.B. Müdigkeit, pathologische psychomotorische Aktivität, Schlafstörung, Appetitstörung, Suizidgedanken und Suizidhandlung).

Diese neue Definition von Krankheitsbildern sollte die psychiatrische Klassifikation der späten 70er und der 80er Jahre wesentlich verändern, wie es Kendell schon 1975 vorausgesehen und deshalb gefordert hatte.

1.2 Heute gängige Klassifikationsschemata

Für die 80er Jahre sind 3 Klassifikationsschemata bestimmend geworden. Die International Classification of Diseases, psychiatrischer Teil, 9. Revision (ICD-9, deutsch Degkwitz et al. 1980), die Research Diagnostic Criteria (RDC, Spitzer et al. 1978) und das Diagnostic and Statistical Manual of Mental Disorders, 3. Version (DSM-III, American Psychiatric Association 1980).

1.2.1 Research Diagnostic Criteria (RDC)

Die RDC stellten eine Erweiterung der Feighner-Kriterien dar. In ihrer dritten Auflage von 1978 umfaßten sie schließlich 23 psychiatrische Erkrankungen, einschließlich dem gesamten Bereich der affektiven Störungen. Tab. 1.2. zeigt die Einteilung der affektiven Störungen nach RDC.

Tabelle 1.2. Einteilung der affektiven Störungen nach RDC

5. Manic Disorder
6. Hypomanic Disorder
7. Bipolar with Mania (Bipolar I)
8. Bipolar with Hypomania (Bipolar II)
9. Major Depressive Disorder:
   a) primary
   b) secondary
   c) recurrent unipolar
   d) psychotic
   e) incapacitating
   f) endogenous
   g) agitated
   h) retarded
   i) situational
   j) simple
   k) predominant mood of current episode of major depressive disorder
10. Minor Depressive Disorder:
    a) with significant anxiety
11. Intermittent Depressive Disorder
14. Cyclothymic Personality
15. Labile Personality
16. Briquet's Disorder (Somatization Disorder)

Die Research Diagnostic Criteria (RDC) wurde als Klassifikationsschema für Forschungsvorhaben konzipiert. Es enthält zahlreiche Subkategorien, die sich können.

Das Spektrum der affektiven Störungen, außer Angststörungen, läßt sich in 4 Gruppen unterteilen.

Die 1. Gruppe enthält die verschiedenen Formen der Manie und der bipolaren affektiven Psychosen ("manic disorder", hypomanic disorder", "bipolar with mania" (bipolar I) und "bipolar with hypomania" (bipolar II).

Eine 2. Gruppe umfaßt die "major depressive disorder", die eher milderen depressiven Zustände, die "minor depressive disorder" und die "intermittent depressive disorder". Damit wird auch eine neue Dichotomie eingeführt zwischen "major" und "minor depressive disorder". "Major depressive disorder" kann dann noch in verschiedene, z. T. miteinander kombinierbare Subkategorien unterteilt werden, die eine genaue Beschreibung des Symptom-/ Syndrombilds ermöglichen. "Minor depressive disorder" weist dieselbe Dauer der depressiven Verstimmung auf wie eine "major depression", zeigt jedoch nicht das Vollbild der depressiven Symptomatik. Während "minor depressive disorder" durch klar voneinander abgrenzbare Episoden gekennzeichnet ist und der Beginn ganz genau festgelegt werden muß, besteht die depressive Verstimmung bei "intermittent depressive disorder" über mindestens 2 Jahre und wird nur über Tage bis einige Wochen von einer normalen Stimmung unterbrochen. Der Beginn kann schleichend sein.

Die 3. Gruppe betrifft Persönlichkeitsstörungen, die depressive Verstimmungen aufweisen. "Labile personality" ist eine Persönlichkeit, die während des ganzen Erwachsenseins immer wieder für einige Tage in dysphorische bzw. depressive Stimmungen gerät. Die "cyclothymic personality" schwankt dagegen zwischen depressiver und gehobener Stimmung.

Die 4. Gruppe schließlich besteht aus der "briquet's disorder", bei der somatische Beschwerden und nicht eine depressive Verstimmung im Vordergrund stehen. Das Beschwerdebild ist polysymptomatisch, der Verlauf ist chronisch. "Briquet's disorder" wurde aus der Diagnosekategorie der hysterischen Neurose abgeleitet.

Die RDC eignet sich zur Bildung homogener Gruppen von Patienten bezüglich ihrer depressiven Verstimmung mit dem Nachteil der mangelnden Praktikabilität im klinischen Alltag und einer großen Anzahl von Patienten, die weder in eine noch in wenige Kategorien eingeordnet werden können.

1.2.2 Diagnostic and Statistical Manual of Mental Disorders, 3. Version (DSM-III)

Das DSM-III löste sich weitgehend von der noch sehr an der ICD-8 orientierten Klassifikation psychiatrischer Erkrankungen von DSM-II und führte folgende grundlegende Änderungen ein (Spitzer et al. 1980).

1. Eine multiaxiale Diagnostik mit insgesamt 5 Achsen: Achse I beinhaltet das psychopathologische Syndrom, das zusammen mit einer gegebenenfalls vorhandenen Persönlichkeitsstörung (Achse II) angegeben werden muß, ebenso wie Achse III körperliche Erkrankungen und Bedingungen, während die Kodierung auf den Achsen IV und V eine "Kann"-Bestimmung darstellt, die dem Kliniker therapie- und prognoserelevante Informationen liefern soll. Auf Achse IV wird der Schweregrad des psychosozialen Stressors, auf Achse V der höchste psychosoziale Funktionsstand im letzten Jahr vor Diagnosestellung angegeben.
2. Ein- und Ausschlußkriterien für alle Krankheitsbilder der Achsen I und II.
3. Rein deskriptive Diagnosen der Achse I und II.

4. Mit wenigen Ausnahmen keine hierarchische Gliederung der Diagnosen, d.h. daβ in Achse I und II mehr als eine Diagnose gestellt werden kann.
5. Charakterisierung der Krankheitsbilder, soweit nach augenblicklichem Wissensstand möglich, nach genetischer Belastung, Verlauf, therapeutischer Ansprechbarkeit, biologischen Korrelaten.

Grundidee war die Verbesserung der vollkommen unzulänglichen Vergleichbarkeit psychiatrischer Diagnosen. Ziel ist eine "Verwissenschaftlichung" der psychiatrischen Diagnostik, d.h. unbewiesene ätiologische oder pathogenetische Konzepte wurden aufgegeben, um mit Hilfe empirischer Studien die Reliabilität und Validität der Krankheitsbilder überprüfen zu können. Voraussetzung war eine Operationalisierung der psychiatrischen Diagnosen.

Auf die Klassifikation der depressiven Erkrankungen (Tabelle 1.3) hatte dieses folgende Auswirkungen.

Tabelle 1.3. Einteilung der affektiven Störungen in DSM-III

Affective Disorders
- I Major affective disorders
  - bipolar disorder
    - mixed
    - manic
    - depressed
  - Major depressive disorder
    - single episode or recurrent
      - in remission
      - with psychotic features
      - with melancholia
      - without melancholia
      - unspecified
- II Other specific disorders
  - Cyclothymic disorder
  - Dysthymic disorder (or depressive neurosis)
- III Atypical affective disorders
  - Atypical bipolar disorder
  - Atypical depression

Adjustment Disorder
- with depressed mood

Die Diagnosekategorie "unipolar" - "bipolar" sowie "major depression" der RDC wurden übernommen, einschlieβlich einiger Subkategorien. Die Kategorie "major depression" der RDC war die Grundlage der "major affective disorder" der DSM-III, die Unterscheidung von "unipolar" - "bipolar" der RDC führte zur Abgrenzung einer "bipolar disorder" von einer "major depression" bei DSM-III. Die Subkategorien "mixed, manic, depressed" bei "bipolar disorders" und "in remission, with psychotic feature, with melancholia, without melancholia, unspecified" bei "major depressive disorder" wurden ebenfalls übernommen. Das Konzept der "primary" vs. "secondary depression" wurde insoweit überflüssig, als eine hierarchische Gliederung der Diagnosen bei DSM-III entfällt.

Die Diagnose "neurotische Depression" wurde weitgehend wegen ihrer "multiple criteria and meanings" (Akiskal et al. 1978, 1979; Klerman et al. 1979) aufgegeben zugunsten der Kategorien "dysthymic disorder" und "major depressive disorder". Bei "dysthymic disorder" liegt eine chronische Verstimmung vor, die in einem Zeitraum von mindestens zwei Jahren überwiegend vorhanden sein muß und nicht die Kriterien einer "major depression" erfüllt. Entsprechendes gilt für "cyclothymic disorder". Ähnlich wie in der ICD-9 werden noch Anpassungsstörungen mit depressiver Symptomatik eigenständig aufgeführt. "Atypical depression" und "atypical bipolar disorder" sind für Fälle vorgesehen, die nicht die Kriterien einer der genannten Kategorien erfüllen.

Bald nach dem Erscheinen von DSM-III wurden bezüglich des immer noch zu breiten Konzeptes der "cyclothymic" und "dysthymic disorder" kritische Stimmen laut (Akiskal 1981; Akiskal 1983; Akiskal et al. 1983), welche eine weitere Unterteilung der Diagnosen "dysthymic disorder" und "cyclothymic disorder" in folgende Untergruppen forderten:

1. "secondary depression";
2. "residual chronicity of a major depressive disorder or a bipolar disorder";
3. "subunipolar and subbipolar disorder";
4. "characterologic depression".

Zwar ist mit der Einführung der DSM-III, die in Nordamerika verbindlich geworden ist, ein großer Schritt in Richtung einer höheren Reliabilität psychiatrischer Diagnosen vollzogen worden. Die multiaxiale Diagnostik und die weitgehend fehlende hierarchische Gliederung der Diagnosen in Achse I und II aber machen das DSM-III für die Kliniker unhandlich. Die Operationalisierung der psychiatrischen Diagnosen, gerade im Bereich depressiver Erkrankungen, führte trotz Beibehaltung einer kategorialen Diagnostik zu einer weitgehend quantitativen Definierung und mangelnden Differenzierung von Krankheitsbildern.

1.2.3 International Classification of Diseases, 9. Revision (ICD-9)

Für Europa bestimmend wurde das Klassifikationsschema der ICD-9, da es in Europa weitgehend akzeptiert ist und zur psychiatrischen Routinediagnostik herangezogen wird. Es unterscheidet sich nicht wesentlich von der ICD-8, bietet allerdings zum ersten Mal die Möglichkeit, organische Störungen symptomatologisch und ätiologisch getrennt zu codieren. Eine ausführliche Beschreibung der Unterschiede zu ICD-8 findet sich bei Mombour (1980). Im Bereich der Einteilung depressiver Erkrankungen wurde das Endogen-neurotisch-Konzept der ICD-8 ausgeweitet, wobei eine Reihe von Subkategorien eingeführt wurden, die sich teilweise überlappen (s. Tabelle 1.4).

Neu eingeführt wurden die Kategorien der "Anpassungsstörung mit depressiver Symptomatik" und der "nicht klassifizierbaren depressiven Erkrankungen". Die Ausweitung depressiver Diagnosen gab zwar einerseits depressiven Erkrankungen in der ICD-9 mehr Gewicht, führte aber andererseits zu erheblichen

Unübersichtlichkeiten und spiegelt die Unsicherheit über eine valide Klassifikation depressiver Erkrankungen wider.

Tabelle 1.4. Einteilung der affektiven Störungen (ICD-9)

295	Schizophrene Psychosen
.7	Schizoaffektive Psychose
296	Affektive Psychosen
.1	Endogene Depression, bisher nur monopolar
.3	Depression im Rahmen einer zirkulären Verlaufsform einer manisch-depressiven Psychose
.4	Mischzustand im Rahmen einer zirkulären Verlaufsform einer manisch-depressiven Psychose
.5	Zirkuläre Verlaufsform einer manisch-depressiven Psychose ohne Angaben über das vorliegende Zustandsbild
.6	Andere und nicht näher bezeichnete manisch-depressive Psychosen
.8	Andere affektive Psychosen
.9	Nicht näher bezeichnete affektive Psychosen
298	Andere nichtorganische Psychosen
.0	Reaktive depressive Psychose
300	Neurosen
.4	Neurotische Depression
301	Persönlichkeitsstörungen (Psychopathien, Charakterneurosen)
.1	Zyklothyme (thymopathische) Persönlichkeit (falls depressives Zustandsbild)
308	Psychogene Reaktion (akute Belastungsreaktion)
.0	Akute Belastungsreaktion mit vorherrschender emotionaler Störung
.4	Mischformen
309	Psychogene Reaktion (Anpassungsstörung)
.0	Kurzdauernde depressive Reaktion
.1	Längerdauernde depressive Reaktion
.4	Anpassungsstörung im Sozialverhalten mit emotionaler Symptomatik
311	Anderweitig nicht klassifizierbare depressive Zustandsbilder

Skodol u. Spitzer (1982) beschreiben ausführlich in ihrer Übersichtsarbeit die Unterschiede zwischen ICD-9 und DSM-III, weisen aber darauf hin, daß DSM-III die Möglichkeit einer vergleichbaren Diagnosestellung zu ICD-9 über die 5. Stelle der Kodierung bietet (ICD-9-Clinical Modification, ICD-9 CM). Andreasen (1982) wirft allerdings der ICD-9 vor, daß sie von wissenschaftlichen Neuerungen unberührt geblieben sei.

1.3 Definition von depressiver Reaktion, neurotischer Depression und Anpassungsstörung mit depressiver Symptomatik

1.3.1 Entwicklung der Begriffe Neurose, Reaktion, Anpassungsstörung

"Neurose" ist der am häufigsten verwendete und gleichzeitig umstrittenste Begriff in der Psychiatrie. Anhand des Schemas von Binder (1962) soll das sich wandelnde Verständnis des Neurosebegriffs dargestellt werden (s. Abbildung 1.3). Psychotherapeutischer Optimismus führte in Amerika dazu, daβ der Begriff "Neurose" wieder bis in das Gebiet der endogenen Störungen ausgedehnt wurde (Binder 1962). Umgekehrt wurde besonders in Deutschland der Neurosenbegriff kritisiert (z.B. von der Schule von Kurt Schneider) und die Bezeichnung "Neurose" grundsätzlich abgelehnt. "Es gibt weder "den" Neurotiker noch "die" Neurose, sondern es gibt bei den Menschen zahllose psychopathische Wesenszüge und Verhaltensweisen und damit zahllose Erscheinungsformen, wie und wo ein Leben neurotisch entgleisen und verbogen werden kann, und unendlich viele Beispiele, wie das dann aussieht und sich auswirkt" (Weitbrecht 1973). Andere Autoren wie Binder (1962), Langen (1973) und Bräutigam (1978) bemühten sich um eine Präzisierung des Neurosenbegriffes. Sowohl ICD-8 als auch DSM-II behielten den Neurosenbegriff bei, beschränkten ihn aber auf die Beschreibung von bestimmten Krankheitsbildern, ohne damit pathogenetische oder ätiologische Annahmen zu verbinden.

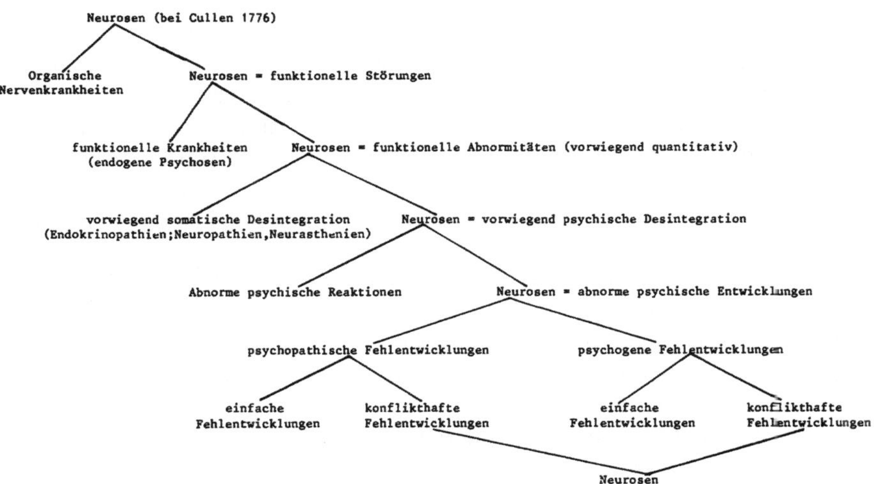

Abb. 1.3. Historische Entwicklung des Neurosebegriffs (Nach Binder 1962)

Da DSM-III die Unterscheidung Neurose/Psychose zur Gruppierung von Krankheiten aufgab und neben der rein deskriptiven Bedeutung von Neurose auch ein neurotischer Prozeß mit unbewußten Konflikten und Abwehrprozessen unter dem Begriff Neurose verstanden werden kann, wurde dieser Begriff von DSM-III nicht übernommen (Skodol u. Spitzer 1982). ICD-9 hielt dagegen am Neurosebegriff fest.

Der Begriff der Reaktion wurde von der deutschen Psychiatrie geprägt. Psychiater, die der Psychoanalyse kritisch gegenüberstehen, verwenden ihn anstelle von Neurose, andere differenzieren Neurose und Reaktion als 2 Formen psychogener Störungen. Im Gegensatz zum amerikanischen Begriff "reaction", den man in Anlehnung an Meyers Reaktionstypen (Mora 1980) auf alle psychischen Störungen anwenden kann ("manic-depressive reaction", "schizophrenic reaction" etc.), ist der Begriff "Reaktion" in der deutschen Psychiatrie präziser definiert.

Jaspers (1913) grenzte die (normale und pathologische) Reaktion auf ein Erlebnis und die (psychologisch einfühlbare) Entwicklung von dem (krankhaften, psychotischen) Prozeß, der Phase und dem Schub ab. Jaspers (1913) hat 3 Kri terien für pathologische Reaktionen auf Erlebnisse genannt:

1. Der Anlaß ist zureichend für das Verständnis der Reaktion.
2. Zwischen Inhalt des Erlebnisses und der abnormen Reaktion besteht ein verständlicher Zusammenhang.
3. Die abnorme Reaktion besteht relativ kurzfristig und hört nach Wegfall der Ursache auf.

Kurt Schneider (1962) arbeitete dieses Konzept weiter aus. Er differenzierte äußere abnorme Erlebnisreaktionen, innere Konfliktreaktionen und erlebnisreaktive Entwicklungen. Abnorme Erlebnisreaktionen entstehen als Reaktion auf ein äußeres Ereignis und sind mehr übercharakterlicher Art, während Reaktionen aufgrund eines seelischen Konflikts an bestimmte Persönlichkeiten, meist sensitiver und selbstunsicherer Natur, gebunden sind. Von den abnormen Erlebnisreaktionen ist der Übergang zu den erlebnisreaktiven Entwicklungen fließend. Erlebnisreaktive Entwicklungen sind "seelische Verbiegungen, die sich aus akuten gewichtigen Erlebnissen oder aus sich lang hinziehenden Erlebniseinwirkungen ergeben" (Schneider 1962).

Eng verknüpft mit dem Begriff der Reaktion ist das von Selye (1956) konzipierte Streßmodell, das von der Life-event-Forschung aufgegriffen wurde und das die folgenden Charakteristika aufweist:

1. Ein vorausgehender Stressor - oft ein toxisches Agens oder ein elektrischer Schock bei Selyes Tierexperimenten.
2. Konditionierende oder mediierende Faktoren, wie etwa Klima oder Diät, die den Einfluß des Stressors erhöhen oder verringern.
3. Das allgemeine Adaptationssyndrom mit nicht spezifischen physischen und chemischen Veränderungen, welche den intervenierenden Streßzustand im Organismus anzeigen.
4. Darauf folgende adaptive Reaktionen oder, falls eine Entgleisung des

Adaptationsmechanismus stattfindet, maladaptive Reaktionen in Form von "diseases of adaption" nach Selye.

Diese 4 Charakteristika des Streßmodells von Selye wurden von der Life event-Forschung wie folgt übernommen:
Eine Konfrontation mit einer kritischen Anzahl bedeutsamer Lebensereignisse bzw. einem extrem belastenden Lebensereignis führt innerhalb eines eng umschriebenen Zeitraums zum Ausbruch bzw. Wiederauftreten einer psychischen oder somatischen Krankheit (Katschnig 1980a; Siegrist 1980).

Mediierende Faktoren können aus inneren Resourcen (intellektuelle Fähigkeiten, physische Gesundheit) und äußeren Resourcen (materielles Wohlbefinden, soziale Unterstützung) bestehen (Dohrenwend u. Dohrenwend 1979).

Ob es ein generelles Adaptationssyndrom mit nicht spezifischen physischen und chemischen Veränderungen gibt, bzw. ein Analogon in sozialen und psychologischen Begriffen, bleibt offen (Dohrenwend u. Dohrenwend 1979).

Bezüglich maladaptiver Reaktionen schließlich wird von den beiden Autoren an eine vorübergehende oder andauernde psychopathologische Symptomatik gedacht.

Der Reaktion vergleichbar ist der von der amerikanischen Psychiatrie geprägte Begriff der Anpassungsstörung. Menninger (1968) führt den Ausdruck der Unangepaßtheit auf den Psychiater William A. White, den behaviouristischen Psychologen B. Watson und A. Meyer zurück. Die Anpassungstheorie beruht auf der Wechselwirkung und dem gegenseitigen Anpassungsstreben zwischen Individuum und Umgebung. Dieses Verhältnis kann z.B. durch ein Ereignis gestört werden. Es folgt ein Balanceverlust, eine organismische Gleichgewichtsstörung und eine Wiederherstellung des Gleichgewichts auf einem niedrigeren Niveau des Funktionierens und Wohlbefindens.

Entsprechend wird in der Klassifikation der American Psychiatric Association von 1934 "simple adult maladjustment" folgendermaßen definiert: "... particularly to specific situations such as marriage, the home, and occupation, adaptibility seems limited and such persons may be dependent more or less chronically on others for their support" (nach Wynne 1975). Der Begriff des "maladjustment" zieht sich durch die offizielle Klassifikation als "gross stress reaction" und "adult situational reaction" der DSM-I (American Psychiatric Association 1952), über "transient situational disturbance (adjustment reaction of adult life)" der DSM-II (1968) bis zur "adjustment disorder" der DSM-III (1980). In die deutsche Psychiatrie kommt der Begriff über die ICD-9 (1979): "adjustment reaction" - psychogene Reaktion (Anpassungsstörung) (Degkwitz et al. 1980).

1.3.2 Definition der depressiven Reaktion und der neurotischen Depression

In der deutschen Psychiatrie sind es vornehmlich 3 Autoren (Kielholz 1971; Binder 1962; Bräutigam 1978), die den Versuch unternommen haben, reaktive und neurotische Depression voneinander abzugrenzen.

1.3.2.1 Die Definition von Kielholz

Wie schon oben erwähnt, unterteilt Kielholz (1971) in seinem Klassifikationsschema depressiver Erkrankungen die psychogenen Depressionen in die "neurotischen Depressionen", "psychoreaktiven Depressionen" und "Erschöpfungsdepressionen". Die Definitionen lauten wie folgt:

Neurotische Depression: "Unter neurotischer Depression verstehen wir eine durch ganz oder teilweise verdrängte Konflikte bedingte Störung der psychischen Erlebnisverarbeitung, die zeitweise oder dauernd mit einer vorwiegend depressiven Symptomatik einhergeht."

Folgende Charakteristika bringt Kielholz (1971) in dieser Definition zum Ausdruck: Die Konfliktthematik und den Prozeß der Verdrängung ins Unbewußte, wodurch der Konflikt der Einsicht nicht mehr zugänglich ist. Schließlich die Chronizität der Störung, die episodisch oder persistierend das Leben des Patienten durchzieht. Entsprechend sind in der Regel die neurotischen Depressionen auf frühkindliche Erlebnisse zurückzuführen; nach psychoanalytischer Nomenklatur handelt es sich um Infantilneurosen.

Psychoreaktive Depression: "Als psychoreaktive Depression bezeichnen wir traurige oder ängstliche Verstimmungszustände, die sich an ein umweltbedingtes psychisch schmerzliches Ereignis unmittelbar anschließen, nicht sehr lange (nicht länger als Wochen) anhalten und deren Inhalte im wesentlichen um das auslösende Erlebnis zentriert bleiben."

Zentrales Kriterium ist hier das auslösende Ereignis und die Beschreibung der Depression als eher einmaliger, umschriebener Zustand.

Erschöpfungsdepression: "Als Erschöpfungsdepression bezeichnen wir traurig-ängstliche oder apathisch-düstere Verstimmungen, die nach lang andauerndem, quälendem Affektdruck, schweren wiederholten Psychotraumen oder immer wiederkehrenden affektiven Nadelstichen auftreten und mit einer Dekompensation des sympathischen Nervensystems einhergehen."

Hier ist die äußere Belastung eine länger andauernde, ohne daß aber eine Störung von Kindheit an besteht. Eine neurotische Verarbeitung liegt nicht vor.

1.3.2.2 Die Definition von Binder

Binder differenziert grundsätzlich "abnorme seelische Reaktionen" und "abnorme seelische Entwicklungen". Die "abnormen seelischen Entwicklungen" unterteilt er in "einfache Fehlentwicklungen", "Neurosen" und "paranoide Entwicklungen" (Binder 1955).

Eine abnorme seelische Reaktion ist nach Binder (1962) "die akute Antwort auf eine psychotraumatische Einwirkung von der Umwelt her ...".

Die abnormen seelischen Entwicklungen dagegen beschreibt er folgendermaßen:

> Bei diesen kommt es unter dem Druck chronischer oder sich immer wiederholender psychotraumatischer Milieuschäden, beispielsweise bei Versagungen, Versuchungen, Demütigungen, Enttäuschungen, übergroßen Aufgaben und dergleichen, zu fortschreitenden und tieferliegenden ungünstigen Veränderungen in manchen psychischen Abläufen, daher zur Verbiegung der inneren Lebensgeschichte, zu einem durchgreifenden Wandel im Seelischen und deshalb für lange Dauer - Monate und Jahre - zu unangepaßten Extremen im Verhalten.

Die "einfachen Fehlentwicklungen" charakterisiert er durch die einheitliche Affekteinstellung, die ihnen zugrundeliegt.

Die Neurose als "konflikthafte Fehlentwicklung" definiert er folgendermaßen:

> Es handelt sich um die neurotische Komplexbildung mit der Verdrängung und Absperrung des Konflikts einerseits, der affektiven Ankristallisierung andererseits, ferner um die Entstehung der neurotischen Haltungen, die sich in kritischen Situationen zu manifesten Symptomen aufblähen.

Binders Beschreibungen machen v. a. die Verbindung zwischen Pathogenese und Prognose deutlich. Bei der depressiven Reaktion handelt es sich um ein einmaliges, dabei trotz starker Intensität oberflächliches Geschehen, das dementsprechend bald abklingt.

Die "abnormen seelischen Entwicklungen" greifen die Persönlichkeitsstruktur an, sie sind von einer gewissen Progredienz; die Fehlentwicklung verschlimmert sich, solange die psychische Traumatisierung anhält. Dabei sind bei den einfachen Fehlentwicklungen die Veränderungen bewußt und einer Bearbeitung jederzeit zugänglich, wodurch sich eine günstigere Prognose als für die Neurosen ergibt. Bei den Neurosen beruht die Entwicklungsstörung auf neurotischen Verarbeitungsmechanismen. Ein frühkindlicher Konflikt bildet sich zu einem starren Komplex aus und wird mittels Verdrängung bzw. Widerstand ins Unbewußte abgeschoben. Er ist nicht mehr bearbeitungsfähig und kann aus dem Unbewußten ungehindert seine Störfunktion entfalten. Insofern ist die Prognose schlecht; Reparationsmechanismen können nicht mehr korrigierend eingreifen, die Störung verschlimmert sich mit jeder neuen kritischen Situation.

1.3.2.3 Die Definition von Bräutigam

Für Bräutigam (1978) ist eine einheitliche vs. ambivalente Affekteinstellung kein Unterscheidungskriterium. Er weist darauf hin, daß die "Einbettung der Belastung in die Motivation des Menschen" darüber entscheidet, ob eine abnorme Reaktion entsteht oder nicht. Insofern fordert er, auch bei der abnormen Reaktion nach einer "widersprüchlichen Motivation" bzw. einem Konflikt zu suchen. Analog nimmt er zur Erschöpfungsdepression Stellung. Nach seiner Auffassung führt auch eine noch so große Überlastung und Überforderung nicht zu einer Depression, wenn ihr nicht eine konflikthafte Einstellung zugrunde liegt. Entsprechend differenziert er nur die Konfliktreaktionen (statt abnormer seelischer Reaktion) von neurotischen Entwicklungen. Für die Konfliktreaktion fordert Bräutigam (1978) mit Karl Jaspers (1913), daß ihr Inhalt in verständlichem Zusammenhang mit dem Erlebnis steht, sie nicht ohne das Erlebnis aufgetreten wäre und von ihm im Verlauf abhängig bleibt. Die depressive Reaktion beschreibt er v. a. als Verlustreaktion bei Todesfällen, Trennungen, Umzügen und Wechselfällen des Berufs.

"Neurose" definiert Bräutigam (1978) als emotionale und kognitive Entwicklungsstörung. Er listet 5 Kriterien auf, die für die Diagnose "Neurose" erfüllt sein müssen:

> (1) Eine Entwicklungsstörung der Persönlichkeit liegt vor, die mit Einschränkungen des emotionalen Bereiches und der zwischenmenschlichen Entfaltung verbunden ist. Elementare Bereiche der Persönlichkeit sind unterentwickelt geblieben: die allgemeine seelische und leibliche Selbstbejahung, die Entfaltung zärtlicher, sexueller, motorischer und aggressiver

Triebregungen in den zwischenmenschlichen Beziehungen, die Fähigkeit zur vertrauensvollen Hingabe.
(2) Es liegt eine Fixierung an belastende infantile Grunderfahrungen vor, die unverarbeitet sind. Sie ragen wie erratische Blöcke aus der Vergangenheit in den gegenwärtigen Weltbezug hinein und stören ihn ("Komplexe").
(3) Die Einschränkungen sind unbewußt, d.h. in ihrem wesentlichen inhaltlichen und affektiven Gehalt sind sie dem Bewußtsein nicht verfügbar. Sie sind verdrängt, d.h. nicht nur vergessen, sondern es stellt sich der Bewußtmachung der belastenden Erinnerungen ein Widerstand entgegen. Es besteht so ein konflikthaftes Kräftespiel zwischen bestimmten Vorstellungen, vor allem Erinnerungsspuren einerseits und verdrängenden Tendenzen andererseits.
(4) Neurotische Menschen sind in ihrem Erleben verstimmbar, selbstunsicher, ängstlich und gehemmt. In ihren Beziehungen zu anderen Menschen stellen sie sich als konflikthaft und ambivalent dar.
(5) Charakteristisch für Neurosen sind bestimmte Symptome wie phobische Ängste, Zwangsgedanken oder Zwangsimpulse, wiederholte Verstimmungen, körperliche Konversionserscheinungen; oder es stehen ganz die charakterlichen Fehlhaltungen im Vordergrund.

1.3.3 Die Diagnosen "depressive Reaktion" und "neurotische Depression" im Spiegel der deutschsprachigen und angloamerikanischen Literatur

Ähnlich wie Kielholz (1971) differenzieren "neurotische Depression und depressive Reaktion" auch Binder (1955, 1962), Bojanovsky (1969), Völkel (1959), Pauleikhoff u. Mester (1972), Langen (1973), Strotzka (1975), Bauer et al. (1980), Spoerri (1970), Bräutigam (1978), M. Bleuler (1979), Schulte m. Tölle (1977) und Huber (1981). Alle genannten Autoren bis auf Bräutigam (1978) und Tölle (1982) grenzen unter den psychogenen Depressionen zusätzlich die Erschöpfungsdepression ab. Während Kielholz (1971) ein Krankheitsbild mit starker Beteiligung des vegetativen Systems beschreibt, sprechen andere Autoren (z.B. M. Bleuler 1979; Spoerri 1970; Langen 1973) mit Binder (1962) allgemeiner von einfacher Fehlentwicklung. Problematisch ist ihre Beziehung zur depressiven Reaktion und neurotischen Depression. Während Kielholz (1971) und Huber (1981) die 3 Formen nebeneinander stellen, fassen einige Autoren wie Bauer et al. (1980) und M. Bleuler (1979) die einfache Entwicklung eher unter die depressiven Reaktionen. Gemeinsam ist beiden die bewußte, nichtkonflikthafte Einstellung. Andere Autoren fassen sie unter dem Oberbegriff der Neurose (Spörri 1970; Bojanowsky 1969) bzw. differenzieren die einfache Entwicklung und die neurotische Entwicklung als 2 Formen der seelischen Fehlentwicklung (Binder 1962; Langen 1973). Kriterium ist hier die chronische Entwicklungsstörung.

Im angloamerikanischen Sprachraum besteht ein grundsätzlich weiteres Verständnis von den Begriffen "reaktiv" und "neurotisch" als auf dem europäischen Kontinent. Die britische Psychiatrie verwendet "endogenous" und "psychotic" bzw. "neurotic" und "reactive" synonym. "Neurotic" bzw. "reactive depression" kennzeichnet eine mildere Depression mit Symptomen wie Reaktivität, Angst, Hypochondrie, Hysterie oder Irritabilität, häufig in Zusammenhang mit einem auslösenden Ereignis. "Reactive" bzw. "reactivity" meint hier im Sinne Gillespies

(1929) die Ansprechbarkeit auf äußere Umwelteinflüsse. Der Reaktivität kommt großes diagnostisches Gewicht zu. (Mayer-Gross et al. 1969; Roth 1977a; Kendell 1977).

In einer Reihe von amerikanischen Arbeiten werden die Termini "neurotic", "reactive" oder "situational depression" kritisiert (Winokur et al. 1964; Paykel 1971; Akiskal et al. 1978, 1979; Klerman 1979, 1980; Hirschfeld 1981). Winokur beanstandet 1964 die geringe Reliabilität der Diagnose "reactive depression". Von 75 ursprünglich so diagnostizierten Patienten erhielten nur 12 von einer zweiten Gruppe von Psychiatern die gleiche Diagnose. Akiskal et al. (1978) und Klerman (1979, 1980) weisen darauf hin, daß in der Diagnose "neurotic depression" verschiedenartigste Störungen zusammengefasst sind.

Klerman et al. (1979) listen allein 6 verschiedene Bedeutungen von "neurotic depression" auf:

(1) Neurotische Depressionen sind sozial gesehen weniger beeinträchtigend. Das Individuum kann seinen täglichen Verrichtungen noch nachgehen. Neurotische Depressionen beziehen sich in diesem Sinn auf mildere Störungen.

(2) Neurotische Depressionen sind nicht psychotisch. Sie zeichnen sich durch Abwesenheit von Halluzinationen, Wahnvorstellungen und Gedächtnisstörungen aus; der Realitätsbezug und höhere geistige Funktionen sind erhalten.

(3) Neurotische Depressionen zeigen keine endogene Symptomatik wie: frühmorgendliches Erwachen, Gewichtsverlust etc. Statt dessen zeigen sie Symptome, die Rosenthal u. Gudemann (1967) als "self-pitying constellation" bezeichnet haben.

(4) Neurotische Depressionen folgen einem belastenden Ereignis, das normalerweise, aber nicht ausschließlich, psychosozialer Natur ist. In dieser Hinsicht weichen sie mehr quantitativ als qualitativ von normalen Reaktionen ab.

(5) Neurotische Depressionen ergeben sich aus lang anhaltenden Persönlichkeitsstörungen. In diesem Sinne spricht man auch von "characterlogical depression" oder "depressive personality".

(6) Neurotische Depressionen entstehen nach psychoanalytischer Auffassung durch unbewußte Konflikte.

Danach beruht die Entstehung der neurotischen Depression auf 4 Annahmen: 1. Verstimmungen nach Verlust einer nahestehenden Person, Enttäuschung oder Deprivation; 2. einer Störung des Selbstwertgefühls; 3. konflikthaften Aggressionen; 4. einer prämorbiden Persönlichkeitsstruktur, die sich durch Narzißmus, Abhängigkeit und Ambivalenz auszeichnet.

Klerman et al. (1979) weisen nach, daß sich die genannten Bedeutungen zwar überlappen, aber keineswegs ausreichend decken, um den Begriff "neurotic depression" als einheitliche Diagnostikkategorie zu rechtfertigen. Es sei allerdings darauf hingewiesen, daß sich die Studie von Klerman et al. (1979) nur auf die 4 ersten Punkte bezieht. Die Beziehung zu Persönlichkeitszügen oder zugrundeliegenden Konflikten wurde leider nicht untersucht.

Nach Akiskal et al. (1978) umfaßt die Gruppe "neurotic depression" 1. sich selbst limitierende Verstimmungen reaktiver Natur; 2. mildere Varianten oder frühe Attacken von "major depression"; 3. atypische Depressionen oder prodromale Manifestationen nichtaffektiver Störungen.

Zwangsläufig ergeben sich aus den verschiedenen Vorstellungen darüber, was eine neurotische Depression ist, unterschiedliche prognostische und therapeutische Konsequenzen. Klerman et al. (1979) unterscheiden folgende therapeutische Standpunkte: Psychiater, die in der neurotischen Depression vorwiegend

Zustände mit spontaner Remission sehen, stellen die Notwendigkeit einer therapeutischen Intervention in Frage, andere sehen in der Psychotherapie die Behandlung der Wahl, stehen aber einer Medikation ablehnend gegenüber. Eine dritte Gruppe, die in der neurotischen Depression generell eine mildere Störung, d.h. nicht dem Vollbild einer depressiven Erkrankung entsprechend, sieht, verschreibt auch Antidepressiva und MAO-Hemmer.

In 3 neueren Studien von Matussek et al. (1982), Winokur (1985) und Zimmerman et al. (1987) wurden neue Kriterien für die Diagnose einer neurotischen Depression vorgeschlagen:

1. *Charakteristisches Symptommuster* mit Einschlafstörung, Selbstmitleid, vielfache somatische Beschwerden, normale Traurigkeit, Reagibilität gegenüber äußeren Ereignissen und häufige nichternsthafte Suizidversuche.
2. *Auffällige Persönlichkeit* mit Reizbarkeit, Feindseligkeit, einer Tendenz andere für das eigene Tun verantwortlich zu machen sowie einer Tendenz zur Klagsamkeit und zu forderndem Verhalten.
3. *Lebensereignisse* als ein pathogenetischer Faktor.
4. *Beginn der Störung* vor dem 40. Lebensjahr.
5. *Schleichender Beginn.*
6. *Chronischer Verlauf.*
7. *Familiäre Belastung* mit Alkoholismus.
8. *Fehlendes Ansprechen* auf Therapie. Häufige stationäre Aufnahmen.

Alle 3 Studien formulieren die Diagnose einer neurotischen Depression als eine "non-melancholic non-bipolar major depression". Empirische Studien zur Validierung dieser "neu" definierten Diagnose einer neurotischen Depression stehen noch aus (Bronisch und Klerman 1988).

1.3.4 Die Definition von Anpassungsstörungen bei ICD-9 und DSM-III

Wie in den Abschnitten über die Entwicklung der Begriffe Neurose, Reaktion, Anpassungsstörung schon erwähnt, wurde der Begriff "adjustment reaction" erstmals im Klassifikationsschema der DSM-II angeführt und erst im Klassifikationsschema der DSM-III in Form von "adjustment disorder" als Oberbegriff für eine Diagnosekategorie eingeführt. In die deutschsprachige Psychiatrie gelangt der Begriff über die ICD-9 (1979) als "adjustment reaction", in der deutschen Übersetzung von Degkwitz et al. (1980) als "Anpassungsstörung" bezeichnet.

Die Diagnose einer "adjustment reaction" oder "Anpassungsstörung" in DSM-II wurde in DSM-III in folgenden Punkten revidiert (Spitzer et al. 1980):

1. Während in DSM-II Anpassungsstörungen auch psychotischen Ausmaßes möglich waren, wurden diese in DSM-III ausgeschlossen, da sie anderswo angemessener klassifiziert werden können.
2. Anpassungsstörungen können bei DSM-III im Gegensatz zu DSM-II auch bei zugrundeliegenden Persönlichkeitsstörungen auftreten, die gegenüber Stress eine erhöhte Vulnerabilität aufweisen.

3. Während bei DSM-II eine Differenzierung nach lebensgeschichtlichen Entwicklungsstadien ("infancy, childhood, adolescence, adult life, late life") erfolgte, werden bei DSM-III Anpassungsstörungen zur besseren Therapieplanung nach der vorherrschenden Symptomatik unterteilt.

Die diagnostischen Kriterien der Anpassungsstörung der DSM-III sind dabei folgende (deutsche Übersetzung von Koehler u. Sass 1984):

A Unangepaßte Reaktion auf einen identifizierbaren psychosozialen Belastungsfaktor innerhalb von drei Monaten nach Einsetzen desselben

B Die schlechte Anpassung ergibt sich aus einem der folgenden Merkmale:

1. Beeinträchtigung der sozialen oder beruflichen Leistungen
2. Symptome, die über eine normale und zu erwartende Reaktion auf den Stressor hinausgehen.

C Die Beeinträchtigung stellt nicht nur eine einmalige Form der Überreaktion auf Streß oder Verstärkung von einer der früher beschriebenen psychischen Störungen dar.

D Es wird angenommen, daß die Beeinträchtigung möglicherweise remittiert, sobald der Stressor abgeklungen ist, oder, falls er andauert, sobald ein neues Adaptationsniveau erreicht ist.

E Die Beeinträchtigung erfüllt nicht die Kriterien einer der speziellen oben beschriebenen Störungen oder der einfachen Trauer.

Folgende Typen von Anpassungsstörungen werden angeführt: Anpassungsstörung mit depressiver Stimmung, Anpassungsstörung mit ängstlicher Stimmung, Anpassungsstörung mit gemischten emotionalen Zügen, Anpassungsstörung mit Verhaltensbeeinträchtigung, Anpassungsstörung mit gemischten emotionalen und Verhaltensbeeinträchtigungen, Anpassungsstörung mit Schul- und Arbeitsschwierigkeiten, Anpassungsstörung mit Rückzug und Anpassungsstörung mit atypischen Zügen.

In der ICD-9 werden psychogene Reaktionen untergliedert in akute Belastungsreaktionen und in Anpassungsstörungen.

Unter den akuten Belastungsreaktionen werden verstanden:

Rasch vorübergehende Störungen jeder Schwere und Art, die bei Personen ohne auffällige Störung auftreten. Sie sind als Antwort auf außerordentliche körperliche oder psychische Belastungen wie Naturkatastrophen oder Kriegsereignisse aufzufassen und klingen üblicherweise innerhalb von Stunden und Tagen wieder ab.

Diese Störungen sind naturgemäß recht selten zu finden.

Die Anpassungsstörungen im engeren Sinne werden wie folgt definiert:

Leichte oder vorübergehende Störungen, die länger dauern als akute Belastungsreaktionen und Personen jeden Alters ohne offensichtlich vorbestehende psychische Störungen betreffen. Solche Störungen sind relativ umschrieben oder situationsspezifisch, i. allg. rückbildungsfähig und dauern gewöhnlich nur einige Monate an. Sie stehen in der Regel in enger zeitlicher und inhaltlicher Beziehung zur Belastung wie Trauer, Migration oder Trennungserlebnissen. Reaktionen auf stärkere Belastungen, die länger als einige Tage anhalten, gehören ebenfalls hierher (ICD-9).

Subtypen von Anpassungsstörungen sind folgende: Kurzdauernde depressive Reaktion, längerdauernde depressive Reaktion, Anpassungsstörung mit vorwiegend emotionaler Symptomatik, Anpassungsstörung vorwiegend im Sozialverhalten, Anpassungsstörung im Sozialverhalten mit emotionaler Symptomatik, andere Anpassungsstörungen.

Im Gegensatz zu DSM-III spaltet also ICD-9 die Anpassungsstörungen in akute Belastungsreaktionen und Anpassungsstörungen auf. Beide Diagnoseschemata schließen andere psychiatrische Erkrankungen aus, wobei das DSM-III im Gegensatz zur ICD-9 Persönlichkeitsstörungen sowie organische Hirnerkrankungen nicht ausschließt, da diese auf der Achse II und III verschlüsselt werden. Sowohl DSM-III wie ICD-9 unterscheiden verschiedene Typen von Anpassungsstörungen, die sich auf affektive Störungen oder Verhaltensauffälligkeiten beziehen. Da sich im DSM-III Anpassungsstörungen mit depressiver Verstimmung durch die zeitliche Dauer der depressiven Verstimmung und/oder durch die Anzahl depressiver Symptome von einer "major depression" abgrenzen lassen, ist die Diagnosekategorie "Anpassungsstörung mit depressiver Symptomatik" enger in diesem Klassifikationsschema gefaβt als in der ICD-9. Die ICD-9 kennt bezüglich der Dauer und Ausprägung der depressiven Symptomatik keine Einschränkungen, womit eine Abgrenzung zur neurotischen Depression auf Symptomebene nicht möglich ist. ICD-9 unterscheidet dagegen zwischen einer "kürzer dauernden" und "länger dauernden depressiven Reaktion" in der Tradition von Binder (1955), der die "abnormen seelischen Reaktionen" von den "abnormen seelischen Entwicklungen" trennte.

1.3.5 Depressive Reaktion vs Anpassungsstörung mit depressiver Symptomatik

In den vorigen Abschnitten war deutlich geworden, daβ die Termini "depressive Reaktion" und "neurotische Depression" im angloamerikanischen Sprachraum anders als im deutschen Sprachraum angewendet werden. Die angloamerikanische Psychiatrie gebraucht "neurotic" und "reactive" synonym, wobei "reactive" im Sinne Gillespies (1929) im Gegensatz zu "autonomous" verstanden wird. Im Gegensatz zur angloamerikanischen Literatur werden in der deutschen Psychiatrie die Begriffe "reaktiv" und "neurotisch" nicht synonym verwendet. Es besteht jedoch keine Einigkeit darüber, wie die beiden Formen depressiver Verstimmungen vom klinischen Bild her zu unterscheiden sind. Im deutschsprachigen Raum wird "reaktiv" durch ein äuβeres Ereignis ausgelöst und im engen zeitlichen und inhaltlichen Zusammenhang mit dem auslösendem Ereignis stehend verstanden. Hier setzte sich die Tradition von Kraepelin (1909), Reiss (1910), Jaspers (1913) und Lange (1926) durch.

Trotz der wesentlich stringenteren Diagnose auf Symptomebene im DSM-III und in der RDC, stimmen diese beiden Klassifikationsysteme von der Konzeption her mit der ICD-9 überein.

Folgende Kriterien werden übereinstimmend angeführt:

1. Ein auslösendes Ereignis (psychosoziale Belastung) muβ vorhanden sein
2. Das auslösende Ereignis muβ in unmittelbarem zeitlichen und inhaltlichen Zusammenhang mit der depressiven Verstimmung stehen.
3. Die depressive Verstimmung ist eine übermäβige und unerwartete Reaktion auf das auslösende Ereignis.
4. Die depressive Verstimmung bildet sich zurück, wenn die Belastung nicht mehr existiert, bzw. bei fortdauernder Belastung, wenn ein neues Niveau der Anpassung erreicht ist.
5. Eine andere psychiatrische Erkrankung liegt nicht vor.

Vergleicht man also die recht klaren Kriterien der Anpassungsstörung mit depressiver Symptomatik in den Klassifikationsschemata der DSM-III, RDC und ICD-9 mit den uneinheitlichen und widersprüchlichen Definitionen von depressiver Reaktion bzw. "reactive depression" in der deutschsprachigen bzw. angloamerikanischen Literatur, so erscheint es sinnvoll, den Begriff "depressive Reaktion" mit den Begriff einer Anpassungsstörung mit depressiver Symptomatik nach DSM-III identisch zu setzen.

1.4 Therapie der depressiven Reaktion

In diesem Kapitel wird auf die Therapie von depressiven Reaktionen näher eingegangen. Ein Ziel dieser Studie ist es ja, aufgrund evtl. vorhandener typischer Charakteristika der reaktiv Depressiven im Vergleich zu Normalpersonen und neurotisch Depressiven spezifische therapeutische Maßnahmen vorzuschlagen. Aus diesem Grunde erfolgt ein kritischer Abriß der Therapieformen, die am ehesten zur Behandlung von reaktiv Depressiven geeignet erscheinen.

Wenn im folgenden von "depressiver Reaktion" gesprochen wird, so ist damit die engere Definition im Sinne von "Anpassungsstörung mit depressiver Symptomatik" (ICD-9/DSM-III) bzw. "situational major depressive disorder" (RDC) gemeint.

Klerman (1979) hatte, wie oben erwähnt, schon bei der kritischen Diskussion der Diagnosekategorie "neurotische Depression" darauf hingewiesen, daß die therapeutischen Maßnahmen vom diagnostischen Standpunkt des Therapeuten abhängig sind. Ähnliches gilt auch für die enger definierte Gruppe der depressiven Reaktionen. Eher symptomorientierte Therapeuten sehen als Ziel einer Behandlung die Reduktion der depressiven Symptomatik an, wobei die psychopharmakologische Behandlung mit antidepressiv wirkenden Medikamenten und psychotherapeutische Verfahren, die direkt die depressive Symptomatik angehen (kognitive Verhaltenstherapie), zur Verfügung stehen. Die andere Gruppe von Therapeuten, die zumeist in der Tradition der Psychoanalyse stehen, richtet das Augenmerk mehr auf die neurotische Persönlichkeit der Patienten, die mit ihren aus der Kindheit stammenden (unbewußten) Konflikten Probleme in zwischenmenschlichen Beziehungen haben, welche zur Auslösung von depressiven Verstimmungen führen (Arieti und Bemporad 1978). In diesem Sinne sind depressive Reaktionen keine spezifischen Krankheitssymptome oder Syndrome. (Reaktiv) Depressive benützen dieselben neurotischen Taktiken und Manöver wie andere Patienten auch. Hier stehen v. a. die psychoanalytisch orientierten Verfahren der Krisenintervention bzw. der Kurzzeit- oder Fokaltherapie zur Verfügung.

1.4.1 Psychoanalytisch orientierte Techniken der Krisenintervention und der Kurzzeittherapie

Marmor (1979) listet in seiner Übersichtsarbeit über "short-term dynamic psychotherapy" zunächst die Gemeinsamkeiten aller psychodynamisch orientierten

Kurzzeittherapien in 7 Punkten auf:

1. Eine Verminderung von Spannung (Katharsis) in einer Atmosphäre von Hoffnung und Erwartung von Hilfestellung
2. Eine konstruktive Therapeut-Patient-Beziehung basierend auf unbewußten Faktoren (Übertragungsphänomen) ebenso wie auf realen Qualitäten, die sowohl der Therapeut wie der Patient in die Beziehung einbringen.
3. Kognitives Lernen basierend auf Deutungen (Einsicht)
4. Operantes Konditionieren, welches aufgrund von offenen oder verdeckten Anzeichen der Billigung und der Mißbilligung von seiten des Therapeuten erfolgt und den Patienten in Richtung auf "seelische Gesundheit" hinbewegt (ein zusätzlicher Aspekt operanten Konditionierens ist das Auftreten von korrigierenden emotionalen Erfahrungen, bei welcher der Therapeut anders und konstruktiver auf den Patienten reagiert als dies die bedeutsamen Bezugspersonen in der Vergangenheit des Patienten getan haben).
5. Identifizierung mit dem Therapeuten, indem sich der Patient (normalerweise unbewußt) nach dem Therapeuten ausrichtet und Teile seines Wertsystems und seiner Verhaltensmuster übernimmt.
6. Elemente der Persuasion und Suggestion, entweder verdeckt oder offen.
7. Einige Aspekte von praktischer Anwendung und Erprobung von neuen adaptiven Techniken und deren Generalisierung im Rahmen konsistenter emotionaler Unterstützung durch den empathischen Therapeuten, manchmal auch "Durcharbeiten" und "Realitätsprüfung" genannt.

Neben diesen allgemeinen Faktoren, die allen Psychotherapien zueigen sind, zeichnet sich die analytisch orientierte Kurzzeittherapie nach Marmor (1979) und Kernberg (1982) wie folgt aus:
Der Patient sitzt, anders als im klassischen psychoanalytischen Patientensetting, dem Therapeuten gegenüber und die Kurzzeittherapie ist, wie bereits der Begriff zum Ausdruck bringt, zeitlich begrenzt. Dies bringt folgende Konsequenzen mit sich. Es wird mehr auf die gesunden Anteile im Patienten gebaut, wobei auf Individuation, Unabhängigkeit und Selbstvertrauen von Anfang an hingearbeitet wird. Das Ziel der Therapie wird auf einen zentralen Konflikt, den zentralen Fokus, gerichtet. Der Therapeut ist aktiv, d.h. er bringt sich selbst emotional ein und versucht die Aufmerksamkeit des Patienten auf den zentralen Konflikt oder Fokus zu richten. Das bedeutet allerdings nicht unbedingt, daß der Therapeut direktiv ist, sondern seine Intervention beinhalten Klärung und Konfrontation, nicht jedoch Übertragungsdeutungen.

Nach Marmor (1979) gehen psychodynamische Kurzzeittherapie und Krisenintervention fließend ineinander über. Er betont jedoch, daß bei Kriseninterventionen mehr direktives und unterstützendes Vorgehen angebracht ist, da die Therapiedauer noch kürzer ist als bei den Kurzzeittherapien. Krisenintervention schließlich beschäftigt sich vornehmlich mit dem Hier und Jetzt und bezieht in der Regel das soziale Umfeld des Patienten mit ein (sozialpsychiatrische Intervention, Gruppentherapie, Familientherapie), während Kurzzeittherapie im wesentlichen als Einzeltherapie konzipiert ist (Marmor 1979; Kernberg 1982).

Strupp et al. (1982) referieren Evaluationsstudien zur psychodynamischen Kurzzeittherapie depressiver Störungen. Obwohl davon ausgegangen wird, daß Kurzzeittherapien depressive Symptomatik reduzieren und der klinische Eindruck dies bestätigt, kann diese Annahme durch Therapiestudien nicht belegt werden, da die von Strupp et al. (1982) referierten Arbeiten durchgängig große methodische Mängel aufwiesen. In den Studien waren weder ausschließlich depressive Patienten noch wurde eine isolierte Änderung der depressiven Verstimmung festgestellt. Die Mehrzahl der Studien wies auch keine exakte Beschreibung des therapeutischen Vorgehens auf. Schließlich fehlten bei den meisten Studien geeignete Kontroll- und Vergleichsgruppen.

Krisenintervention und Kurzzeittherapie können ambulant oder stationär durchgeführt werden. Die verschiedenen Organisationsformen von Krisenintervention in Europa werden umfassend im Rahmen einer WHO-Studie von Cooper (1979) und Katschnig u. Konieczna (im Druck) dargestellt.

1.4.2 Pharmakotherapie von "reaktiver" Depression

Die wenigen Studien, die überhaupt den Versuch unternahmen, die Wirkung einer antidepressiven Medikation depressiver Reaktionen im Vergleich zu nicht reaktiven Depressionen ("situational" vs. "non situational depressions") zu testen, weisen verschiedene Probleme auf: Ball u. Kiloh (1959), Kiloh et al. (1962) verwendeten "reactive" oder "situational depressions" synonym zu "neurotic depressions", während Prusoff et al. (1980), Tyrer et al. (1980) und Garvey et al. (1984) die RDC-Kriterien für "major depressive disorder, situational subtype" anwandten. Ein weiterer Nachteil dieser Studien ist die Tatsache, daß keine Aussagen darüber gemacht werden, ob die depressive Verstimmung sich auch ohne antidepressive Behandlung bzw. mit kurzer stützender therapeutischer Führung durch einen Psychiater genau so schnell gebessert hätte. Die Untersuchung von Prusoff et al. (1980) zeigt allerdings, daß Patienten mit einer "situational major depressive disorder" ohne antidepressive Behandlung und nur mit kurzer stützender Therapie nicht so gut ansprachen wie mit antidepressiver Behandlung.

Die Ergebnisse dieser oben genannten Studien sind widersprüchlich. Während Prusoff et al. (1980), Tyrer et al. (1980) und Garvey et al. (1984) von einem Ansprechen der antidepressiven Medikation berichten, konnten Ball u. Kiloh (1959) und Kiloh et al. (1962) bei ihren "reactive depressions" ein solches Ansprechen nicht beobachten.

1.4.3 Kognitive Therapie und interpersonelle Psychotherapie depressiver Erkrankungen

Seit Anfang der 70er Jahre wurden psychotherapeutische Techniken entwickelt, die eine spezifische Therapie depressiver Verstimmungen beinhalteten. Diese spezifischen therapeutischen Techniken wurden im Vergleich zu oder in Kombination mit pharmakotherapeutischen Behandlungen evaluiert. Es handelte sich einmal um die interaktionelle Psychotherapie (Klerman et al. 1974; Di Mascio et al. 1979).

Die interaktionelle Therapie wurde in einer Gruppe von Forschern von Myrna Weissman und Gerald L. Klerman als spezielle Therapieform entwickelt (Klerman et al. 1984). Sie stützt sich einerseits auf Konzepte der Tiefenpsychologie Sullivans enthält andererseits aktiv verändernde, der Verhaltenstherapie ähnliche Elemente. In der Therapie soll die Fähigkeit des Patienten gestärkt werden, intern und extern ausgelösten Streß zu bewältigen. Sie soll ihn dabei unterstützen, mit den persönlichen und sozialen Konsequenzen der Störung fertig zu werden sowie allgemein seine "Moral" verbessern helfen.

Auf die zweite Therapieform, die kognitive Therapie (Beck 1976), welche mittlerweile weltweit angewandt wird, wird im folgenden näher eingegangen.

Die kognitive Therapie der Depression wurde von Beck (1976) erstmals ausführlich beschrieben und zog bis zum heutigen Zeitpunkt eine ganz erhebliche Anzahl von methodisch gut ausgeführten Therapiestudien nach sich (zusammenfassend Weissman 1979; Williams 1984b).

Kognitive Therapie beinhaltet nach Williams (1984b) eine Kombination von verhaltenstherapeutischen Techniken (z.B. Hausaufgaben) und kognitiven Techniken (z.B. Realitätsprüfung) in einer aktiven, auf Zusammenarbeit zwischen Patient und Therapeuten ausgerichteten und zeitlich begrenzten Form. In der Regel dauert die Behandlung zwischen 15 und 20 Sitzungen.

In der kognitiven Therapie selbst werden nach Beck et al. (1979) die Patienten von Therapeuten ermutigt, ihre negativen, die Depression begünstigenden Interpretationen der Realität zu äußern und sich neue, weniger verzerrte Attribuierungen anzueignen. Dabei geht es keineswegs darum, daß diese negativen Gedanken die Realität wirklich abbilden, sondern daß sie als Hypothesen dienen, die es zu testen gilt. Der Therapeut weigert sich einerseits, dem Patienten zu bestätigen, daß alles in Ordnung ist und somit die negativen Gedanken unbegründet sind, andererseits vermeidet er aber auch, gegen die Einstellung des Patienten zu argumentieren. Vielmehr ist es der Versuch, empirisch den Wahrheitsgehalt der Annahme des Patienten zu überprüfen. Dabei geht die kognitive Theorie davon aus, daß die negativen gedanklichen Annahmen zur depressiven Verstimmung führen und nicht umgekehrt. Kommt es während der kognitiven Therapie zu einer Distanzierung von den negativen Gedanken, wird eine Stimmungsaufhellung eintreten.

Während der Therapie werden den Patienten Hausaufgaben gegeben, in denen er zunächst nur seine eigenen Gedanken, Gefühle und sein Verhalten notiert. Später kommen spezifische Aufgaben hinzu. Es geht dabei nicht so sehr um eine perfekte Ausführung der Hausaufgaben als vielmehr um eine "Datensammlung", bei der auch eine nicht durchgeführte Hausaufgabe dazu dienen kann, ansonsten unerkannt gebliebene Hindernisse in der Therapie aufzudecken.

In einem Überblick über kognitive Therapien der Depression identifizierte Williams (1984a) 19 Techniken, die in verschiedenen Therapiestudien beschrieben worden waren. Dennoch sieht er die von Beck (1976) erstmals fomulierten, oben kurz zusammengefaßten therapeutischen Prinzipien bei all diesen Studien im großen und ganzen verwirklicht.

Bis 1979 konnte aufgrund der damals vorhandenen Studien angenommen werden, daß kognitive Therapie (und interpersonelle Psychotherapie) mit depressiven Patienten erfolgreich ist (Weissman 1979). Allerdings zeigten alle Studien einen Mangel an kontrollierten Bedingungen, unter denen die kognitive, pharmakologische und kombinierte Behandlung der Patientengruppen stattfand (Dauer der Behandlung, Therapeutenkontakt, Glaubwürdigkeit des Behandlungsansatzes). Des weiteren bestanden keine ausreichenden Katamneseuntersuchungen sowie keine Untersucher, die völlig blind bezüglich der Therapiegruppen waren. Schließlich bezogen sich nur ein Teil der Studien zu diesem Zeitpunkt auf die Diagnose einer "major depressive disorder" (RDC) oder einer "major depression" (Feighner-Kriterien).

Bis heute konnten von einigen Studien die oben angeführten methodischen Mängel weitgehend vermieden werden, so daβ die im folgenden referierten Ergebnisse mehr Gewicht haben:

1. Im direkten Vergleich einer verhaltenstherapeutisch-kognitiven mit einer medikamentösen Therapie (Standardantidepressiva) zeigen 3 Arbeiten gleich gute Ergebnisse [Di Mascio et al. 1979; Blackburn et al. 1981 (Stichprobe der Klinikambulanzpatienten); Murphy et al. 1984], 6 Arbeiten bessere Ergebnisse [Rush et al. 1977; Mc Lean u. Hakistian 1979; Bellack et al. 1981, Blackburn et al. 1981 (Stichprobe der Patienten aus allgemeinen Praxen) Teasdale et al. 1984; Rötzer-Zimmer et al. 1987] der psychologischen Therapien gegenüber den medikamentösen Therapien.
2. Dreizehn Studien untersuchten eine Kombination von medikamentöser Therapie und Verhaltenstherapie, kognitive Therapie bzw. interpersonelle Psychotherapie im Vergleich zu den Komponenten isoliert oder anderen Kontrollbedingungen. In die zu dieser Frage erschienen Metaanalysen von Conte et al. (1986) wurden 17 Analysen aus insgesamt 11 Patientenpopulationen durchgeführt, wobei die aktive Kombination von Medikamenten und psychologischer Behandlung durchgehend besser als "minimal contact" plus Placebomedikation war; sie erwies sich jedoch um etwas besser als Medikation allein, Psychotherapie allein oder jeder dieser Behandlungen kombiniert mit Placebomedikation.
3. Hinsichtlich der Drop-out-Rate wurde in 6 Studien (Mc Lean u. Hakistian 1979; Rush et al. 1977; Herceq-Baron et al. 1979; Bellack et al. 1981; Wilson 1982; Murphy et al. 1984) über einen Anteil der rein medikamentös behandelten Therapiegruppen von fast 50% gegenüber 20% der Gruppen, die zusätzlich oder auch ausschlieβlich mit psychologischen Therapien behandelt wurden, berichtet.
4. Einjahreskatamnesen enthalten sechs Studien mit Verhaltenstherapie und kognitiver Therapie (Mc Lean u. Hakistian 1979; Kovacs et al. 1981; Beck et al. 1985; Simons et al. 1986; Rötzer-Zimmer et al. 1985; Blackburn et al. 1986) und 2 Studien mit interpersoneller Psychotherapie (Weissman et al. 1976; Weissman et al. 1981). Sowohl kognitive und Verhaltenstherapie als auch interpersonelle Psychotherapie schnitten in allen Studien besser ab als medikamentöse Therapie allein, wenn man die Rückfallquoten betrachtet. Dies galt sowohl, wenn in den Analysen nur die ursprüchlichen Responder enthalten waren, als auch wenn der Prozentsatz ursprüchlicher Therapieversager mit einbezogen wurde. Auch in einer Zweijahreskatamnese von Blackburn et al. (1986) wurde dieses Ergebnis bestätigt.

Nach diesen Ergebnissen scheinen die kognitive Therapie und Verhaltenstherapie sowie die interpersonelle Psychotherapie insbesondere bezüglich der "Compliance" der Patienten und der Rückfallprävention erfolgreicher als die medikamentöse Therapie zu sein. Die Ergebnisse der Studien hinsichtlich der Akutbehandlung der Depression mittels psychologischer, pharmakologischer oder kombinierter Therapien sind nicht eindeutig. Entsprechend der Metaanalysen dieser Studien scheint eine kombinierte Therapie am wirksamsten zu sein.

Der Nutzen dieser psychologischen Therapien bei depressiven Reaktionen dürfte demnach in der präventiven Wirkung im Sinne einer Rückfallprophylaxe liegen, da ein relativ rasches Abklingen der depressiven Symptomatik zumindest bei einem Teil der reaktiv depressiven Patienten zu erwarten ist. Studien über die Wirksamkeit psychologischer Therapien bei depressiven Reaktionen existieren jedoch bis jetzt noch nicht. Bei den oben erwähnten Arbeiten wurden lediglich die Patienten gesondert erwähnt, die nach den RDC-Kriterien eine "major depressive disorder, endogenous subtype" aufwiesen.

Im Rahmen des vom National Institute of Mental Health (NIMH) inaugurierten kollaborativen Forschungsprogramms zur Behandlung von Depression wurde eine Multizenterstudie durchgeführt, um die Effektivität der interpersonellen Psychotherapie und der kognitiven Therapie zur Behandlung von ambulanten Patienten mit der Diagnose einer "major depression" nach den RDC-Kriterien zu überprüfen. Dabei wurden 250 Patienten zufallsverteilt zu einer von vier Therapieformen, welche jeweils über 16 Wochen liefen, zugeordnet: interpersonelle Psychotherapie, kognitive Therapie, Imipramin (Tofranil) plus klinisches Management und Placebo plus klinisches Management.

Patienten in allen vier Therapieformen zeigten eine signifikante Reduktion ihrer depressiven Symptome und Besserung in ihrer globalen Funktionstüchtigkeit (Global Assessment Scale, GAS, Endicott et al. 1976) während des Behandlungsverlaufs. Es zeigte sich eine konsistente Rangfolge der vier Therapieformen zum Zeitpunkt der Beendigung der Therapie nach 16 Wochen: Imipramin plus klinisches Management erwies sich als am wirksamsten, Placebo und klinisches Management am wenigsten wirksam, während kognitive Therapie und interpersonelle Psychotherapie dazwischen lagen, näher gelegen an Imipramin plus Management.

Wenn jede der Psychotherapieformen mit Placebo plus klinischem Management verglichen wurde, gab es nur begrenzte Evidenz für die spezifische Wirksamkeit der interpersonellen Psychotherapie und keine Evidenz für die kognitive Therapie.

Wenn die Patienten noch hinsichtlich ihres Schweregrades und der globalen Funktionstüchtigkeit unterteilt wurden, ergab sich folgendes Bild: die Gruppe der Patienten mit einer schwerer ausgeprägten "major depression" sprach am besten auf Imipramin plus klinischem Management sowie - weniger gut - auf interpersonelle Psychotherapie an. Hingegen gab es bei der Gruppe mit weniger schwer ausgeprägten "major depressions" keine signifikanten Unterschiede zwischen allen vier Therapieformen (Elkin et al. 1989).

Die wichtigste klinische Konsequenz aus dieser Multizenterstudie besteht darin, daß je schwerer ausgeprägt eine "major depression" ist, desto notwendiger erscheint in der Akutbehandlung die Gabe eines Antidepressivums als erste und wichtigste Therapiemaßnahme.

2 Eigene Untersuchungen

2.1 Begründung der Studie und Fragestellung

In der Literaturübersicht wurde deutlich, daß bezüglich der Diagnosegruppe der depressiven Reaktion noch weitgehend Uneinigkeit über die Definition dieses Krankheitsbildes besteht. Obwohl mittlerweile ein schon weit entwickeltes diagnostisches und sozialpsychologisches Instrumentarium zur Verfügung steht, wurde diese Gruppe von depressiven Störungen bisher kaum untersucht. Von psychiatrischer Seite ist bei dieser Gruppe von Patienten die Frage bedeutsam, ob eine psychiatrische Behandlung notwendig ist bzw., falls eine solche Behandlung notwendig erscheint, welche Art von Behandlung (pharmakotherapeutisch und/oder psychotherapeutisch) am besten zur Anwendung kommen soll.

Günstige Voraussetzungen zur genaueren Untersuchung dieser Patientengruppe liegen im Max-Planck-Institut für Psychiatrie vor, da dieses eine der wenigen Kriseninterventionsstationen in Europa installiert hat. Eine solche Kriseninterventionsstation ist besonders darauf ausgerichtet, Patienten mit reaktiven Störungen zu behandeln, von denen wiederum die Patienten mit depressiven Reaktionen den Großteil ausmachen.

Die vorliegende Studie kann bezüglich der Untersuchung der depressiven Reaktion auf folgende wichtige methodische Voraussetzungen aufbauen:

1. Standardisierte oder halbstandardisierte Interviews zur Erhebung von psychiatrischen Diagnosen, zur Erhebung der sozialpsychologischen Situation und der Lebensereignisse.
2. An Normalbevölkerungsstichproben, psychiatrischen Patienten und körperlich Kranken geeichte Selbst- und Fremdbeurteilungsskalen zur Erfassung der psychopathologichen Symptomatik und der prämorbiden Persönlichkeit.
3. Verfügbarkeit der Patienten über mindestens 5 Untersuchungstermine hinweg, was die Anwendung dieses umfangreichen Untersuchungsinstrumentariums erst ermöglicht.
4. Kontrollgruppen, die mit zum Teil denselben Instrumenten untersucht worden waren. Dabei handelt es sich einmal um Patienten mit einer neurotischen Depression, zum zweiten um eine repräsentative Stichprobe aus der Normalbevölkerung der BRD.

Die Hauptuntersuchungsfragen lassen sich wie folgt aufgliedern:
Die Einordnung der Diagnose "depressive Reaktion" nach ICD-9 in die heute gängigen Klassifikationsschemata psychiatrischer Erkrankungen:
1. Welche Diagnosen lassen sich bei Anwendung des DSM-III stellen?
2. Welche Diagnosen lassen sich bei der Anwendung der RDC stellen?
3. Welche Gemeinsamkeiten und Unterschiede bestehen zwischen RDC und DSM-III und ICD-9 Diagnosen?

Die Beschreibung der Persönlichkeitstörung/Persönlichkeit, der Lebensereignisse und des sozialen Netzes:
1. Welche prämorbide Persönlichkeit liegt bei Patienten mit einer depressiven Reaktion vor?
2. Finden sich bei Patienten mit einer depressiven Reaktion Persönlichkeitsstörungen?
3. Welche Art von Lebensereignissen gingen der Depression unmittelbar voraus und wie wurden sie bewertet?
4. Welche Lebensereignisse traten im letzten Jahr vor Aufnahme in die Klinik auf, welche Bewertung haben diese Lebensereignisse durch die Patienten erfahren?
5. Wie sieht das soziale Netz der Patienten im letzten Monat vor Aufnahme in die Klinik aus?
6. Welche spezifischen Charakteristika finden sich bei Patienten mit einer depressiven Reaktion, wenn Persönlichkeit/Persönlichkeitsstörungen, Lebensereignisse und soziales Netz in Betracht gezogen werden?
7. Wie lassen sich die Persönlichkeit und die sozialpsychologischen Charakteristika von Patientengruppen beschreiben, bei denen die RDC, DSM-III und ICD-Diagnosen nicht miteinander übereinstimmen?

Der Verlauf der psychopathologischen Symptomatik während des stationären Aufenthaltes:
1. Welche Beziehung besteht zwischen dem Verlauf der Symptomatik und der Diagnose nach RDC und DSM-III und ICD-9?
2. Welche Beziehung besteht zwischen dem Verlauf der Symptomatik und prämorbider Persönlichkeit bzw. Persönlichkeitsstörung?
3. Welche Beziehung besteht zwischen Verlauf der Symptomatik und sozialer Integration?
4. Welche Beziehungen bestehen zwischen Verlauf und Lebensereignissen?

Der Vergleich der Patientengruppe mit einer Gruppe von Patienten mit einer neurotischen Depression zur Bestimmung der deskriptiven Validität:
1. Wie unterscheiden sich die beiden Gruppen hinsichtlich psychopathologischer Querschnittsymptomatik bei Aufnahme und Entlassung während des Indexaufenthaltes?
2. Wie unterscheiden sich die beiden Gruppen hinsichtlich der prämorbiden Persönlichkeit?

Der Vergleich der Patientengruppe mit einer repräsentativen Stichprobe aus der Normalbevölkerung:

1. Wie unterscheiden sich die beiden Gruppen hinsichtlich Lebensereignissen im letzten Jahr vor dem Erhebungszeitpunkt?
2. Wie unterscheiden sich die beiden Gruppen hinsichtlich der sozialen Integration im letzten Monat vor der Erhebung?
3. Wie unterscheiden sich beide Gruppen hinsichtlich der (prämorbiden) Persönlichkeit?
4. Wie unterscheiden sich beide Gruppen hinsichtlich objektiver Beschwerden und depressiver Symptomatik zum Zeitpunkt der Erhebung?

Welche Untergruppen lassen sich bei der Untersuchungsgruppe der reaktiv Depressiven isolieren? In welchen oben schon im einzelnen aufgeführten Variablen unterscheiden sich die Untergruppen voneinander?

Wie sieht der Langzeitverlauf des reaktiv Depressiven aus? Gibt es Unterschiede hinsichtlich des Verlaufs, wenn die verschiedenen Untergruppen der Gesamtstichprobe berücksichtigt werden?

Das Vorgehen zur Beantwortung dieser Fragen läßt sich zusammenfassend wie folgt beschreiben. Es erfolgt die Einordnung der Diagnose "depressive Reaktion" in die heute gängigen Klassifikationsschemata psychiatrischer Erkrankungen sowie die Beschreibung der prämorbiden Persönlichkeit, der Lebensereignisse und des sozialen Netzes. Zur Abgrenzung von anderen depressiven Erkrankungen werden die reaktiv depressiven Patienten mit Patienten mit einer neurotischen Depression verglichen, zur Abgrenzung von Normalpersonen werden die Patienten mit einer parallelisierten Stichprobe aus der Normalbevölkerung verglichen. Anschließend werden noch die Untergruppen der Untersuchungsgruppen des reaktiv Depressiven hinsichtlich einzelner Variablen miteinander verglichen. Zum Schluß wird auf die Katamnese der reaktiv Depressiven eingegangen. Da es keine vergleichende Untersuchungen in der Literatur gibt, handelt es sich hauptsächlich um eine explorative Studie, d.h. eine nichtexperimentelle-korrelative Studie.

2.2 Methodische Probleme der Evaluation der depressiven Reaktion

2.2.1 Das Problem einer reliablen und validen Diagnose

Wie schon in 1.3.5 erläutert besteht in der Literatur keine Übereinstimmung über die Definition der "depressiven Reaktion". Die Beschränkung auf "Anpassungsstörungen mit depressiver Symptomatik" (DSM-III und ICD-9) bzw. "situational depressions" (RDC) gibt die Möglichkeit, die 3 heute international anerkannten Klassifikationsschemata zur Diagnosestellung der depressiven Reaktion heranzuziehen. Anpassungsstörungen mit depressiver Symptomatik bei DSM-III und ICD-9 und situational depressions bei RDC sind allerdings unterschiedlich definiert. Bezüglich des Ausprägungsgrades und der Dauer der depressiven Verstimmung und bezüglich des Vorhandenseins oder Nichtvorhandenseins von Persönlichkeitsstörungen definieren diese Diagnoseschemata die depressive Reaktion wie folgt: Bei DSM-III sind "major depressive disorders" ausgeschlossen, bei RDC für den Subtyp "situational" Voraussetzung. Für ICD-9 besteht keine Aussage über die Dauer und den Ausprägungscharakter der depressiven Verstimmung. Bei DSM-III werden Persönlichkeitsstörungen auf Achse II verschlüsselt und können deswegen vorhanden sein. Bei RDC gibt es keinen Ausschluß anderer psychiatrischer Erkrankungen wegen fehlender hierarchischer Gliederung der Diagnosen. ICD-9 dagegen schließt die Diagnose Persönlichkeitsstörung aus.

Für die Untersuchung der depressiven Reaktion haben wir uns daher entschlossen, sowohl "major depressive disorders" als auch Persönlichkeitsstörungen zuzulassen, um von allen 3 Klassifikationsschemata ausgehend das Krankheitsbild der depressiven Reaktion untersuchen zu können. Dieses Vorgehen entspricht bei der immer noch bestehenden Heterogenität der Klassifikationssysteme dem polydiagnostischen Ansatz von Katschnig u. Berner (1982).

2.2.2 Abgrenzung der depressiven Reaktion von "normalen" depressiven Verstimmungszuständen

Standardisierte Interviews, wie sie durch das Present State Examination (PSE, Wing et al. 1974) und durch das Diagnostic Interview Schedule (DIS, Robins et al. 1981) zur Vergügung stehen, und eine operationalisierte Diagnostik lösen im Ansatz auch die Abgrenzungsproblematik psychischer Störungen gegenüber normalen Verhaltens- und Erlebnisstörungen. Sie sind besonders geeignet als sog. "Fallfindungsinstrumente" (Wing 1980). "Fallfindungs"-Instrumente wie das DIS und das PSE zielen darauf ab, nach definierten Kriterien, die der Diagnostik psychiatrischer Patienten zugrunde liegen, auch unbehandelte, nicht-psychiatrische oder psychologische Hilfe suchende Probanden im Rahmen von epidemiologischen Studien zu identifizieren. Probanden, die die Kriterien für eine psychiatrische Diagnose erfüllen, werden danach als "Fall" bezeichnet (Copeland 1981).

Eine weitere Möglichkeit zur Abgrenzung der depressiven Reaktion von "normalen" depressiven Verstimmungszuständen bieten an einer Normalpopulation geeichte Selbst- und Fremdbeurteilungsskalen für depressive und andere psychopathologische Symptomatik wie z.B. Paranoiddepressivitätsskala (PDS, von Zerssen 1976, 1986); Beschwerdenliste (BL, von Zerssen 1976, 1986); Inpatient Multidimensional Psychiatric Scale (IMPS, Lorr u. Klett 1966; Hiller et al. 1986).

2.2.3 Verlaufsbeurteilung der depressiven Reaktion

Da bei DSM-III eine "major depressive disorder" als Ausschlußkriterium für eine "adjustment disorder with depressed mood" gilt, bei RDC eine "major depressive disorder" Voraussetzung für die Diagnose einer "situational depression" ist, kann eigentlich die Diagnose nur nach Abklingen der depressiven Symptomatik gestellt werden. Dies würde bedeuten, daβ eine exakte Diagnosestellung für DSM-III und RDC erst nach dem Abklingen der depressiven Verstimmung möglich ist. Wenn dagegen ein solches Vorgehen aus praktischen Problemen heraus nicht möglich ist (zweimalige Anwendung des diagnostischen Interviews, das ja auch zur Diagnosefindung notwendig ist; Patient steht zu einem 2. Interview nicht mehr zur Verfügung), dann sollte zumindestens der Symptomverlauf mit Hilfe von Selbst- oder Fremdbeurteilungsskalen weiter erfaβt werden. Eine kontinuierliche Symptomverlaufsbeobachtung erscheint dabei am geeignetsten, da Stimmungsschwankungen, die ja typischerweise gerade bei depressiven Erkrankungen auftreten, mit einer Messung von nur wenigen Erhebunspunkten nicht erfaβt werden können (von Zerssen u. Cording 1978). Besonders geeignet dafür ist die Befindlichkeitsskala von von Zerssen (BfS, 1976, 1986), die als Selbstbeurteilungsskala täglich von den Patienten ausgefüllt werden kann.

2.2.4 Erfassung der Persönlichkeit, der Lebensereignisse und des sozialen Netzes vor Beginn der depressiven Erkrankung

Ein Ziel dieser Arbeit besteht darin, neben einer diagnostischen Einordnung der Patienten in die heute gängigen Klassifikationsschemata depressiver Erkrankungen auch evtl. vorhandene Störungen der Persönlichkeit und Störungen der sozialen Anpassung zu erfassen sowie die auslösenden Ereignisse näher zu charakterisieren. Da die Patienten nicht im freien Intervall sondern während der akuten oder im Abklingen sich befindlichen depressiven Verstimmung untersucht werden, stellt sich die Frage, ob die Angaben der Patienten nicht ein depressiv-verzerrtes Bild ihrer Persönlichkeit und sozialen Situation wiedergeben, was man als "Statevariable" gegenüber "Traitvariable", welche die "unverfälschten" Persönlichkeitszüge und sozialen Bezüge erfassen, bezeichnet! Dies gilt insbesondere für Instrumente, die auf den subjektiven Angaben der Patienten basieren und die eine subjektive Bewertung durch den Patienten verlangen.

Bei einer retrospektiven klinischen Studie bestehen nur 2 Möglichkeiten: Entweder erhalten die Patienten die Instruktion, sich bei der Beantwortung der Fragen an die Zeit vor Ausbruch der depressiven Erkrankung zu halten, oder es werden Angehörige der Patienten befragt. Bezüglich objektiver Angaben wie z.B. Verlust eines Angehörigen oder Zusammenleben mit einem Partner/Partnerin könnten erst dann Erinnerungsschwierigkeiten auftreten, wenn das Ereignis längere Zeit zurückliegt. Da kritische Lebensereignisse oder belastende Situationen nicht länger als ein viertel Jahr vor Ausbruch der depressiven Verstimmung zurückliegen dürfen (DSM-III), besteht dieses methodische Problem mit groβer Wahrscheinlichkeit bei objektiven Angaben nicht. Bei subjektiven Bewertung ist allerdings auf die möglicherweise vorhandene depressive Färbung der Angaben der Patienten bei der Interpretation der Ergebnisse zu achten.

2.2.5 Probleme der Patientenselektion

Epidemiologische Studien bezüglich depressiver Erkrankungen (Turns 1978, Boyd u. Weissman 1981; Hirschfeld u. Cross 1982; Myers et al. 1984; Dilling u. Weyerer 1984; Wittchen et al. 1988) gehen von einer Zahl von 4-7% der Bevölkerung aus, die im Verlauf eines Jahres an länger dauernden Depressionen leiden. Dieser sehr hohen Zahl von Patienten, unter denen sicherlich viele Patienten mit einer depressiven Reaktion zu finden sind, stehen eine kleine Zahl von Patienten gegenüber, die in eine psychiatrische Klinik aufgenommen werden. Mit Sicherheit werden in einer psychiatrischen Klinik schwerer kranke Patienten aufgenommen, selbst wenn es sich um eine Kriseninterventionsstation handelt, so daβ sich die Frage nach dem Vergleich dieser ausgewählten Stichprobe mit gesunden Normalpersonen und mit Patienten mit anderen depressiven Störungen stellt.

Um mit diesem Problem besser fertig zu werden, wurden in dieser Studie z. T. dieselben Untersuchungsinstrumente angewandt wie in der Münchner Follow-up Studie (Wittchen u. von Zerssen 1988), die eine epidemiologische Studie neben einer Katamnesestudie beinhaltet. Dadurch ist es möglich, die Patienten der Studie des Autors mittels einer parallelisierten Gruppe aus der Normalbevölkerung in diagnostischen und psychosozialen Aspekten zu vergleichen.

Zur Abgrenzung der depressiven Reaktion von anderen depressiven Erkrankungen können ebenfalls wegen z. T. derselben Untersuchungsinstrumente Patienten mit der Diagnose einer neurotischen Depression, die zwischen 1981 und 1984 auf anderen Stationen des Max-Planck-Instituts für Psychiatrie behandelt worden waren, herangezogen werden.

2.3 Untersuchungsplan und Erfassungsinstrumente im Überblick

Die Studie ist schwerpunktmäβig als Querschnittuntersuchung konzipiert; darüber hinaus wurden einzelne relevant erscheinende Informationen z.B. zur Krankheitsvorgeschichte retrospektiv erhoben. Die Konzeption dieser Studie wurde durch das computerisierte Datenbanksystem "PSYCHIS" ermöglicht, das die Basis- und Befunddokumentation aller Patienten der psychiatrischen Poliklinik und der klinischen Abteilung für Psychiatrie enthält (Barthelmes u. von Zerssen 1978).

Alle Patienten wurden während ihres stationären Aufenthalts auf der Kriseninterventionsstation im Max-Planck-Institut für Psychiatrie mehrmals untersucht, wobei zu jedem Untersuchungszeitpunkt eine andere Fragestellung exploriert wurde. Abbildung 2.1 gibt einen Überblick über die Erfassungsinstrumente und den Zeitpunkt bzw. Zeitraum, auf den sich die einzelnen

Fragebögen und Interviews beziehen. Neben diesen in Abbildung 2.1 aufgeführten Instrumenten besteht noch eine Basisdokumentation bezüglich der wichtigsten soziodemographischen Daten, der Daten zur Familienanamnese und zur Lebensgeschichte, welche durch systematische Auswertung der Krankengeschichten weiter vervollständigt wurden.

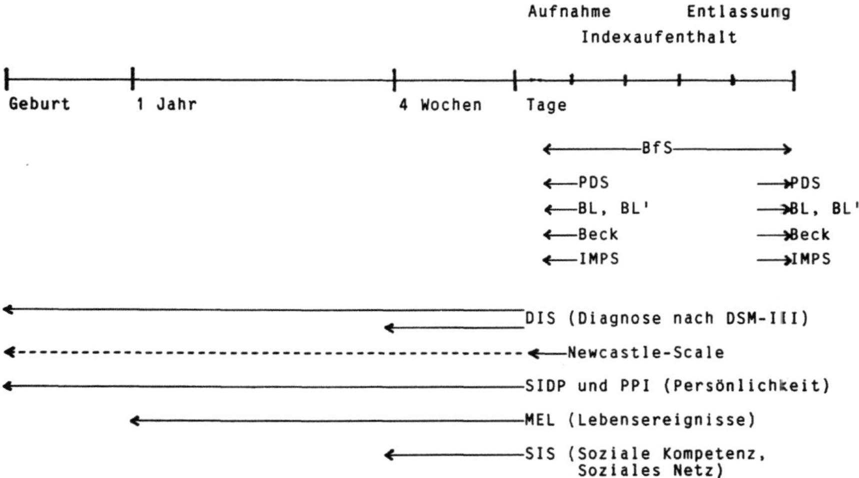

Abb. 2.1. Zeitraster für den Erfassungsbereich der einzelnen Untersuchungsinstrumente

Wie aus Abbildung 2.1 zu ersehen ist, wurde versucht, fast ausschließlich standardisierte psychologische und psychopathometrische Verfahren mit geprüfter Reliabilität und Validität einzusetzen. Die Anwendung von standardisierten Fremd- und Selbstratingskalen ist für eine Verlaufsmessung von Bedeutung, bei der die Veränderung bestimmter Merkmale zwischen Aufnahme und Entlassung bzw. während des gesamten stationären Aufenthaltes festgestellt werden soll. Weiterhin wurde bei der Auswahl der Erfassungsinstrumente den Erfordernissen der Mehrebenendiagnostik bzw. der multimethodalen Diagnostik (Seidenstücker u. Baumann 1978) in der Weise Rechnung getragen, daß sozialpsychologischer, psychologischer und psychopathologischer Bereich getrennt erfaßt und beurteilt wurden sowie zur Beurteilung der Untersuchungsvariablen Selbst- und Fremdbeurteilungsverfahren angewendet wurden.

2.4 Die Erfassungsinstrumente im einzelnen

2.4.1 Erfassungsinstrumente - sozialpsychologischer Bereich

2.4.1.1 Standarddemographie (SD) / PSYCHIS

Bei der Erfassung und Klassifikation sozialer Merkmale (Familienstand, Ausbildung, Beruf etc.) wurde weitgehend eine Orientierung an den vom "Zentrum für Umfragen, Methoden und Analysen" (Pappi 1979) gegebenen Empfehlungen gewählt. Die Erhebung der Sozialfaktoren ermöglicht die Bildung verschiedener Schichtindizes (Prestigescore nach Treiman 1979; Moore u. Kleining 1960) und garantiert somit die Vergleichbarkeit mit anderen nationalen und internationalen Studien.

2.4.1.2 Sozialpsychologisches Interview / Social Interview Schedule (SIS, Clare u. Cairns 1978)

Für den sozialpsychologischen Fragenteil wurde ein Interview zur Erfassung der sozialpsychologischen Lebenssituation (SIS, Social Interview Schedule, englische Version: Clare u. Cairns 1978; deutsche modifizierte Version: Faltermaier 1983; Faltermaier et al. 1985) gewählt (Tabelle 2.1).

"Der SIS unterscheidet sich in seiner Konzeption erheblich von anderen "sozialen" Skalen. Die wesentlichen Unterschiede liegen in der Differenzierung von 3 Dimensionen, die eine Vermischung der Ansichten der Interviewer mit den Vorstellungen und der Situation des Probanden verhindern sollen. Das SIS mißt neben einer Verhaltensdimension 'social management' ("M") und einer subjektiven - vom Probanden selbst zu beurteilenden - Dimension 'satisfaction', ("S") zusätzlich die Dimension 'objektive materielle Bedingungen' ("O")" (Wittchen u. von Zerssen 1988).

Die Beschreibung erfolgt nach Wittchen u. von Zerssen (1988):

1. Die Beschreibung auf der objektiven Ebene (O) soll eine Einschätzung der objektiven Lebensbedingungen einer Person ermöglichen. Dazu werden die vorzufindenden Bedingungen, z.B. in der Arbeit (Überstunden, körperliche Belastung, Arbeitsplatzsicherheit), Einkommenssituation, Wohnbereich erfaßt. Die objektive Dimension wird aufgrund von Belastungen oder Einschränkungen erhoben, die in einem umfangreichen Kodierungsmanual niedergelegt sind. Das Rating dieser Dimension wird aufgrund der Interview- und vorgegebenen "Prüf"fragen (sog. "probes") vom Untersucher nach Abschluß des Gesprächs mit Hilfe der Kodierungsregeln durchgeführt.
2. Auf der Dimension des social management (M) wird beurteilt, wie der Proband in den verschiedenen Lebensbereichen handelt, wie er mit objektiv vorhandenen Bedingungen zurechtkommt und seine Bewältigungsstratgegien einsetzt. Bei der Erfassung ist zu beurteilen, wie Belastungen bewältigt werden (Kompetenz, Coping). Die Kriterien zur Beurteilung dieser Dimension werden von den Probanden selbst gesetzt, d.h. die von ihm als Problem angegebenen Schwierigkeiten werden nach im Kodierungsmanual festgelegten Regeln kodiert. Die Beurteilung der Schwere der Belastung wird vom Interviewer aufgrund der im Manual angegebenen Ratingregeln durchgeführt.

Tabelle 2.1. Struktur des SIS (jeder * bedeutet ein Item) (nach Wittchen u. von Zerssen 1988)

Lebensbereiche	Dimensionen		
	Objective Mat. Condition (0)	Management (M)	Satisfaction (S)
Wohnen	*		*
Beruf / Arbeit			
- Berufsarbeit/Studium	**	**	**
- Hausarbeit	*	*	*
- Andere soziale Rollen			***
Einkommen	*	*	*
Freizeit / Soziale Kontakte			
Verwandte	*	**	**
Häusliche Situation	*	*	*
Alleinleben			
- andere Erwachsene im Haushalt			
- Alleinlebende	*	*	*
Ehe / Partner		*	*
- ohne Partner lebende		**	**
Kinder			*
	*	*	*

3. Das Rating in der Kategorie 'Zufriedenheit' (S) gibt für jeden Lebensbereich ein Maß der subjektiven Zufriedenheit der Person mit den verschiedenen Aspekten seiner Lebenssituation (seiner Wohnung, seiner finanziellen Situation, seiner Freizeitkontakte) an. Abweichend von der Originalversion wird die Einschätzung des Bereichs "S" vom Patienten selbst vorgenommen.

Die Einstufung der einzelnen Lebensbereiche erfolgt für alle Bereiche "O", "M" und "S" 4stufig, unipolar. Darüber hinaus ermöglichen Zusatzfragen des SIS die Bildung von verschiedenen Indizes zum Social-support-Konzept (Surtees 1980). Hierbei wird zwischen der Qualität und dem Ausmaß engerer Beziehungen ("close social support") und allgemeinerer Sozialkontakte ("diffuse social support") unterschieden. Darüber hinaus ist die Berechnung von Summenwerten für jede der 3 Dimensionen möglich, die ein Gesamtmaß für die objektive Belastung einer Person (Summenwert "O"), das Ausmaß der Bewältigungsprobleme ("M") und das Ausmaß der allgemeinen Unzufriedenheit (Summenscore "S") darstellen.

Die Reliabilität des SIS wurde in einer Reliabilitätsstudie hinsichtlich der Interrater-Reliabilität und der Retestreliabilität überprüft. Die Retestreliabilität (Wiederholung der Befragung nach 3-7

Tagen durch eine Zweituntersuchung) ergab Übereinstimmungswerte von 70% in der Dimension "S" und über 80% in den Dimensionen "M" und "O" ("intra-class-correlation"). Die Gesamtübereinstimmung im Retestvergleich lag bei 78%. Dabei liegt die Retestreliabilität in der subjektiven Dimension "S" durchgängig wesentlich niedriger als die in den Variablen "O" und "M". Die Diskrepanzen dürften z. T. auf Variationen in der subjektiven Einschätzung des Probanden, zum anderen auch in der Problematik der offenen Frageformulierung und damit des Kontexts der Befragung zurückzuführen sein (s. hierzu Faltermeier et al. 1985).

Der SIS wurde von dem Interviewer für den Zeitraum der letzten 4 Wochen vor der Aufnahme auf die Kriseninterventionsstation sowie der letzten vier Wochen vor dem Nachuntersuchungstermin erhoben.

2.4.1.3 Erfassung von Lebenssituationen, Lebensbedingungen und deren Bewertungen (Münchener Ereignisliste, MEL)

Im Gegensatz zur klassischen sozialpsychiatrischen Konzeptionalisierung von "Lebensereignissen" (Katschnig 1980) wurde ein kombinierter Fragebogen- und Interviewansatz zur Erfassung von Lebensereignissen und Lebensbedingungen gewählt. Eine umfassendere Analyse der Literatur zeigt, daβ positive Lebensveränderungen und sog. chronischen Bedingungen, d.h. Ereignisse oder Situationen, die über einen längeren Zeitraum bestehen, bisher nicht hinreichend erfaβt wurden.

Zum besseren Verständnis des Instruments wird die Beschreibung des MEL aus dem Buch von Wittchen u. von Zerssen (1988) über die Münchner Follow-up Studie weitgehend zitiert.

> Die Münchener Ereignisliste (MEL) wurde aus einer Synopsis bestehender, im psychiatrischen Bereich angewandter Skalen (Holmes u. Rahe 1967; Brown 1974; Paykel 1975; WHO-Studie 1979; Dohrenwend u. Dohrenwend 1974; Angst 1978) erstellt. Die einzelnen Items sind in Form von Behauptungen formuliert, die Liste umfaβt insgesamt 84 Ereignisse aus 9 Bereichen (Tabelle 2.2). Die Einordnung der verschiedenen Items umfaβt 9 Rollenbereiche, die z. T. mit den Rollenbereichen im SIS (s. 2.4.1.2) vergleichbar sind. In 45 Ereignissen sind die primär aktuellen Veränderungen der Lebensroutine repräsentiert, darüberhinaus werden auch längerdauernde stützende und belastende Bedingungen erfaβt (29 Items). Ferner wird in jedem Bereich jeweils eine zusätzliche Frage gestellt, die die Möglichkeit geben sollte, in der Liste nicht enthaltene Ereignisse zu ergänzen. Da die Itemliste im ersten Untersuchungsschritt dem Probanden vorgegeben wird, wird im ersten Beurteilungsschritt die Entscheidung und das Verständnis dessen, was ein Ereignis ist, dem Probanden überlassen. Deshalb sind exakte Definitionen der Items von besonderer Bedeutung. Die Gefahren uneindeutiger Itembeschreibungen liegen bei Mehrfachanstreichungen der gleichen Ereignisse, Fehlanstreichungen und Verwechslungen (Dohrenwend u. Dohrenwend 1977).

Das Ausfüllen der Liste nach den Regeln des Manuals nimmt - je nach Anzahl der zutreffenden Ereignisse - ca. 10-15 min, das darauf folgende Gespräch zur Ereigniseingrenzung und zur Bewertung ca. 30-40 min in Anspruch (Maier-Diewald et al. 1983). Die Reliabilität des MEL kann aufgrund von Voruntersuchungen als befriedigend gelten (Dehmel u. Wittchen 1984).

> Nach dem Ausfüllen der Liste durch den Patienten wird ein ausführliches Interview
> a) zur Eingrenzung und zur exakteren Definition der Ergebnisse und
> b) zur Bewertung der verschiedenen Ereignisse und Veränderungen mit dem Patienten geführt.
>
> Im Anschluβ an dieses Gespräch werden ihrer subjektiven Bewertung nach die 3 für den Patienten wichtigsten Ereignisse, die zur Auslösung der depressiven Reaktion geführt haben, ermittelt

Tabelle 2.2. Struktur der Münchner Ereignisliste (MEL). (Nach Wittchen u. von Zerssen 1988)

Bewertung	Lebensbereiche für Ereignisse und chronische Belastungen - Anzahl der Items									
	Ausbildung Beruf	Ehe	Kinder	Eltern Verwandte	Soziale Kontakte	Todes- fälle	Wohnung	Finanzen Gericht	Gesund- heit	Gesamt
Objektivierte										
Gewinn/Verlust	18	11	6	1	7	4	2	4	4	57
verantwortlich/ nicht verantwortlich	13	5	1	2	3	4	1	1	2	32
positiv/negativ	18	10	7	3	7	4	2	5	5	61
Faktor positiv erwünscht Faktor negativ unerwünscht	18	11	7	3	7	4	2	5	5	62
Faktor kontrollierbar/ nicht kontrollierbar	14	6	2	2	3	4	1	1	3	36
belastend/ nicht belastend	15	8	6	3	7	4	2	5	5	55
krankheitsabhängig/ nicht krankheitsabhängig	9	0	3	1	2	4	0	1	2	22
Wiederanpassungsleistung										
Subjektive										
positiv/negativ Ausmaß der Belastung	Jedes vom Probanden angegebene Ereignis wird beurteilt									

und eine Bedeutungseinschätzung des Patienten nach weiter unten genannten subjektiven Bewertungsdimensionen erfragt.

Differenzierung und Bewertung der Ereignisse:
In Anlehnung an Filipp (1981) und Braukmann et al. (1981) wurden folgende Ereignisparameter erfaßt: Die Einteilung der Ereignisparameter (nach Wittchen u. von Zerssen 1988) stellt sich wie folgt dar:

- Objektive Ereignisparameter, Zeitpunkt des Eintretens, Häufigkeit, Dauer.
- Subjektive Ereignisparameter. Aufgrund einer faktorenanalytischen Voruntersuchung (Dehmel u. Wittchen 1984) wurde für die subjektive Klassifikation eine 5-stufige Beurteilung auf zwei Dimensionen vorgesehen. Das Ausmaß der Belastung sollte auf einer 5stufigen Skala zwischen "nicht belastend" und "extrem belastend" eingeschätzt werden. Darüber hinaus sollte die eher unspezifische, affektive Komponente durch ein 5stufiges Rating von "sehr positiv" nach "sehr negativ" mit einer neutralen Mitte beurteilt werden.
- Objektivierte Ereignisparameter: Hierzu wurde an 24 Experten (Projektpsychiater und Klinische Psychologen) eine Befragung durchgeführt, die zu einer Klassifizierung der Ereignisse nach folgenden Dimensionen führte (Dehmel u. Wittchen 1984):

a) Gewinn versus Verlust,
b) verantwortlich vs nicht verantwortlich,
c) positiv vs negativ,
d) erwünscht vs unerwünscht,
e) kontrollierbar vs nicht kontrollierbar,
f) belastend vs nicht belastend,
g) krankheitsabhängig vs sicher krankheitsunabhängig und
h) Ausmaß der Wiederanpassung.

Die MEL wurde in der vorliegenden Studie in einer leicht modifizierten Form eingesetzt. So wurden nur Lebensereignisse und chronische Belastungen erfaßt, die innerhalb der letzten 12 Monate auftraten und nicht innerhalb der letzten 8 Jahre. Da bei kürzeren Erfassungszeiträumen eine zeitlich exaktere Rekonstruierung eher gewährleistet erscheint, wurde die zeitliche Datierung differenzierter vorgenommen als in der MEL konzipiert (Datierung in Wochen anstelle in Monaten).

2.4.2 Erfassungsinstrumente - psychologischer Bereich

Dieser Untersuchungsbereich soll eine Abschätzung verschiedener psychologischer Aspekte des Verhaltens ermöglichen und umfaßt von der Zielsetzung der Verfahren her Aspekte der Biographie, der derzeitigen psychischen Befindlichkeit (Depressivität, Befindlichkeit, Allgemeinbeschwerden) mit Bezug zur Psychopathologie und der Persönlichkeitsvariablen.

2.4.2.1 Persönlichkeitsstruktur (PPI, Prämorbides Persönlichkeitsinventar (von Zerssen, 1979, 1982, 1988) / PSYCHIS

Das PPI ist ein Selbstbeurteilungsfragebogen zur Erfassung verschiedener Aspekte der Persönlichkeit unter Betonung prämorbider Aspekte. Es enthält sechs in verschiedenen Studien validierte Subskalen:
a) Extraversion,

b) Frustrationsintoleranz,
c) Selbstunsicherheit,
d) Schizoidie,
e) Ordentlichkeit und
f) eine Skala zur Erfassung von Antworttendenzen im Sinne sozialer Erwünschtheit.

Die Konstruktion dieser Skalen wurde empirisch aufgrund der Ergebnisse eines größeren "Skalenpools" durchgeführt (von Zerssen 1982). Die Ursprungsskalen waren an verschiedenen psychopathologisch relevanten Konzepten zur Persönlichkeit unter Berücksichtigung prämorbider Persönlichkeitszüge orientiert. Dabei wird unter anderem Bezug genommen auf psychoanalytische und experimentalpsychologische Konstrukte, wie z.B. das der Extraversion und des Neurotizismus (von Zerssen 1979). Zur Verdeutlichung der Faktorenbedeutung sind in Tabelle 2.3 die Items kurz charakterisiert. Die Faktoren "Frustrationsintoleranz", "Selbstunsicherheit" und "Schizoidie" sind typisch für neurotische Patienten, während der Faktor "Extraversion" sich als unidimensional erwies. Erniedrigte Werte des Faktors "Extraversion" sind ebenfalls typisch für neurotische Patienten (von Zerssen 1979, 1982). Der Faktor "Ordentlichkeit" beschreibt den "Typus melancholicus" (Tellenbach 1976). Das PPI wurde an verschiedenen Gruppen psychiatrischer Patienten validiert (von Zerssen 1979, 1982). Es liegen Standardwerte einer repräsentativen Bevölkerungsstichprobe der BRD vor (von Zerssen 1979, 1982, von Zerssen et al. 1988).

Das PPI existiert in 2 Versionen, einmal als Selbstbeurteilungsfragebogen, zum anderen als Fragebogen, der von einem Angehörigen oder einem nahen Freund ausgefüllt werden kann. Die Retestreliabilität über 1 Jahr und 7 Jahre ist bei psychiatrischen Patienten als relativ hoch anzusehen (K-Werte für ca. 1 Jahr 0,54 - 0,78, für 7 Jahre 0,32 - 0,48, was die einzelnen Faktoren betrifft). Die K-Werte für den Vergleich der Patienten und der Angehörigenversion liegen zwischen 0,34 und 0,52, was die einzelnen Faktoren betrifft. Schließlich sind die meisten Faktoren nicht wesentlich durch eine depressive Verstimmung beeinflußt: Die Werte der Patienten mit einer "major depression" bei Indexaufnahme sind hoch korreliert mit den Werten zum Katamnesezeitpunkt bei den Patienten, bei denen zum Katamnesezeitpunkt keine "major depressions" mehr vorlag (Extraversion 0,83, Ordentlichkeit 0,67, Frustrationstoleranz 0,61, Schizoidie 0,56). Nur der Koeffizient für die Selbstunsicherheitsskala lag niedriger (0,37). Demnach scheint weitgehend gesichert, daß der Fragebogen "Traitvariablen" und nicht "Statevariablen" mißt.

Die Skala gehört zur Routinebefunddokumentation der klinischen Abteilung des Max-Planck-Instituts für Psychiatrie. Sie wurde am 3. Tag nach stationärer Aufnahme von den Patienten ausgefüllt sowie zum Zeitpunkt des Katamneseinterviews.

Tabelle 2.3. Kurzcharakteristik der Faktoren Selbstunsicherheit, Frustrationsintoleranz, Ordentlichkeit und Schizoidie des PPI (Nach Wittchen u. von Zerssen 1988)

Selbstunsicherheit	Frustrationsintoleranz	Ordentlichkeit	Schizoidie
Leicht gekränkt sein	Schlecht über Enttäuschung hinwegkommen	Sorgfältige Arbeitsorganisation	In der Familie eigene Wege gehen
Leichter Stimmungswechsel	Leichte Irritierbarkeit	Sich gefangen fühlen in seiner Gründlichkeit	Kühle und Steifheit
Sich oft unverstanden fühlen	Nachtragend bei Kränkungen	Feste Leitlinien im Leben	Bei der Arbeit das Gefühl, nicht genug zu tun
Niedergeschlagenheit bei Mißerfolgen	Nicht seelisch belastbar	Sich nicht abhalten lassen in der Arbeit	Einzelgänger
Sich Dinge schwerer machen	Unangenehmes wird nicht rasch vergessen	Pflicht geht vor Freizeit	Interesse für mystische Dinge
Angst vor Ablehnung	Unerfreuliches wird nicht übersehen	Streng geregelter Tagesablauf	Sexualität problematisch
Leicht verletzlich	Unfähigkeit zu entspannen	Unbedingtes Vertrauen gegenüber Vorgesetzten	Leiden an der Unvollkommenheit der Welt
Autoritätsangst	Intolerant gegenüber anderen	Perfektonsdrang	Angezogen sein von übersinnlichen Dingen
Angst vor Liebesentzug		Exakte Planung von Reisen	Problematische Natur
Neigung, Ärger herunterzuschlucken		Arbeitsplatz immer aufgeräumt	Überspannt, weltfremd
Leicht gekränkt bei Nichtbeachtung		Selbst "schiefhängende Bilder" stören	Überheblich, ironisch
Leicht verstimmt		Arbeitsauffassung "todernst"	Keinen Menschen an sich herankommen lassen
Starke Abhängigkeit von Lob und Tadel			
Leicht verlegen			

2.4.2.2 Persönlichkeitsstruktur im Sinne der Psychoanalyse

Die Beschreibung der Persönlichkeitsstruktur im Sinne der Psychoanalyse erfolgte mit Hilfe eines Glossars. Folgende Strukturen wurden berücksichtigt: Die schizoide, die depressive, die anankastische, die hysterische und die narzißtische Struktur. Bezüglich der ersten 4 der oben erwähnten Strukturen wurde auf die Beschreibung von Rudolf (1979) zurückgegriffen. Bezüglich der narzißtischen Struktur wurde die Beschreibung von Kernberg (1975) übernommen. Zusätzlich war noch die Kategorie "nicht beurteilbar" hinzugefügt worden, wenn der Untersucher entweder eine Kombination von mehreren Persönlichkeitsstrukturen feststellte oder eine eindeutige Persönlichkeitsstruktur im Sinne der 5 oben genannten nicht identifizieren konnte.

Die 5 Strukturen werden wie folgt beschrieben (Glossar):

Schizoide Struktur. Der Patient erlebt die eigene Person als nicht eindeutig, lebendig, selbstverständlich, sondern als fremd. Die zwischenmenschlichen Beziehungen des Patienten sind dadurch gekennzeichnet, daß er Emotionales, Atmosphärisches nicht versteht. Das führt zu denkorientierten, mißtrauisch - sensitiven Umgang statt gefühlshaften Kontakt, oder zu weitgehender Kontaktvermeidung. Veränderungen in dem Maß an Distanz und Nähe zum anderen Menschen können Angst und Depersonalisation auslösen.

Depressive Struktur. Der Patient erlebt wenig eigene Wünsche und Pläne. In seinen unbemerkten Haltungen drücken sich passive Erwartungen und Ansprüche aus. Er resigniert schnell bei Versuchen, seine Umgebung aktiv zu fordern (bitten, fordern, werben, sich durchsetzen). Im Zusammenhang damit überwiegt gedrückte und niedergeschlagene Stimmung. Die zwischenmenschlichen Beziehungen sind durch Abhängigkeit und Enttäuschung geprägt.

Anankastische Struktur. In seinem Erleben ist der Patient auf Planung, Überblick und Kontrollierbarkeit seiner Umwelt festgelegt. Prinzipien wie Ordentlichkeit, Sparsamkeit und Genauigkeit sind ihm wichtig. Abweichungen davon beunruhigen ihn. Auf Neuerungen und Umstellungen reagiert er mit Abwehr. Der Patient hat Schwierigkeiten bei Gefühlsäußerungen und stellt Sachlichkeit in den Vordergrund. In seinen zwischenmenschlichen Beziehungen ist er um Regelung und Harmonisierung bemüht, während er sie unbemerkt durch Vorwürfe, Vorschriften, Gefügigkeitshaltungen und Entscheidungsschwierigkeiten erschwert.

Hysterische Struktur. Der Patient ist in seinem Erleben stark gefühlsbewegt, wodurch ihm die sachliche Einschätzung realer Situationen erschwert wird. Er erlebt Angst vor festlegenden und einengenden Situationen, neigt zu impulsiven Handlungen, Planung und Überblick fallen ihm schwer. Unsicherheiten des Selbstgefühls veranlassen zu Übernahme wechselnder Identität. In seinen Objektbeziehungen ist er bemüht durch Lebendigkeit, Interesse und Aufmerksamkeit zu wecken, dabei können aber die eigene Wirkung und Resonanz bei anderen schlecht eingeschätzt werden. Das sexuelle Erleben ist durch Extreme gekennzeichnet, sei es, daß es überbetont wird, sei es, daß es scheinbar ganz ausfällt oder durch Angst, Ekel usw. abgewehrt wird.

Narzißtische Struktur. Der Patient erlebt sein ganzes Leben als einen Kampf um Anerkennung und Bestätigung. Er ist sehr leistungsorientiert und stets um Selbstdarstellung bemüht. Minderwertigkeitsgefühle werden entweder nicht wahrgenommen oder als sehr peinigend erlebt. Die zu den Minderwertigkeitsgefühlen gehörenden Größenideen werden oftmals nicht preisgegeben. Nach außen hin ist der Patient nicht selten recht funktionstüchtig, da er zu sehr aktiver und beharrlicher Arbeit in bestimmten Bereichen fähig ist, die ihm teilweise Erfüllung seiner Größenideen gibt. In seinen zwischenmenschlichen Beziehungen ist er emotional distanziert, kann den Partner nur schwer in seinen Eigenheiten wahrnehmen, will von ihm hauptsächlich bewundert und bestätigt werden. Wenn von dem Partner nichts oder nichts mehr zu erwarten ist, wird er mit Entwertung und Verachtung gestraft.

Die Persönlichkeitsstruktur wurde von dem behandelnden Arzt bestimmt, um eine Konfundierung dieses Ratings mit anderweitig erhobenen Informationen z.B. im Persönlichkeitsinterview, zu vermeiden. Zum anderen sollte die Einschätzung dieses auf psychoanalytischen Modellvorstellungen beruhenden Konstruktes durch Psychiater mit psychoanalytischer Zusatzausbildung, was bei den behandelnden Ärzten der Fall war, erfolgen.

2.4.2.3 Befindlichkeitsskala (Bf-S, von Zerssen 1976) / PSYCHIS

Die Befindlichkeitsskala erfaßt das Ausmaß momentaner Beeinträchtigungen des subjektiven Befindens. Die wiederholte Anwendung der Skala ermöglicht eine Objektivierung von Befindlichkeitsänderungen. Die Befindlichkeitsskalen liegen in der Parallelform Bf-S und Bf-S' mit je 28 Gegensatzpaaren von Eigenschaftswörtern vor. Die Probanden sollen für jedes Gegensatzpaar die Eigenschaft angeben, die "ihrem augenblicklichen Zustand eher entspricht". Ist dem Probanden eine Entscheidung nicht möglich, dann kann die Rubrik "weder - noch" angekreuzt werden. Es liegen Standardwerte einer repräsentativen Bevölkerungsstichprobe der BRD vor, ebenso Referenzwerte für verschiedene klinische Gruppen. Die Skala gehört zur Routinebefunddokumentation der klinischen Abteilung des Max-Planck-Instituts für Psychiatrie. Sie wird den Patienten täglich morgens zum Ausfüllen gegeben.

2.4.2.4 Paranoid-Depressivitätsskala (PDS, von Zerssen 1979) / PSYCHIS

Die PDS umfaßt 43 Items, die in Parallelformen vorliegen. Sie erfaßt das Ausmaß subjektiver Beeinträchtigung durch eine ängstlich-depressive Gestimmtheit (D) sowie eine davon zu unterscheidende kognitive Dimension (P) im Sinne von Mißtrauenshaltung und Realitätsfremdheit. Außerdem enthält sie eine Skala zur Messung der Krankheitsverleugnung sowie 3 Items zur Beurteilung der Motivation. Die gestellten Fragen sind vollständig zu beantworten. Die Paralleltestreliabilität der einzelnen Faktoren liegt zwischen 0,78 und 0,85, die Validität kann über Korrelation der Depressionsskalenwerten mit dem Kriterium der Zugehörigkeit zu einer Gruppe depressiv verstimmter Patienten als hoch beurteilt werden. Darüber hinaus liegen Standardwerte aus einer repräsentativen Bevölkerungsuntersuchung vor, sowie Referenzwerte für verschiedene klinische Gruppen und körperlich Kranke. Die Skala gehört zur Routinebefunddokumentation der klinischen Abteilung des Max-Planck-Instituts für Psychiatrie. Sie wurde den Patienten sowohl zur Aufnahme auf die Kriseninterventionsstation als auch zur Entlassung vorgelegt.

2.4.2.5 Beschwerdenliste (BL, von Zerssen 1976) / PSYCHIS

Die Beschwerdenliste (BL) erfaßt das Ausmaß der Gestörtheit durch körperliche und Allgemeinbeschwerden. Ihre Sensibilität zur Erfassung von therapiebedingten Änderungen spricht für ihre hohe Validität. Auch für die BL liegen Standardreferenzwerte aus der Bevölkerung vor. Die Skala gehört zur Routinebefunddokumentation der klinischen Abteilung des Max-Planck-Instituts für Psychiatrie. Sie wurde - wie die PDS - sowohl zur Aufnahme auf die Kriseninterventionsstation als auch zur Entlassung gegeben.

2.4.2.6 Beck-Depressionsinventar (BDI, Beck et al. 1961)

Das Beck-Depressionsinventar (BDI) ist ein Selbstbeurteilungsfragebogen, der vornehmlich die kognitiven Manifestationen depressiver Verstimmungen erfaßt. Es gibt ein quantitatives Maß depressiver Verstimmung wieder und kann täglich von den Patienten ausgefüllt werden. Das BDI wurde zunächst an einer randomisiert ausgewählten Stichprobe stationärer psychiatrischer Patienten erprobt, wobei eine hohe Reliabilität und Validität erreicht wurde (Beck et al. 1961). Das Instrument wird weltweit eingesetzt und bietet sich deshalb aus Gründen der Vergleichbarkeit als Forschungsinstrument an. Werte über 20 deuten auf eine depressive Verstimmung von erheblicher Ausprägung hin, wie es bei stationär behandlungsbedürftigen depressiven Patienten regelmäßig zu finden ist. Das BDI wurde von den Patienten bei Aufnahme und vor Entlassung ausgefüllt.

2.4.2.7 Biographie

Um die Familienanamnese bezüglich psychiatrischer Erkrankungen und die Entwicklungsgeschichte der Patienten bezüglich möglicher frühkindlicher Vulnerabilitätsfaktoren oder sog. Broken-home-Variablen, wie z.B. Scheidung der Eltern, möglichst systematisch und vollständig zu erheben, wurde eine "Checkliste" erstellt.

Folgende Variablen wurden neben psychiatrischen Erkrankungen von Verwandten 1. Grades erfaßt. Aufwachsen der Patienten bei Eltern oder Adoptiv-/Pflegeeltern oder Großeltern; Tod oder Scheidung der Eltern; Trennung von den Eltern; Wechsel der Erziehungsberechtigten; Berufstätigkeit der Mutter. Außerdem wurden Lernschwierigkeiten, neurotische Züge in der Kindheit erfaßt. Dabei wurden 3 verschiedene Zeitintervalle für jedes der oben erwähnten Variablen angegeben: 1.-4. Lebensjahr, 5.-9. Lebensjahr, 10.-14. Lebensjahr.

Schließlich erfolgte noch eine globale Beurteilung der aufgeführten neurotischen Züge in der Kindheit (bis 10. Lebensjahr) und Adoleszenz (nach 10. Lebensjahr) durch den behandelnden Arzt.

Zusätzlich konnte ergänzend zu der Checkliste auf die ausführliche Kranken geschichte, die von den behandelnden Ärzten erstellt worden war, zurückgegriffen werden.

2.4.3 Erfassungsinstrumente - psychopathologischer Bereich

2.4.3.1 Inpatient Multidimensional Psychiatric Scale (IMPS, Lorr u. Klett 1966) / PSYCHIS

Die IMPS ist ein psychopathometrisches Verfahren und soll die Ausprägung psychischer Normabweichung nach einem standardisiertem Verfahren in Zahlenwerten erfassen. Die Normabweichung bei der psychopathologischen Beurteilung in der IMPS wird für die meisten Bereiche 9stufig, für die verbleibenden Bereiche 5- und 2stufig durchgeführt. Insgesamt werden 90 Merkmale erfaßt. Aus den 90 Items lassen sich 12 verschiedene Syndrome isolieren: "excitement" (EXC), "hostile belligerence" (HOS), "paranoid projection" (PAR)," grandiose expansiveness" (GRN), "perceptual distortion" (PRP), "anxious depression" (ANX), "retardation and apathy" (RTD), "disorientation" (DIS), "motor disturbances" (MTR), "conceptual disorganization" (CNP), "impaired functioning" (IMP), "obsessive-phobic" (OBS). Die Verwendung der IMPS sollte ermöglichen, Auswertungen auf der Syndromebene vorzunehmen, die möglicherweise aussagekräftiger als die auf Diagnoseebene sind. Der Vorteil der Skala liegt darin, daß in nicht-fachlicher Terminologie psychopathologische Sachverhalte beschrieben werden und somit das Instrument auch für in der Psychopathologie nicht speziell Ausgebildete anwendbar ist. Die Skala ist gut untersucht und für deutschsprachige Verhältnisse validiert und auf Reliabilität untersucht worden (Mombour et al. 1973; Cairns et al. 1983; Hiller et al. 1986). Referenzwerte liegen sowohl auf Symptom- als auch auf Syndromebene für die Normalbevölkerung und verschiedene klinische Gruppen vor. Die Skala gehört zur Routinebefunddokumentation der klinischen Abteilung des Max-Planck-Instituts für Psychiatrie. Die Skala wurde von den behandelnden Ärzten bei Aufnahme und Entlassung der Patienten ausgefüllt sowie bei der Nachuntersuchung.

2.4.3.2 Newcastle-Scale (Carney et al. 1965)

Zur Abgrenzung der depressiven Reaktionen von endogenen Depressionen wurde die Newcastle-Scale herangezogen. Die Newcastle-Scale ging aus den Arbeiten der Newcastle-Gruppe (Carney et al. 1965; Kiloh u. Garside 1962, 1963) hervor (s. 1.1.2.1.1). Bei den Faktorenanalysen waren es erst 18, dann 10 Items, die gut neurotisch Depressive von endogen Depressiven trennen konnten:

1. adäquate prämorbide Persönlichkeit,
2. keine adäquate Psychogenese,
3. fremdartiger Charakter der Depression,
4. Gewichtsverlust,
5. frühere depressive Phasen,
6. depressive psychomotorische Aktivität,

7. Angst,
8. nihilistischer Wahn,
9. Tendenz, andere anzuklagen,
10. Schuldgefühle.

Diese Items werden hinsichtlich Vorhandensein - Nichtvorhandensein kodiert, wobei die einzelnen Items unterschiedlich gewichtet sind; so erhielten z.B. "Angst" und "Tendenz, andere anzuklagen" negative Vorzeichen. Bei einem Punktwert von 6 ist die Diagnose einer endogenen Depression als wahrscheinlich, bei einem Punktwert größer als sechs als sicher anzusehen (Davidson et al. 1984). Die Items der Newcastle-Scale wurden mit einem Glossar versehen. Die Newcastle-Scale wurde von den behandelnden Ärzten anhand des Glossars am Schluß des stationären Aufenthaltes des Patienten ausgefüllt.

2.4.3.3 Diagnostic Interview Schedule (DIS, Robins et al. 1981) (Version II)

Zum besseren Verständnis des Instruments wird die Beschreibung des DIS aus dem Buch von Wittchen u. von Zerssen (1988) über die Münchner Follow-up-Studie weitgehend zitiert.

Das DIS ist ein vollstrukturiertes Interview, das von Ärzten und Nicht-Ärzten sowohl bei Patienten als auch in Feldstudien angewendet werden kann. Es ist hinreichend konsistent in der Lage, Diagnosen nach drei unterschiedlichen diagnostischen Systemen zu stellen, dem Diagnostic and Statistical Manual of Mental Disorders, Version III (DSM-III, 1980), den Feighner-Kriterien (Feighner et al. 1972) und den Research Diagnostic Criteria (Spitzer et al. 1978). Dadurch ist eine Vergleichbarkeit vor allem mit der anglo-amerikanischen Literatur gewährleistet. Das Instrument erlaubt neben einer Querschnittsdiagnose auch die retrospektive Diagnostik psychiatrischer Störungen. Als "Fall" wird danach jeder Proband bezeichnet, der die Kriterien für eine positive psychiatrische Diagnose erfüllt. Das Instrument ist voll-computerisiert auswertbar und ermöglicht so eine objektive Diagnosenstellung. Darüber hinaus ermöglicht das DIS die Erhebung von Infomationen über die Inanspruchnahme medizinischer Dienste und ist in dieser Hinsicht, wie das Present State Examination (PSE, Wing et al. 1974) in der Lage, zur Fallidentifizierung (s. 2.2.2) herangezogen zu werden. Ein wesentlicher Vorteil ist weiterhin, daß es im Rahmen der retrospektiven Diagnostik auch Beginn der Erkrankung, Phasenhäufigkeit und Ende einer Auffälligkeit ermittelt.

In der amerikanischen Originalfassung enthält das DIS insgesamt 265 Items, die nach inhaltlichen Gesichtspunkten zu mehreren Gruppen zusammengefaßt sind (Schizophrenie, Depression, Angst, Phobie etc.). Bei der übersetzten und adaptierten Fassung wurden bestimmte Teilbereiche ausgeklammert und so die Gesamtzahl der Items und der zu stellenden Diagnosen reduziert (Wittchen u. Rupp 1982). Jedes erfragte Symptom soll im DIS 5-stufig kodiert werden; die einzelnen Abstufungen sollen eine Beurteilung des Schweregrads der einzelnen Symptomatik ermöglichen. Kodierung 1 = das Merkmal ist nicht vorhanden, Kodierung 2 = das Merkmal ist zwar vorhanden, aber zu schwach ausgeprägt, um psychiatrisch relevant zu sein, d.h. es hat den Betroffenen nicht so wesentlich in der Lebensroutine gestört, daß eine Veränderung notwendig war, Kodierung 3 = das Merkmal ist zwar vorhanden und zeigt auch eine relevante Schwere, hängt aber immer eindeutig mit der Einnahme von Drogen, Medikamenten oder Alkohol zusammen, Kodierung 4 = das Merkmal ist vorhanden, hat auch die nötige Schwere, resultiert aber immer aus körperlichen Erkrankungen und ihren Begleiterscheinungen und Kodierung 5 = das Merkmal ist in einer Ausprägung vorhanden, die die Lebensroutine wesentlich störte (und so z.B. zur Einnahme von Medikamenten geführt hat) und ist für eine

Tabelle 2.4. Diagnosen der deutschen Version des Diagnostic Interview Schedule (DIS, Version II). (Nach Wittchen u. von Zerssen 1987)

Vergleichbare ICD-9 Kategorie	Diagnostic and Statistical Manual of Mental Disorders Version III (DSM-III)	Feighner-Kriterien	Research Diagnostic Criteria (RDC)
295.x	Schizophrenic disorders	Schizophrenia [a]	Schizophrenia [a]
296.0/2			
300.4	Major depression [b]	Depression	Major depressive disorder [b]
296.1/3	Bipolar disorder/manic [b]	Mania	Manic disorder
300.0	Panic disorder [c]	Anxiety neurosis [a]	Panic disorder
300.2	Agoraphobia [c]	Phobic neurosis	Phobic disorder
300.2	Simple phobia [c]		
300.3	Obsessive compulsive disorder	Obsessive compulsive neurosis	Obsessive compulsive disorder [a,c]
300.1/7/5/8	Somatization disorder	Hysteria [a]	Briquet's disorder
300.4	Dysthymic disorder		
305.6	Psychosexual dysfunction		
306.5	Anorexia nervosa	Anorexia nervosa	
303.x	Alcohol abuse/dependence	Alcoholism [a]	Alcoholism [a]
304.x	Drug abuse		
304.x	Drug dependence		

[a] Eine Differenzierung entsprechend des Sicherheitsgrades der Diagnosestellung (sicher-wahrscheinlich) ist möglich.

[b] Diagnostische Subkategorien sind vorhanden.

[c] Diagnosen mit und ohne diagnostische Hierarchien.

psychiatrische Diagnose relevant. Darüber hinaus wurde für die deutsche Fassung die Kodierung 6 eingeführt, die dann notiert wird, wenn aufgrund der psychiatrischen Symptomatik ein Arzt, Facharzt oder Psychologe aufgesucht wurde.
Fragestruktur und auch Kodierung sind über ein in Form eines Entscheidungsbaumes aufgebautes Prüfblatt festgelegt. Durch die Anwendung von Sprungregeln kann der Zeitaufwand für die Durchführung des Interviews (ca. 30 Minuten) erheblich verringert werden. Das Interview wurde in einer Kollaborativ-Studie von Robins, Helzer, Croughan u. Ratcliff im Auftrag des National Institute of Mental Health (1981) entwickelt und erprobt. Die zweite revidierte Fassung (Robins et al. 1982) wurde von Wittchen u. Rupp übersetzt und adaptiert (Semler u. Wittchen 1983, Wittchen et al. 1985).

Tabelle 2.4 gibt einen Überblick über die Diagnosen, die mit diesem Instrument zu stellen sind. Darüber hinaus ist in der linken Spalte der Versuch unternommen, diese mit der für alle psychiatrischen Patienten verbindlichen International Classification of Diseases (ICD-9) zu verbinden.

Das DIS wurde sowohl bei Indexaufnahme als auch bei der Nachuntersuchung angewandt.

In zwei Teilstudien wurde geprüft, ob das Diagnostic Interview (DIS) in seiner deutschen Version methodische Grundforderungen der Reliabilität und der differentiellen Validität in ausreichend hohem Maße erfüllt und mit der amerikanischen Version vergleichbar ist. Die erzielten Ergebnisse (Semler u. Wittchen 1983; Wittchen et al. 1983) sind als befriedigend zu bezeichnen und den Ergebnissen der Validierungsstudie der amerikanischen Originalversion sehr ähnlich. Hervorzuheben ist, daß bezüglich der differentiellen Validität des DIS in den meisten Kategorien eine recht gute Übereinstimmung der ICD-Diagnostik mit der DSM-III-Diagnostik festzustellen war (Wittchen et al. 1985; Wittchen u. von Zerssen 1988).

Die Diagnose einer "adjustmend disorder with depressed mood" kann mittels des DIS nicht gestellt werden, da einmal das DIS nur "major depressive disorders" erfaßt, zum zweiten eine Erhebung auslösender Lebensereignisse nicht vorhanden ist. In dieser Studie konnte jedoch mittels Selbst- und Fremdbeurteilungsskalen eine depressive Verstimmung erfaßt werden, die nicht die Dauer der depressiven Verstimmung und die Anzahl depressionsspezifischer Symptome aufwies, wie sie bezüglich einer major depressive disorder gefordert werden. Mit Hilfe der Münchner Ereignisliste (s. 2.2.3) wurden die auslösenden Ereignisse erfaßt, so daß auch nach DSM-III die Diagnose einer adjustment disorder with depressed mood gestellt werden kann.

2.4.3.4 Structured Interview for DSM-III Personality Disorders (SIDP, Pfohl et al. 1982)

Das SIDP wurde 1982 von Pfohl, Stangl und Zimmermann entwickelt, um alle im DSM-III definierten Persönlichkeitsstörungen systematisch zu erfassen. Das SIDP versteht sich als Leitfaden für ein halbstrukturiertes Interview zur diagnostischen Abklärung der 2. Achse des DSM-III.

Das SIDP ist in 15 Sektionen aufgeteilt. Jede Sektion enthält eine Reihe von Fragen, die sich auf typisches, durchgängiges Verhalten im Umgang mit anderen Menschen beziehen. Die inhaltliche Aufgliederung des SIDP und die unterschiedliche Gewichtung dieser Sektionen für die Diagnosestellung ist aus Tabelle 2.5 ersichtlich. Der Interviewer notiert während des Gesprächs die vor-

Tabelle 2.5. Section des Structured Interview for the DSM-III Personality Disorders und deren Gewichtung bei der Diagnosestellung

	Paranoid*	Schizoid	Schizotypal*	Compulsive*	Histrionic*	Dependent	Narcissistic*	Avoidant	Borderline*	Passive-aggressive*	Antisocial*
Niedriges Selbstwertgefühl/ Abhängigkeit					1	3		1			
Zwischenmenschliche Beziehungen		1	1				1	1	1		
Selbstbezogenheit				2	1		3				1
Mangelnde Emotionalität	4	1	1	1			1				
Überdramatisierung/Überreaktion	1				3						
Beziehungsideen und magisches Denken	1		4								
Feindseligkeit/Wut	1				1				2		
Unfähigkeit zur Entspannung	1			2							
Reaktion auf Kritik	2	1	1				1	2			
Wahrnehmung von Bedrohung	5	1									
Aufrichtigkeit/Stabilität	1			1	1				1		
Erregung von und Suche nach Aufmerksmakeit					2		1	1	2		
Passiv-aggressives Verhalten										8	
Impulsivität/Antisoziales Verhalten/Risikobereitschaft									2		21

Zahlen geben die Anzahl von Diagnosekriterien an, in die Items aus der jeweiligen Sektion eingehen

* prototypische Diagnosekategorie (nicht alle Kriterien müssen erfüllt sein)

liegenden Antworten des Patienten, wobei er bei unklaren oder vagen Antworten nachzufragen hat oder Zusatzfragen stellen muß. Das Rating ist erst nach Abschluß des Gespräches möglich. Die Kodierung erfolgt mit Hilfe eines "ratingsheet" auf einer 3stufigen Skala (0,1,2) für jedes DSM-III-Kriterium, wobei Ausprägung "1" ausreichend ist, um das Kriterium als vorhanden einzuschätzen. Im "ratingsheet" ist festgelegt, welche Items für die Beurteilung der einzelnen DSM-III-Kriterien herangezogen werden. Für das 3stufige Rating sind Ankerpunkte vorgegeben, die dem Rater einen gewissen Spielraum lassen. Die Diagnosestellung selbst erfolgt gemäß der DSM-III, indem die jeweiligen DSM-III Kriterien den entsprechenden Diagnosen zugeordnet werden.

Zur Erhöhung der Validität können Teile des Interviews zusätzlich noch mit Angehörigen oder Partnern des Patienten durchgeführt werden, was jedoch nicht im Rahmen dieser Studie erfolgte.

In einer Reliabilitätsstudie (Stangl et al. 1985) ergab sich eine globale Übereinstimmung bezüglich des Vorhandenseins oder nich Vorhandenseins einer Persönlichkeitsstörung bei 37 (86%) von 43 Patienten (k = 0.71). Dabei wurden die Patienten simultan von 2 Interviewern interviewt. 20 Patienten wurden von dem 2. Interviewer getrennt interviewt. Es ergab sich eine globale Übereinstimmung von 85% (k = 0,61) (s. Stangl et al. 1985).

Das SIDP wurde von H. Hecht und T. Bronisch ins Deutsche übersetzt. In einer Teilstudie wurde geprüft, ob die deutsche Version des SIDP die methodischen Grundforderungen der Reliabilität in ausreichend hohem Maße erfüllt. Die Reliabilitätsstudie wurde mit 20 Patienten mit unterschiedlichen ICD-9 Diagnosen durchgeführt. Untersucht wurden Patienten der Kriseninterventionsstation, die zu Videoaufnahmen bereit waren. Die prozentuale Übereinstimmung lag zwischen 90 und 100% für die einzelnen Persönlichkeitsstörungen. Aufgrund der niedrigen Basisrate war die Berechnung eines Kappakoeffizienten nur für die "histrionic" (k = 0,77) und die "borderline-personality" disorder (k = 0,44) möglich. Die erzielten Ergebnisse sind als befriedigend zu bezeichnen und den Ergebnissen mit der amerikanischen Originalversion sehr ähnlich (Hecht et al. 1986).

Das Interview konnte allerdings erst in der 2. Untersuchungshälfte (1984) eingesetzt werden.

2.5 Durchführung der Patientenuntersuchung - Zeitplan

Erfüllten in der täglich stattfindenden Kurvenvisite die Patienten die Kriterien für die Aufnahme in das Projekt, so wurden sie von einem der beiden Untersucher (H. Hecht und T. Bronisch) mit den entsprechenden Untersuchungsinstrumenten untersucht, während der auf der Station tätige Arzt den Patienten allein verantwortlich therapierte, d.h. es bestand zwischen Therapeut und Untersucher eine absolute Trennung, was 2 wesentliche Vorteile hatte. Zum einen wurde durch die vollständige Konzentration des betreuenden Arztes auf die Therapie sichergestellt, daß die Untersuchung nicht zu Lasten der Versor gung der akut kranken Patienten ging. Der behandelnde Arzt hatte lediglich die bei allen Patienten obligate Routinedokumentation auszufüllen (Basis dokumentation und IMPS bei Aufnahme und im Projekt bei Entlassung sowie die Newcastle-Scale). Zum anderen konnte bei den Untersuchern auf ein ausführliches Training in den angewandten Untersuchungsinstrumenten (s. 2.7) zurückgegriffen werden und somit eine zufriedenstellende Objektivität erzielt werden.

Der Zeitplan zur Abwicklung der verschiedenen Interviews und zum Ausfüllen der Fragebogen sah wie folgt aus, wenn man von dem Minimum von 5 Tagen stationären Aufenthaltes ausgeht:
1. Tag: *Selbstbeurteilung:* Bf-S;
Fremdbeurteilung: IMPS;
2. Tag: *Selbstbeurteilung:* Bf-S, BL, PDS, BDI;
Fremdbeurteilung: MEL, SIS;
3. Tag: *Selbstbeurteilung:* Bf-S, PPI;
Fremdbeurteilung: DIS;
4. Tag: *Selbstbeurteilung:* Bf-S;
Fremdbeurteilung: SIDP;
5. Tag: *Selbstbeurteilung:* Bf-S, BL, PDS, BDI;
Fremdbeurteilung: IMPS, Newcastle-Scale;

Die durchschnittliche Aufenthaltsdauer aller Patienten auf der Kriseninterventionsstation betrug im Jahre 1983 neun Tage, im Jahr 1984 zehn Tage.

1988/1989 erfolgte dann eine Nachuntersuchung dieser Patienten.

2.6 Einheitliches therapeutisches Vorgehen während des stationären Aufenthalts

Während des stationären Aufenthalts wurden die Patienten nach einem einheitlichen therapeutischen Konzept und Programm behandelt. Die Ärzte führen täglich Einzelgespräche, der Sozialarbeiter leitet täglich eine gruppenpsychotherapeutische Sitzung von 1h. Hinzu kommen täglich Entspannungsübungen, die von einer Person aus dem Pflegepersonal durchgeführt werden, sowie 3mal wöchentlich eine Gestaltungstherapiegruppe durch die Beschäftigungstherapeutinnen des Hauses. Morgens erfolgt eine Übergabebesprechung des therapeutischen Teams, das sich aus dem Pflegepersonal, dem Sozialarbeiter und den Ärzten auf Station zusammensetzt. Mittags findet für das gesamte Team eine Supervisionsbesprechung mit dem Leiter oder stellvertretenden Leiter der psychiatrischen Poliklinik statt. Alle 2 Wochen hat das therapeutische Team die Möglichkeit unter Leitung einer nicht im Hause tätigen Psychoanalytikerin persönliche Probleme im Umgang miteinander und mit den Patienten zu besprechen. Sofern Partner und Angehörige vorhanden und bereit waren, wurden sie in die Therapie mit einbezogen (s. auch Feuerlein et al. 1983; Feuerlein u. Bronisch 1983; Fürmaier 1984; Bronisch et al. 1986).

Die Methode der psychotherapeutischen Behandlung läßt sich am besten umschreiben mit dem Begriff einer "stützenden Psychotherapie" (Marmor 1979; Kernberg 1982; Feuerlein u. Bronisch 1983, s. auch 1.4.1). Daneben leistet vornehmlich der Sozialarbeiter persönliche und technische Hilfen zur Arbeitsplatz- und Wohnungsvermittlung sowie zur Wiederaufnahme sozialer Kontakte. Neben der pflegerischen Tätigkeit ist es Aufgabe des Pflegepersonals, Bezugsperson des Patienten zu sein und in persönlichen Gesprächen mit den Patienten zur Abklärung und Information beizutragen.

Nur in Ausnahmefällen wurden kurzfristig Chloraldurat (in 2 Fällen) zur Behandlung von Schlafstörungen verabreicht.

Ziel der Behandlung ist beim überwiegenden Anteil der Patienten eine Motivation zu einer weiterführenden, zumeist ambulanten psychiatrischen und/oder psychotherapeutischen Versorgung, die vor Aufnahme auf die Kriseninterventionsstation nicht gewährleistet schien.

2.7 Nachuntersuchung

Die Nachuntersuchung der Patienten mit der Diagnose einer depressiven Reaktion erfolgte 4-6 Jahre nach der Indexbehandlung. Sie wurde von 2 Untersuchern, einem Psychiater (T. Bronisch) und einem Diplom-Psychologen (H. Megele) durchgeführt, nachdem sämtliche ehemaligen Patienten angeschrieben worden waren und ein Untersuchungstermin vereinbart worden war. Der Großteil der Interviews fand im MPI statt, ein kleiner Teil erfolgte in der Wohnung der ehemaligen Patienten Die Untersuchung dauerte durchschnittlich 2h und bestand aus folgenden Teilen: Einem standardisierten Interview zur Erfassung psychiatrischer Diagnosen nach DSM-III und RDC (DIS), einem strukturierten Interview zur Erfassung der sozialpsychologischen Situation des ehemaligen Patienten (SIS) sowie eine Erhebung von Arbeitslosigkeits-, Arbeitsunfähigkeitszeiten und psychotherapeutischer und psychiatrischer Inanspruchnahme im Katamnesezeitraum. Weiterhin wurde der Symptomverlauf während des Katamnesezeitraums in Dreimonatsintervallen erfaßt, was die wichtigsten psychiatrischen Symptome betrifft, wie Depression, Angst, Zwänge etc. Einzelne Fragen wurden schließlich noch hinsichtlich des Familienstands zum Zeitpunkt der Nachuntersuchung sowie im Hinblick auf Suizidversuche im Katamneseintervall gestellt.

Am Schluß füllte der ehemalige Patient noch das prämorbide Persönlichkeitsinventar von von Zerssen aus, der Interviewer die IMPS-Skala. War der ehemalige Patient nach Ansicht der Untersucher psychiatrisch/psychotherapeutisch dringend behandlungsbedürftig, so wurde ihm die Aufnahme auf die Kriseninterventionsstation des MPI angeboten bzw. eine ambulante Therapie vermittelt.

2.8 Interviewertraining

Alle Interviews oder Fremdratings wurden mit Ausnahme der IMPS und der Newcastle-Scale von einer Diplom-Psychologin (H. Hecht) und einem Psychiater (T. Bronisch) durchgeführt. Die beiden Untersucher waren, wie bereits erwähnt, Mitarbeiter der Katamnesestudie am Max-Planck-Insitut für Psychiatrie (Wittchen u. von Zerssen 1987) gewesen. Im Rahmen dieser Studie wurden mehrwöchige Trainingsprogramme bezüglich der Handhabung von SIS, MEL und DIS durchgeführt. Die Ärzte der Kriseninterventionsstation füllten die IMPS und die Newcastle-Scale aus. Die IMPS wird routinemäßig bei Aufnahme der Patienten auf die Kriseninterventionsstation ausgefüllt, nachdem ein Training durch einen im Ausfüllen des Instruments erfahrenen Arzt der Station erfolgt war.

Die Nachuntersuchung erfolgte durch einen Psychiater (T. Bronisch) und einen Psychologen (H. Megele), der in den entsprechenden Instrumenten trainiert worden war.

2.9 Untersuchungsgruppen

2.9.1 Patientengruppe

Ab Ende 1982 bis Ende 1984 wurden konsekutiv alle Patienten untersucht, die die Klinikdiagnose einer Anpassungsstörung mit depressiver Symptomatik (ICD-9:309.0 und 309.1) erhielten. Nach ICD-9 mußten dabei folgende Kriterien erfüllt sein:

1. Die Patienten mußten vor Aufnahme auf die Kriseninterventionsstation oder am Beginn des stationären Aufenthalts depressiv gewesen sein.
2. Die depressive Verstimmung stand in unmittelbarem zeitlichen und inhaltlichen Zusammenhang mit einem auslösenden Ereignis oder einer auslösenden Situation, welche nicht länger als ein Vierteljahr zurückliegen durften.
3. Die depressive Verstimmung sollte verstehbar sein, sich aber in Dauer, Intensität und zugrundeliegender Konfliktthematik von normalen Stimmungen unterscheiden.
4. Die Patienten durften nicht unter chronisch-depressiven Verstimmungen, die schon vor dem auslösenden Ereignis aufgetreten waren, leiden.
5. Offensichtlich vorbestehende psychische Störungen durften nicht vorhanden sein. Ein Ausnahme bildeten Persönlichkeitsstörungen, die im Gegensatz zur Definition der depressiven Reaktion bei ICD-9 kein Ausschlußkriterium darstellten.

Folgende Kriterien mußten zusätzlich erfüllt sein:

1. Die Patienten mußten mindestens 20 Jahre alt sein (katamnestische Untersuchungen in den USA (Andreasen u. Hoenk 1982) hatten ergeben, daß soge-

nannte Adoleszentenkrisen sich deutlich von den Anpassungsreaktionen Erwachsener unterscheiden).
2. Die Aufenthaltsdauer der Patienten auf der Kriseninterventionsstation mußte mindestens 5 Tage betragen, um genügend Zeit für die Untersuchung der Patienten zur Verfügung zu haben.
3. Nur Patienten aus dem deutschsprachigen Kulturkreis durften in die Studie aufgenommen werden.

Die Patienten wurden von dem behandelnden Arzt zunächst ausführlich exploriert. Dieser stellte dann den Patienten in der täglich stattfindenden Kurvenvisite als Projektpatienten vor. Die Untersucher (H. Hecht und/oder T. Bronisch) fragten lediglich die Kriterien, die erfüllt sein mußten, auf ihre Vollständigkeit hin noch einmal ab, übten aber sonst keinen Einfluß bezüglich der Aufnahme ins Projekt aus.

2.9.2 Repräsentative Bevölkerungsstichprobe (Wittchen u. von Zerssen 1988)

Bei der Untersuchung der 483 Probanden im Rahmen der Münchner Follow-up Studie (Wittchen u. von Zerssen 1988) wurden folgende Instrumente verwendet: SIS, MEL, DIS, IMPS, BL, PDS, PPI. Die Probanden, die mittels DIS eine psychiatrische Diagnose nach den RDC-Kriterien erhalten hatten, wurden einer persönlichen klinisch-psychiatrischen Nachuntersuchung unterzogen. Als Fälle wurden alle Personen bezeichnet, die sowohl nach DSM-III als auch in der psychiatrischen Nachuntersuchung durch den Forschungspsychiater eine positive psychiatrische Diagnose erhielten. Dabei blieb unberücksichtigt, ob die Diagnose zum Zeitpunkt der Erstuntersuchung, während des Katamneseverlaufs oder zur Nachuntersuchung gestellt worden war.

Die Gruppe der unauffälligen Personen umfaßte 383 Probanden, auf die im Rahmen dieser Studie Bezug genommen wird.

2.9.3 Patienten mit der Diagnose einer neurotischen Depression

Alle neurotisch Depressive mit oder ohne Persönlichkeitsstörungen, die in den Jahren 1981-1984 auf der Abteilung "Erwachsenenpsychiatrie" des Max-Planck-Instituts für Psychiatrie behandelt worden waren, boten sich als Vergleichsgruppe an. Diese Patienten füllten routinemäßig bei Aufnahme und Entlassung PDS, BL und einmal während des stationären Aufenthalts den PPI aus. Bei Aufnahme und Entlassung wurde die IMPS vom behandelnden Psychiater ausgefüllt. Diese Gruppe von Patienten kann als repräsentativer Querschnitt im Max-Planck-Institut für Psychiatrie stationär behandelter neurotisch depressiver Patienten angesehen werden. Der Zeitpunkt ab 1981 wurde gewählt, da mit Einführung der ICD-9 diagnostisch eine Trennung von neurotischer Depression (ICD-9:300.4) und depressiver Reaktion (ICD-9:309.0 und 309.1) erfolgt war.

2.10 Abschließende Bemerkungen zur Auswertung

Zur Auswertung der Daten wurden neben rein deskriptiven Analysen (Mittelwerte, Streuungen, Mediane, Boxplots, Prozentangaben) je nach Datenqualität eine Reihe unterschiedlicher inferenzstatistischer Verfahren verwendet (Wilcoxon-Test, U-Test, Kruskal-Wallis-Test). Da die Verteilungsananhmen für parametrische Verfahren in der Regel nicht gewährleistet erscheinen, wurde ausschließlich auf nonparametrische Verfahren zurückgegriffen. Nominalskalierte Daten wurden mit dem CHI^2-Test, ordinal- und intervallskalierte Daten mit dem U-Test ausgewertet. Abhängige Daten wurden mittels des Wilcoxon-Testes analysiert. Im Fall von k-abhängigen Stichproben wurde der H-Test nach Kruskal und Wallis als "Overall"test verwendet. Das Signifikanzniveau für den α-Fehler beträgt 5%. Es wurde bei Vorhandensein von Hypothesen einseitig getestet. Bestanden keine Hypothesen, so wurde zweiseitig getestet und dieses an entsprechender Stelle vermerkt. Auf eine Adjustierung des α-Fehlers wurde, um den β-Fehler nicht zu erhöhen, verzichtet. Einige Katamnesedaten wurden multivariat mittels einer Clusteranalyse analysiert. Der besseren Lesbarkeit halber wird im Ergebnisteil auf eine detaillierte Begründung dieser inferenzstatistischen Verfahren bei einzelnen Ergebnisabschnitten verzichtet. Ergebnisse werden als signifikant betrachtet, wenn die Irrtumswahrscheinlichkeit $p < 0{,}05$ ist. Bei der Interpretation ist darauf zu achten, daß dies zu einer Erhöhung des α-Fehlers führt. Aufgrund der kleinen Fallzahlen können möglicherweise zusätzliche relevante Variablen, z.B. geschlechtsspezifische Einflüsse, nicht kontrolliert werden.

3 Ergebnisse

3.1 Vorbemerkung zur Ergebnisdarstellung

Die Vielzahl der erhobenen Variablen, die verschiedenen Untergruppen der Patientengruppe und die unterschiedlichen Vergleichsgruppen erzwingen eine relativ umfangreiche und komplizierte Ergebnisdarstellung. Zum Überblick und zur leichteren Lesbarkeit der Arbeit erfolgt deshalb keine vollständige Trennung zwischen Ergebnisdarstellung und Interpretation. Nebenbefunde werden bereits im jeweiligen Ergebnisteil referiert, so daß die abschließende Diskussion sich auf die wesentlichen Befunde konzentrieren kann.

Die Ergebnisdarstellung beginnt zunächst mit der Beschreibung der Patientengruppe. Diese wird im folgenden charakterisiert durch die biosozialen und soziodemographischen Variablen, durch die diagnostische Einordnung in die heute gängigen Klassifikationsschemata, durch den Verlauf der psychopathologischen Symptomatik während des stationären Aufenthalts, durch den sozialpsychologischen Befund vor der stationären Aufnahme, durch die Lebensereignisse, die zur Auslösung der depressiven Verstimmung führten und durch die Persönlichkeitsvariablen (prämorbide Persönlichkeit, Persönlichkeitsstruktur, Persönlichkeitsstörung) der untersuchten Patienten.

Anschließend wird die Patientengruppe mit einer Gruppe von neurotisch depressiven Patienten mit oder ohne Persönlichkeitsstörung anhand von psychopathologischen und psychologischen Variablen verglichen. Die Ergebnisse ermöglichen somit Aussagen über die deskriptive Validität der Diagnose "depressive Reaktion".

Schließlich werden dann 6 Untergruppen der Patientengruppe paarweise miteinander in Beziehung gesetzt. Es handelt sich dabei um Patienten mit "adjustment disorders with depressed mood" (DSM-III) vs. Patienten mit "major depressive disorders" (DSM-III), Patienten mit Persönlichkeitsstörungen (ICD-9) vs. Patienten ohne Persönlichkeitsstörungen (ICD-9), sowie Patienten mit Suizidversuch vs. Patienten ohne Suizidversuch in der Vorgeschichte.

Am Schluß erfolgt die Darstellung der Katamneseergebnisse der reaktiv Depressiven, wobei insbesondere auf die prognostische Validität der oben erwähnten Untergruppen eingegangen wird.

Die mittels standardisierter Untersuchungsinstrumente erhobenen Befunde der Patientengruppe und deren Untergruppen sowie der Vergleichsgruppe neurotisch Depressiver werden mit den an Eichstichproben einer Normalbevölkerung gewonnenen Normwerten von einzelnen Instrumenten bzw. mit einer mit denselben Untersuchungsinstrumenten untersuchten Normalbevölkerungsstichprobe verglichen. Dadurch können Aussagen über den "Krankheitswert" einzelner Untersuchungsbefunde der Patientengruppen gemacht werden.

3.2 Beschreibung der Patientengruppe

Bei der Beschreibung der Gesamtstichprobe wird zunächst auf Ausfälle bei der Stichprobenziehung, dann auf Vorbehandlungen, den Aufnahme- und Entlassungsmodus, die Verweildauer und den Zustand bei Entlassung eingegangen. Es folgen die biosoziale und soziodemographische Charakteristik sowie die Beschreibung einzelner Aspekte zur Biographie (Lebensgeschichte, Familienanamnese) der Patienten.

3.2.1 Ausfälle

Tabelle 3.1 zeigt die Stichprobenziehung aller mit der Abschlußdiagnose einer kurzdauernden oder längerdauernden depressiven Reaktion in den Jahren 1983 und 1984 auf die Kriseninterventionsstation des Max-Planck-Instituts für Psychiatrie aufgenommenen Patienten.

Tabelle 3.1. Stichprobenziehung (Gewißheitsgrad der Diagnose: wahrscheindlich oder sicher)

	Kurzdauernde/längerdauernde depressive Reaktion (ICD-9:309.0/1)
	n
Grundgesamtheit I (1983-1984)	165
Sukzessive Anwendung der Ausschlußkriterien:	
Alter > 20	139
Deutsche Staatsangehörigkeit	124
Verweildauer > 4 Tage	95
Neutrale Ausfälle (z.B. Abwesenheit der Interviewer)	76
= Grundgesamtheit II (untersuchte Patientenpopulation)	

Von der Grundgesamtheit I (165 Patienten) bleiben nach sukzessiver Anwendung der Ausschlußkriterien (Alter > 20, deutsche Staatsangehörigkeit, Verweildauer > 4 Tage) 95 Patienten übrig. Durch neutrale Ausfälle kamen letztendlich 76 Patienten in die Untersuchung (Grundgesamtheit II). Den größten Teil der neutralen Ausfälle (n = 13) machten Patienten aus, die entweder bei Abwesenheit der Interviewer auf die Kriseninterventionsstation aufgenommen und wieder entlassen worden waren oder bei denen die Diagnose einer depressiven Reaktion erst am Ende des stationären Aufenthaltes gestellt worden war (4 Patienten).

3.2.2 Vorbehandlungen

Bezüglich der Vorbehandlungen bis zur Indexaufnahme wurden nur ambulante und stationäre psychiatrische und psychotherapeutische Behandlungen erfaßt.

25 (33%) aller Patienten hatten vor Indexaufnahme eine psychiatrisch/psychotherapeutische Behandlung in Anspruch genommen. Vier Patienten hatten lediglich eine Konsultation beim Nervenarzt oder Psychotherapeuten vor Indexaufnahme, 6 Patienten absolvierten 3-10 Sitzungen beim Psychotherapeuten (einschließlich Partnergespräche) oder beim Nervenarzt, der in der Regel auch Medikamente (Tranquilizer, Antidepressiva) verschrieb. Eine spezifische Behandlung mit Tranquilizern und/oder Antidepressiva durch den Hausarzt oder Internisten erfolgte nur in 5 Fällen. Sechs Patienten berichteten von stationären psychiatrischen oder psychotherapeutischen Behandlungen. Vier Patienten konnten dabei einen oder mehrere kurzdauernde Aufenthalte (d.h. nicht länger als 1-2 Wochen) in psychiatrischen Kliniken aufweisen, lediglich 2 Patienten 4- bis 8wöchige Behandlungen in psychosomatischen Kliniken.

Es handelt sich also um eine Gruppe von Patienten, deren Inanspruchnahme psychiatrisch/psychotherapeutischer Einrichtungen bis zur Indexaufnahme als niedrig einzuschätzen ist, wenn man noch dazu in Rechnung stellt, daß das psychiatrisch/psychotherapeutische Angebot im Stadt- und Landkreis München besonders reichhaltig ist. Zwei Drittel der Patienten war vor Indexaufnahme überhaupt noch nicht in psychiatrisch/psychotherapeutischer Behandlung gewesen. Bezüglich ambulanter Behandlungen hatte bis zur Indexaufnahme kein Patient eine längerfristige ambulante psychiatrische oder psychotherapeutische Behandlung durchgemacht. Insgesamt waren nur 6 Patienten stationär behandelt worden, 2 davon längerfristig in einer psychosomatischen Klinik.

3.2.3 Aufnahmemodus, Verweildauer, Zustand bei Entlassung, Entlassungsmodus

Was den Aufnahmemodus der 76 Patienten betrifft, so wurden die Hälfte (51%) der Patienten direkt vom Krankenhaus München Schwabing übernommen, da das Max-Planck-Institut für Psychiatrie einen Versorgungsauftrag gegenüber diesem städtischen Krankenhaus in München hat. Die andere Hälfte wurde, in absteigender Häufigkeit wiedergegeben, von folgenden Einrichtungen überwiesen: niedergelassene Nervenärzte (14%), praktische Ärzte oder Fachärzte anderer Gebiete (9%), eigene Poliklinik (9%), andere Kliniken (5%). Nur 4% kamen ohne ärztliche Einweisung zur Aufnahme. Eine gewisse Selektion in Hinblick auf die Notwendigkeit für und die Eignung zu einer stationären Krisenintervention hat auch deswegen stattgefunden, weil sämtliche Patienten aus dem Krankenhaus München Schwabing zunächst konsiliarisch von einem Psychiater gesehen worden waren, der entschied, ob eine stationäre Krisenintervention notwendig und sinnvoll ist.

Tabelle 3.2 gibt die Verweildauer und den Zustand bei Entlassung der 76 untersuchten Patienten wieder.

Tabelle 3.2. Verweildauer und Zustand bei Entlassung aus der Indexbehandlung

		n=76 Depressive Reaktion (ICD-9:309.0/1)	
Verweildauer in Tagen:			
	5- 7 Tage	17	22%
	8-14 Tage	41	54%
	15-21 Tage	10	13%
	22-28 Tage	6	8%
	> 29 Tage	2	3%
	x s	12.33	8.05
Zustand bei Entlassung:			
	geheilt	1	1%
	gut gebessert	48	63%
	wenig gebessert	26	34%
	verschlechtert	1	1%

Die durchschnittliche stationäre Verweildauer der Patienten mit reaktiver Depression betrug 12,33 Tage. Über die Hälfte der Patienten verblieben 1 bis 2 Wochen auf Station, über zwei Drittel nicht mehr als 3 Wochen. Lediglich 11% hatten einen mehr als 3wöchigen stationären Aufenthalt. Somit kann, vom Aspekt der Aufenthaltsdauer betrachtet, die Behandlung bei der überwiegenden Mehrzahl der Patienten als Krisenintervention angesehen werden.

Nur ein Patient wurde von den behandelnden Ärzten als geheilt entlassen, zwei Drittel als gut gebessert, ein Drittel als wenig gebessert, ein Patient als verschlechtert.

Trotz des einen Drittels weniger gebesserter Patienten wurden lediglich 2 Patienten in psychotherapeutische/psychosomatische Kliniken überwiesen. Knapp zwei Drittel (63%) wurden in ambulante nervenärztliche und/oder psychotherapeutische Behandlung vermittelt. Nur knapp ein Drittel wurde entweder in die Behandlung des Hausarztes überwiesen (16%) oder für nicht weiter behandlungsbedürftig gehalten (13%). Für die Mehrzahl der Patienten hielten also die behandelnden Ärzte eine ambulante nervenärztliche und/oder psychotherapeutische Weiterbehandlung für notwendig, was noch einmal die Annahme eines Selektionsfaktors im Hinblick auf eine klinisch-psychiatrisch relevante Subgruppe depressiver Reaktionen bestätigt.

3.2.4 Biosoziale und soziodemographische Charakteristik

Tabelle 3.3 gibt die wichtigsten biosozialen und soziodemographischen Charakteristika der Patientengruppe wieder. Das Durchschnittsalter liegt bei 34,6 Jahren, wobei fast die Hälfte der Patienten (43%) sich in der Altersgruppe der 20- bis 29jährigen befindet. Nur 8% aller Patienten dagegen sind mindestens 50 Jahre alt. Es zeigt sich bei der Geschlechterverteilung ein deutliches Überwiegen der Frauen (78%) gegenüber den Männern (22%). In epidemiologischen und klinischen Studien wurde bei depressiven Erkrankungen ebenfalls ein Überwiegen der Frauen mit 2:1 (Dilling u. Weyerer 1984; Weissman u. Klerman 1977; Boyd u. Weissman 1981; Hirschfeld u. Cross 1982) berichtet. Bei Andreasen u. Wasek (1980) fand sich eine Geschlechterverteilung von 2:1. Die hohe Rate von 4:1-5:1 liegt näher der in der Literatur berichteten von 3:1 bei Parasuizidenten (Kockott et al. 1970; Kurz et al. 1982; Bille-Brahe 1982; Hawton et al. 1982), entspricht aber der Geschlechterverteilung von reaktiv und neurotisch Depressiven, die sich in allgemeinärztliche oder psychiatrische Behandlung begeben (Juel-Nielsen et al. 1961; Sörensen u. Strömgren 1961). Das Durchschnittsalter von 34,6 Jahren liegt am unteren Rand des Häufigkeitsgipfels depressiver Frauen zwischen 35 und 45 Jahren (Boyd u. Weissman 1981), während bei Männern eher ein Anwachsen von "non bipolar-depressions" mit zunehmendem Alter zu erwarten ist (Boyd u. Weissman 1981; Hirschfeld u. Cross 1982). Bei Andreasen u. Wasek (1980) betrug das Durchschnittsalter 28,2 Jahre und lag damit doch deutlich niedriger als in dieser Studie. Ein Überwiegen der Altersgruppe von 20 - 29 Jahren mit 45% der reaktiv depressiven Patienten gleicht Patientengruppen nach einem Parasuizid (Kockott et al. 1970; Kurz et al. 1982; Bille-Brahe 1982; Hawton et al. 1982).

Beim Familienstand fällt der hohe Anteil lediger Patienten mit 33% und geschiedener/getrennter Patienten mit 22% auf, während nur 37% verheiratet sind. Bei Andreasen u. Wasek (1980) waren ebenfalls nur 35% verheiratet, der Rest geschieden (10,4%), verwitwet (0,5%) und ledig (41,9%). In einer vergleichbaren Altersgruppe der Normalbevölkerung der BRD sind dagegen 84% verheiratet (Glatzer u. Herget 1984). Die besondere Anfälligkeit von Ledigen

Tabelle 3.3. Biosoziale und soziodemographische Charakteristik

	n = 76 Depressive Reaktion (ICD-9:309.0/1)	
Alter:		
20-29 Jahre	33	43%
30-39 Jahre	16	21%
40-49 Jahre	21	28%
50-59 Jahre	5	7%
60 Jahre	1	1%
x s	34.6	10.4
Geschlecht:		
männlich	17	22%
weiblich	59	78%
Familienstand:		
ledig	29	38%
verheiratet	28	37%
geschieden/getrennt	17	22%
verwitwet	2	3%
Berufsstand:		
ganztägig berufstätig	46	61%
halbtags berufstätig	6	8%
in Ausbildung	5	6%
arbeitslos	4	5%
berentet	1	1%
Hausfrau	12	12%
anderes	2	3%
Soziale Schicht [a]:		
Unterschicht	33	43%
Mittelschicht	30	39%
Oberschicht	11	14%
nicht beurteilbar	2	3%

[a] Nach Moore u. Kleining.

und geschiedenen/getrennt Lebenden für depressive Erkrankungen und Parasuizide sind in der Literatur bekannt (Boyd u. Weissman 1981; Hirschfeld u. Cross 1982; Bille-Brahe 1982; Hawton et al. 1982; Kockott et al. 1970; Kurz et al. 1982), wobei nach Weissman u. Myers (1978) ledige und verwitwete Frauen weniger zu Depressionen neigen als die entsprechende Gruppe der Männer.

Über zwei Drittel der Patienten ist ganztägig oder halbtags berufstätig, nur 14% der Frauen sind Hausfrauen. Daraus läßt sich erschließen, daß auch die meisten Frauen einer beruflichen Tätigkeit nachgingen.

Die soziale Schicht wurde einmal nach Moore u. Kleining (1960) zum anderen nach Treiman (PAPPI 1979) erfaßt. Die Bestimmung der sozialen Schicht nach Moore u. Kleining (1960) richtet sich in erster Linie nach dem ausgeübten Beruf, bei ledigen Frauen nach dem Beruf des Vaters, bei nicht ledigen Frauen nach dem Beruf des jetzigen oder früheren Ehemannes. Es zeigt sich ein Überwiegen der Unterschicht mit 43%, gefolgt von der Mittelschicht mit 39% und Oberschicht mit 14%. Diese Verteilung entspricht in etwa den Angaben in der Literatur für Parasuizidenten (Kockott et al. 1970; Kurz et al. 1982). Bezüglich "non-bipolar depressions" berichten nur Brown u. Harris (1978) ein Überwiegen der Unterschicht, währen Weissman u. Myers (1978) keinen Unterschied zwischen verschiedenen Schichten feststellen konnten. Bei Andreasen u. Wasek (1980) fanden sich im Gegensatz zu dieser Studie ein Überwiegen der Mittelklasse gegenüber Unter- und Oberklasse sowie ein hoher Anteil von Studenten.

Der Prestigescore nach Treiman (PAPPI 1979) erfaßt keine abgegrenzten Klassen, sondern gibt eine Prestigewert von 18-78 an, wobei 18 den niedrigsten Wert darstellt (ungelernter Arbeiter), 78 den höchsten Wert (Universitäts-, Hochschullehrer). Im Gegensatz zu der Schichtenbestimmung nach Moore u. Kleining (1960) werden ledige Frauen nach ihrem eigenen Beruf beurteilt, nicht ledige Frauen jedoch, wie bei Moore u. Kleining (1960), nach dem Beruf des jetzigen oder früheren Ehemannes eingestuft.

Abbildung 3.1 zeigt die Verteilung des Prestigescores der Patientengruppe im Vergleich mit der Verteilung des Prestigescores einer repräsentativen Bevölkerungsstichprobe der BRD (s. 2.8.2).

Aus der Abbildung wird deutlich, daß die Säulen sich weitgehend gleichen und somit kein Überwiegen der Unterschicht anzunehmen ist. Lediglich bei akademischen Berufen (Prestigescore 76-78) ist eine Ungleichverteilung zwischen den beiden Gruppen festzustellen. Da der Prestigescore nach Treiman (Pappi 1979) ein zeitlich jüngeres Erhebungsinstrument und ein bezüglich der Erfassung des Schichtenindexes moderneres Instrument darstellt, wird dieses Ergebnis als aussagekräftiger angesehen, zumal ein Vergleich mit einer repräsentativen Bevölkerungsstichprobe der BRD aus dem Jahr 1981 vorliegt.

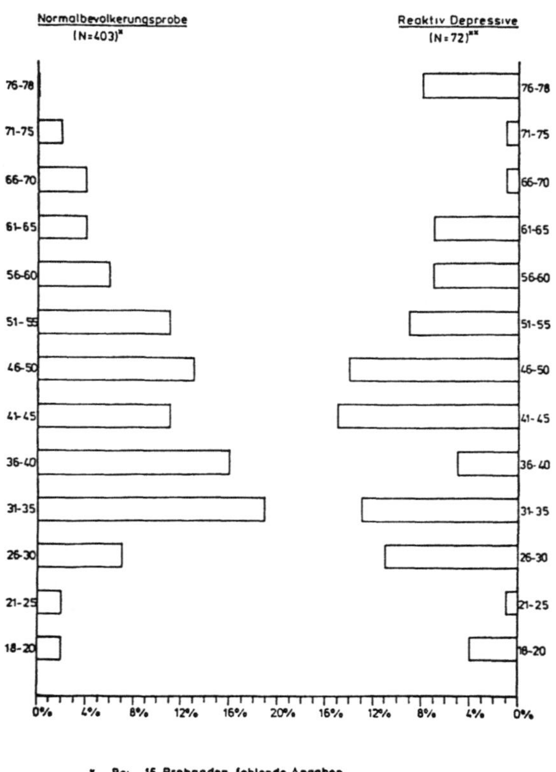

Abb. 3.1. Prestigescore nach Treiman. Patientengruppe vs. repräsentativer Bevölkerungsstichprobe

3.2.5 Biographische Aspekte (Familienanamnese, Lebensgeschichte)

Zur Erhebung der familiären Belastung mit psychiatrischen Erkrankungen wurden die Patienten nach psychiatrischen Erkrankungen der Verwandten 1. Grades befragt.
Tabelle 3.4 zeigt die familiäre Belastung mit psychiatrischen Erkrankungen.

Über die Hälfte der Patienten (41 von 76) konnte von psychiatrisch auffälligen Verwandten 1. Grades berichten. 18% der Verwandten wurden von den Patienten als alkoholabhängig eingestuft, 11% als drogen- oder medikamentenabhängig. Die Gruppe der stoffgebundenen Süchte erwies sich als die größte, gefolgt von der Gruppe depressiver Erkrankungen einschließlich Suizidversuchen und Suiziden: 11% der Verwandten wurden von den Patienten als neu-

Tabelle 3.4. Familiäre Belastung mit psychiatrischen Erkrankungen (Mehrfachnennungen möglich)

	n = 76 depressive Reaktion (ICD-9:309.0/1)	
Keine familiäre Belastung	35	46%
Affektive Psychosen	2	3%
Schizophrenie	2	3%
Organische Psychose	4	5%
Psychosenverdacht	1	1%
Suizid oder Suizidversuch	11	14%
Neurose	6	8%
Neurotische Depression	8	11%
Persönlichkeitsstörung	4	5%
Medikamentenabhängigkeit	8	11%
Alkoholismus	14	18%
Andere familiäre Belastung (Diagnose nicht bekannt)	6	8%
Nicht bekannt	3	4%

rotisch depressiv beschrieben, nur 3% als endogen depressiv; 15% hatten einen Suizidversuch oder einen Suizid begangen. Demgegenüber spielten alle anderen psychiatrischen Erkrankungen (organische Psychosyndrome, Schizophrenien, andere neurotische Erkrankungen, Persönlichkeitsstörungen sowie andere psychiatrische Erkrankungen) eine untergeordnete Rolle. Bei Andreasen u. Wasek (1980) fanden sich in 11,8% Alkoholismus, in 1% affektive Erkrankungen, in 0,5% Schizophrenien bei den Eltern der Patienten. In 12% der Fälle waren Suizidversuche berichtet worden. Andere psychische Störungen, insbesondere Medikamentenabhängigkeit waren nicht erfragt worden.

Es liegt also auch bei dieser Gruppe reaktiv Depressiver eine familiäre Belastung mit neurotischen Depressionen, Suiziden und Suizidversuchen sowie Alkohol- und Medikamentanabhängigkeit vor, nicht jedoch eine erhöhte Belastung mit affektiven Psychosen. Dieses Ergebnis bestätigt hinsichtlich der familiären Belastung mit Depressionen die Befunde von Stenstedt (1966), daß zwar unter den Verwandten von endogen Depressiven reaktive und neurotische Depressionen vermehrt auftreten, aber umgekehrt in den Familien von reaktiv und neurotisch depressiven Probanden keine Häufung endogener Depressionen festzustellen ist.

Hinsichtlich der familiären Belastung depressiver Patienten fand Winokur (1970) ein erhöhtes Morbititätsrisiko für "primary depression", Alkoholismus und antisozialer Persönlichkeit bei Verwandten 1. Grades, wenn die depressive Erkrankung frühzeitig, d.h. vor dem 40. Lebensjahr, bei weiblichen Patienten auftritt. Mit Ausnahme der antisozialen Persönlichkeit treffen die Befunde Winokurs auch auf diese Patientengruppe zu.

Zur biosozialen Charakterisierung der Patientengruppe wurden von den Patienten folgende Variablen erfragt: Aufwachsen des Patienten bei Eltern oder Adoptiveltern/Pflegeeltern, oder Großeltern, Tod oder Scheidung der Eltern; Trennung von den Eltern; Wechsel der Erziehungsberechtigten, Berufstätigkeit der Mutter. Des weiteren wurden Lernschwierigkeiten, neurotische Züge in der Kindheit erfaßt, sowie eine globale Beurteilung der aufgeführten neurotischen Züge in der Kindheit (bis 10. Lebensjahr) und Adoleszenz (nach 10. Lebensjahr) durch den behandelnden Arzt durchgeführt. Da die retrospektive Erfassung nur mittels der Patienten erfolgte, sind die Angaben im Hinblick auf evtl. Unvollständigkeit und nachträgliche Verzerrung vorsichtig zu interpretieren. Außerdem fehlen Angaben von einer parallelisierten Kontrollgruppe einer Normalbevölkerungsstichprobe.

Was Tod, Scheidung oder Trennung von einem oder beiden Elternteilen betrifft, so hatten immerhin 11% der Patienten ein solches Verlustereignis zwischen dem 1. und 4. Lebensjahr, 33% zwischen dem 5. und 9. Lebensjahr, 35% zwischen dem 10. und 14. Lebensjahr erlebt (Mehrfachnennungen möglich). Zusätzlich hatten 7% der Patienten mehr als 2mal einen Wechsel der Erziehungsberechtigten und 18% der Patienten während ihrer ersten Lebensjahre eine Mutter, die ganztags berufstätig war, aufzuweisen. Loyd (1980) konnte bezüglich Verlustereignissen in der Kindheit bei der Durchsicht der Literatur allerdings nur widersprüchliche Angaben über ein vermehrtes Auftreten dieser Ereignisse in der Kindheit depressiver Patienten berichten. Harris u. Brown (1985) fanden bei ihrer neuesten Übersichtsarbeit so viele methodische Schwierigkeiten, daß im Augenblick offen bleiben muß, ob ein Vulnerabilitätsfaktor für depressive Erkrankungen infolge von Verlustereigissen in der Kindheit als wissenschaftlich abgesichert gelten kann.

Bezüglich frühkindlicher neurotischer Verhaltensweisen konnten 25% von Daumenlutschen oder Nägelbeißen, 21% von häufigen nächtlichen Angstzuständen, 26% von Dunkelängsten, 16% von Alpträumen, 20% von Eßstörungen und 23% von anderen frühkindlichen Verhaltensweisen berichten, wobei Mehrfachnennungen eher die Regel waren.

Nach Urteil der behandelnden Ärzte wiesen 13% der Patienten stark ausgeprägte neurotische Züge in der Kindheit bis zum 10. Lebensjahr auf, 16% zeigten schwere Auffälligkeiten in der Adoleszenz, d.h. nach den 10. Lebensjahr.

3.3 Diagnostische Einordnung

3.3.1 Diagnostische Einordnung nach RDC und DSM-III (DIS)

Wie schon in 1.2 ausgeführt, sind die heute international gebräuchlichen Klassifikationsschemata psychiatrischer Erkrankungen die ICD-9, die RCD und das

DSM-III. Dementsprechend wurden auch die 76 Patienten, die nach der ICD-9 die Diagose einer kurzdauernden oder längerdauernden Anpassungsstörung mit depressiver Symptomatik (ICD-9:309.0 und 309.1) erhalten hatten, mittels eines standardisierten Interviews (DIS), nach RDC und DSM-III klassifiziert.
Das DIS unterscheidet dabei zwischen Vierwochenquerschnittsdiagnosen und Lebenszeitdiagnosen.

Tabelle 3.5 gibt die Vierwochenquerschnittdiagnosen nach DSM-III wieder.
Demnach erhielten 47 Patienten (62%) die Diagnose einer "major depression", welche als Ausschlußkriterium für eine "adjustment disorder with depressed mood" gilt. Bei 20 Patienten (26%) wurde die Diagnose einer "adjustment disorder with depressed mood" mittels des Life-event-Interviews (MEL) und Selbst- und Fremdbeurteilungsskalen (PDS, IMPS) gestellt (s. 3.4.1 und 3.4.2). Nur jeweils 2 Patienten (6%) erhielten die Diagnose einer anderen depressiven Erkrankung ("dysthymic disorder" und "subtype melancholia"). Weitere häufige Diagnosen, die in der Regel als Zusatzdiagnosen vergeben wurden, waren "simple phobia" (18%) und "somatization disorder" (11%). Diese stellen jedoch keine Ausschlußkriterien für die Diagnose einer depressiven Erkrankung dar, ebenso wie "alcohol abuse" (3%).

Tabelle 3.5. Vierwochenquerschnittsdiagnosen nach DSM-III/DIS (Mehrfachdiagnosen möglich)

	n = 76 Depressive Reaktion (ICD-9:309.0/1)	
Major Depression		
Subtype Melancholia	47	62%
Adjustment Disorder with Depressed	2	3%
Mood		
Dysthymic Disorder	20	26%
	2	3%
Alcohol Abuse		
Barbiturate Dependence	2	3%
	1	1%
Simple Phobia		
Panic Disorder	14	18%
Obsessive Compulsive Disorder	1	1%
	3	4%
Somatization Disorder		
	7	9%

Tabelle 3.6 gibt die Lebenszeitdiagnosen nach DSM-III/DIS wieder.
Da auslösende Lebensereignisse nur für die depressive Episode erfaßt wurden, welche zur Indexbehandlung führte, konnte bezüglich der Lebenszeit-

diagnosen nach DMS-III die Diagnose "adjustment disorder with depressed mood" nicht erfaßt werden. Es zeigte sich deutlich, daß die Gruppe der depressiven Erkrankungen zum allergrößten Teil durch "major depressive disorders" bestimmt ist. Häufige andere Diagnosen waren "simple phobia", "alcohol abuse" und "somatization disorder", die alle kein Ausschlußkriterium für "major depressive disorders" darstellen.

Tabelle 3.6 Lebenszeitdiagnosen nach DSM-III/DIS (Mehrfachnennungen möglich)

	n = 76 Depressive Reaktion (ICD-9:309.0/1)	
Major Depression	47	62%
Major Depression with Melancholia	2	3%
Dysthymic Disorder	3	4%
Mania	1	1%
Alcohol Abuse	10	13%
Alcohol Dependence	1	1%
Substance Abuse	2	3%
Simple Phobia	16	21%
Panic Disorder	1	1%
Agoraphobia	1	1%
Obsessive Compulsive Disorder	3	4%
Somatization Disorder	7	9%

Bei der untersuchten Gruppe der 76 Patienten handelt es sich also, gemessen an DSM-III Kriterien, um eine recht homogene Gruppe von Patienten, die weder chronisch depressiv, noch manisch-depressiv, noch mit wesentlichen anderen psychiatrischen Diagnosen behaftet ist!

Ein ähnliches Bild geben die RDC-6-Monats-Querschnittdiagnosen wieder, die in Tabelle 3.7 aufgelistet sind.

50 Patienten (66%) erhielten die Diagnose einer "major depressive disorder", 19 Patienten (25%) keine DIS-RDC-Diagnose. Drei Patienten (4%) wiesen eine "minor depressive disorder" auf, d.h. die Anzahl depressiver Symptome reichte nicht aus, um die Kriterien einer "major depressive disorder" zu erfüllen. Auch hier finden sich wiederum keine chronisch depressiven Verstimmungen ("intermittent depressive disorder", "cyclothymic personality"), jedoch gehäuft Patienten mit einer "somatization disorder" (13%).

Tabelle 3.7. Sechsmonatsquerschnittdiagnosen nach RDC/DIS (unter Anwendung der Hierarchieregeln, Mehrfachdiagosen möglich)

	n = 76 Depressive Reaktion (ICD-9:309.0/1)	
Major Depressive Disorder	50	66%
Minor Depressive Disorder	3	4%
Briquet's Disorder (Somatization Disorder)	10	13%
Alcoholism	2	3%
Panic Disorder	1	1%
Phobic Disorder	4	5%
Obsessive Compulsive Disorder	2	3%
Keine DIS-RDC-Diagnose	19	25%

Diagnosenkombinationen:

Major Depressive Disorder/Briquet's Disorder	n = 9
Major Depressive Disorder/Alcoholism	n = 2
Panic Disorder/Phobic Disorder/Briquet's Disorder/ Obsessive Compulsive Disorder	n = 1
Obsessive Compulsive Disorder/Phobic Disorder	n = 1

Tabelle 3.8 gibt die RDC Subtypen der "major depressive disorders" wieder, die sich nicht gegenseitig ausschließen, so daß sämtliche 50 Patienten mit einer "major depressive disorder" auch eine "situational depression" aufweisen.

Aus Tabelle 3.8 wird deutlich, daß zwei Drittel der Patienten schon vor der zum Indexaufenthalt führenden depressiven Episode eine oder mehrere depres sive Episoden durchgemacht hatten, die allerdings fast alle nicht zu einer stationären und in zwei Drittel der Fälle auch nicht zur ambulanten psychiatrisch/ psychotherapeutischen Behandlung führten.

Tabelle 3.8. RDC-Subtypen der "major depressive disorders" (n = 50)

	Major Depressive Disorder n = 50	
Primary Major Depressive Disorder	31	62%
Secondary Major Depressive Disorder	18	36%
Recurrent Unipolar Major Depressive Disorder	33	66%
Psychotic Major Depressive Disorder	1	2%
Situational Major Depressive Disorder	50	100%

Abbildung 3.2 gibt die diagnostische Einordnung der Projektpatienten (n = 76) in die Klassifikationsschemata ICD-9, DSM-III (DIS) und RDC (DIS) wieder. Nur ganz wenige Patienten erhielten eine andere psychiatrische Diagnose als die einer depressiven Erkrankung. Bei DSM-III sind es 5 Patienten, bei RDC 4 Patienten, wobei RDC einen hohen Prozentsatz von Patienten hat (25%), die keine psychiatrische Diagnose aufweisen. Dies beruht darauf, daβ diese Patienten zwar genügend viele depressive Symptome für die Diagnose einer "minor depression" aufwiesen, aber nicht das Zeitkriterium von mindestens 1 Woche für die Dauer der depressiven Symptomatik erfüllten. Da ICD-9 keine Zeitangaben bezüglich der Länge der kurzdauernden bzw. längerdauernden depressiven Reaktion macht, ist diese Unterteilung wenig aussagekräftig.

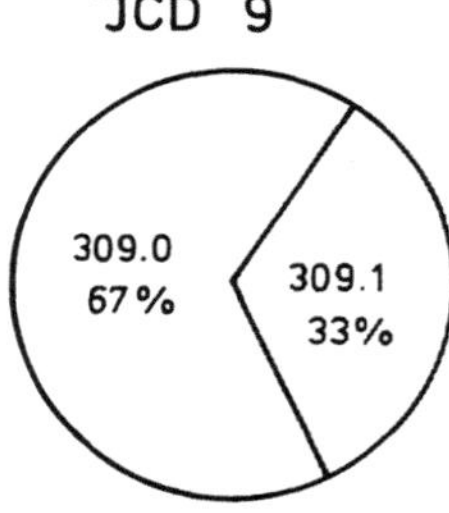

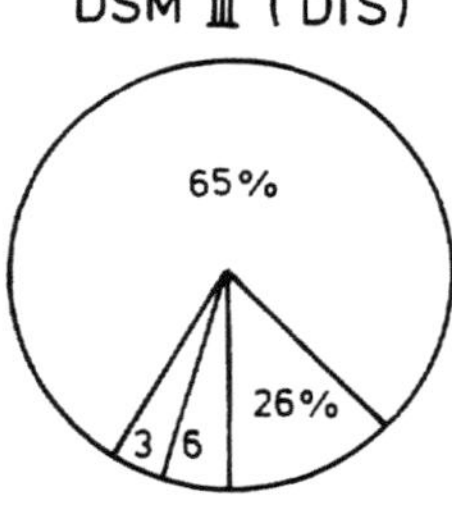

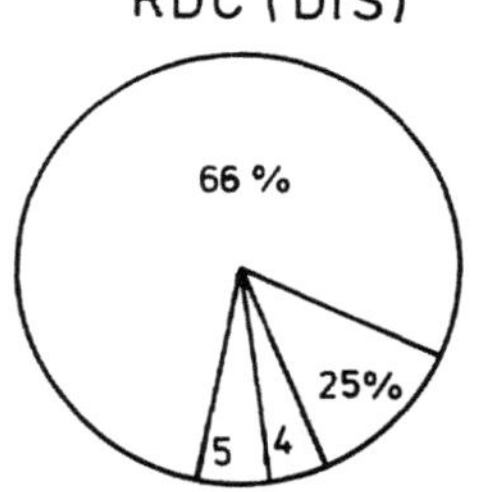

ICD-9
n = 76 (ICD-9:309.0/1)
309.0 Kurzdauernde depressive Reaktion
n = 51 67%
309.1 Längerdauernde depressive Reaktion
n = 25 33%

DSM-III
n = 76 (ICD-9:309.0/1)
4 Wochen Querschnitts-diagnosen nach DSM-III
Major Depression
n = 49 65%
Adjustment Disorder with Depressed Mood 20 26%
Dysthymic Disorder 2 3%
andere DSM-III Diagnosen 5 6%

RDC
n = 76 (ICD-9:309.0/1)
6 Monate Querschnitts-diagnosen nach RDC
Situational Major Depressive Disorder
n = 50 66%
Minor Depressive Disorder 3 4%
Keine DIS/RDC Diagnose 19 25%
andere RDC Diagnosen 4 5%

Abb. 3.2. Diagnostische Einordnung der Patienten (n = 76) in die Klassifikationssysteme ICD-9, DSM-III (DIS) und RDC (DIS)

3.3.2 Differentialdiagnostische Abgrenzung gegenüber einer endogenen Depression (Newcastle-Scale)

Die in 3.3.1. erfolgte diagnostische Einordnung der depressiven Reaktion nach DSM-III und RDC zeigte nur einen verschwindend kleinen Anteil von Patienten, bei denen eine "major depressive disorder", "subtype melancholia" nach DSM-III (2 Patienten) bzw. eine "major depressive disorder, psychotic subtype" nach RDC (1 Patient), diagnostiziert wurde.

Dennoch kann eine endogene Depression in ihrer Erstmanifestation als depressive Reaktion imponieren (Weitbrecht 1973). Von einer Reihe von Autoren wird zudem kein wesentlicher Unterschied zwischen depressiven Reaktionen und durch ein belastendes Ereignis ausgelöste endogene Depressionen gesehen (Jacobson 1977; Brown et al. 1979). Hirschfeld (1981) konnte hinsichtlich psychosozialer Variablen zwischen reaktiv, d.h. durch ein belastendes Ereignis ausgelösten, endogenen Depressionen und "reactive depressions", d.h. durch ein belastendes Ereignis ausgelösten neurotischen Depressionen, keinen Unterschied finden.

Um möglichst auch diese Gruppe von depressiven Erkrankungen ausschliessen zu können, wurde von dem behandelnden Arzt zusätzlich die Newcastle-Scale bei jedem Patienten ausgefüllt. Kein einziger der 76 Patienten erreichte eine höhere Punktzahl als 5 (s. auch 2.4.3.2). Die Punktzahl 6 stellt den Schwellenwert für die Diagnose einer endogenen Depression dar. Fünf Patienten erreichten die Punktzahl 5, die meisten Patienten hatten Werte zwischen 2 und 4 Punkten. Somit konnte auch mittels dieses sich nicht auf die psychopathologische Querschnittdiagnostik beschränkende Instruments (Davidson et al. 1984) eine endogene Depression weitgehend ausgeschlossen werden.

3.4 Verlauf der psychopathologischen Symptomatik während des stationären Aufenthalts

Der Verlauf der psychopathologischen Symptomatik während des stationären Aufenthaltes wurde einmal in Form einer Zweipunktmessung, am Anfang und am Ende der Behandlung, sowie in Form von einer Längsschnittbeurteilung täglich erfaßt.

3.4.1 Aufnahme- vs. Entlassungsbefund

3.4.1.1 Psychopathologisches Querschnittbild - Fremdbeurteilung (IMPS)

Abbildung 3.3 gibt das IMPS-Syndromprofil und Verteilungstabelle bei Aufnahme und Entlassung wieder.

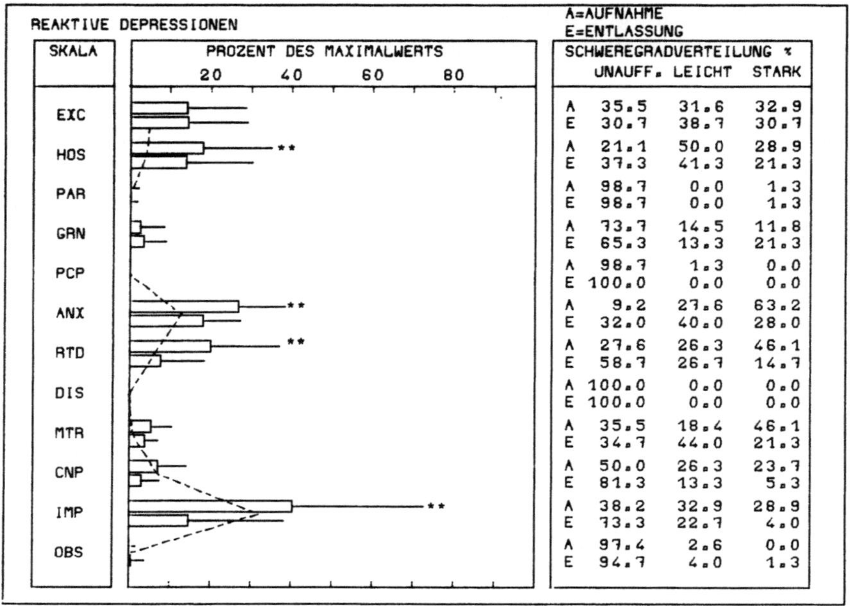

SKALA		SCHWEREGRADVERTEILUNG % UNAUFF.	LEICHT	STARK
EXC	A	35.5	31.6	32.9
	E	30.7	38.7	30.7
HOS	A	21.1	50.0	28.9
	E	37.3	41.3	21.3
PAR	A	98.7	0.0	1.3
	E	98.7	0.0	1.3
GRN	A	73.7	14.5	11.8
	E	65.3	13.3	21.3
PCP	A	98.7	1.3	0.0
	E	100.0	0.0	0.0
ANX	A	9.2	27.6	63.2
	E	32.0	40.0	28.0
RTD	A	27.6	26.3	46.1
	E	58.7	26.7	14.7
DIS	A	100.0	0.0	0.0
	E	100.0	0.0	0.0
MTR	A	35.5	18.4	46.1
	E	34.7	44.0	21.3
CNP	A	50.0	26.3	23.7
	E	81.3	13.3	5.3
IMP	A	38.2	32.9	28.9
	E	73.3	22.7	4.0
OBS	A	97.4	2.6	0.0
	E	94.7	4.0	1.3

** $p < 0.01$ (Wilcoxon-Test)

EXC: excitement. HOS: hostile belligerence. PAR: paranoid projection. GRN: grandiose expansiveness. PCP: perceptual distortion. ANX: anxious depression. RTD: retardation and apathy. DIS: disorientation. MTR: motor disturbances. CNP: conceptual disorganization. IMP: impaired functioning. OBS: obsessive-phobic.

Abb. 3.3. Objektiver Befund: IMPS-Syndromprofil und Verteilungstabelle bei Aufnahme und Entlassung (n = 76)

Es zeigt sich, daβ bei Aufnahme ein deutlich pathologisches Syndromprofil festzustellen ist (die gestrichelte Linie gibt die Durchschnittswerte einer repräsentativen Normalbevölkerungstichprobe wieder), insbesondere in den Syndromen "hostile belligerence", "anxious depression", "retardation and apathy" und "impaired functioning". Dieses Syndromprofil ist bezüglich der Syndrome "hostile belligerence", "retardation and apathy" typisch für Patienten mit neurotischen Störungen, bezüglich der Syndrome "anxious depression" und "impaired functioning" typisch für Patienten mit depressiven Störungen (Hiller et al. 1986). Bei Entlassung normalisieren sich die Werte, mit Ausnahme der Syndrome "hostile belligerence", "anxious depression" und "retardartion and apathy". Der Faktor "anxious depression", der als depressionsspezifisch anzusehen ist, ist noch erhöht.

3.4.1.2 Psychisches Beschwerdebild - Selbstbeurteilung (BL, PDS; BDI)

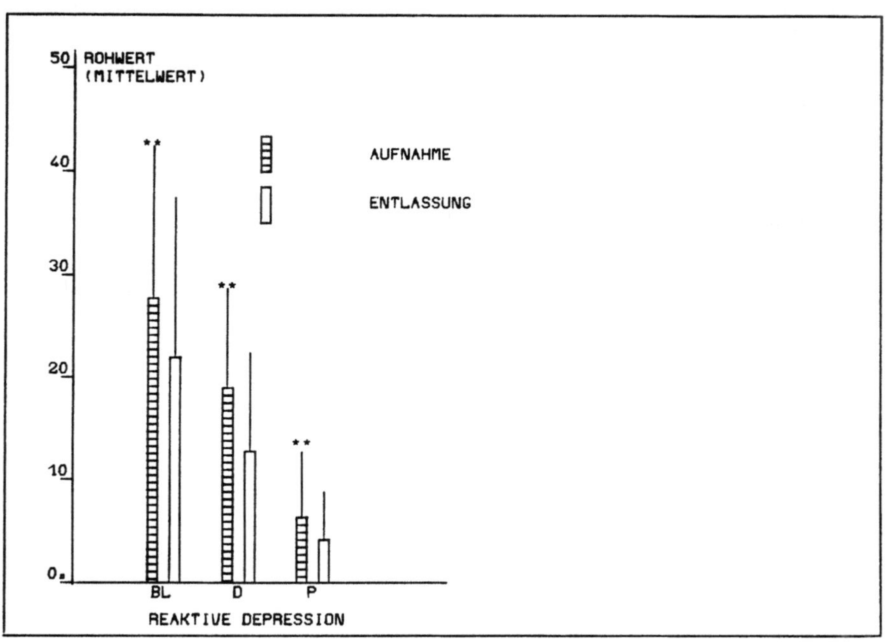

** $p < 0.01$ (Wilcoxon-Test)

Abb. 3.4. Subjektiver Befund (BL/PDS) bei Aufnahme und Entlassung

Auch bei den Selbstbeurteilungsfragebögen zeigt sich bei der Aufnahme ein erhöhter Wert in den Beschwerden ("BL"), der Depressivität ("D") und para noiden Tendenzen ("P"). Vor Entlassung erreichen alle "BL" und "D" nicht den Normbereich (Wert ein Eichstichprobe), der für "BL" bei 16, für "D" bei sechs und für "P" bei 6 Punkten liegt.

Ein ähnliches Bild ergibt sich für das BDI: Bei Aufnahme liegt der Mittelwert bei 23,8. Über 20 Punkte bedeuten einen Wert, der bei stationär behandelten depressiven Patienten beobachtet wird (Beck et al. 1961). Bei Entlassung sinkt der Mittelwert auf 12,29 Punkte ab, was noch immer einer leichten depressiven Verstimmung entspricht ($p < 0,01$).

Stellt man in Rechnung, daβ die Patienten schon einen Tag auf Station waren, als die Selbstbeurteilungsfragebögen ausgefüllt wurden und somit bei einem Teil der Patienten eine Entlastung stattgefunden hat, sind die doch recht hohen Werte bemerkenswert und werden auch durch die Fremdbeurteilung mittels der IMPS bestätigt. Die von der RDC ohne Querschnittdiagnose klassifizierten 19 Patienten (25%) (s. 3.3.1) erfüllen zwar das Zeitkriterium für eine "major depressive disorder" nicht, weisen aber somit eine eindeutig klinisch relevante depressive Symptomatik für einen kürzeren Zeitraum vor und während der Indexbehandlung auf.

3.4.2 Verlaufsbeurteilung der Befindlichkeit (Bf-S)

Abbildung 3.5 zeigt den Verlauf der Befindlichkeit während des Indexaufenthalts.

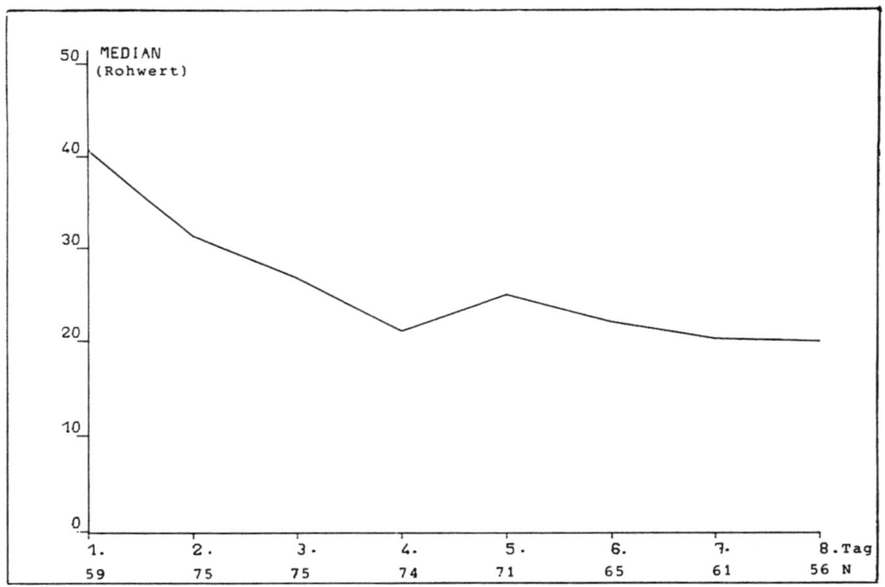

Abb. 3.5. Der Verlauf der Befindlichkeit (Bf-S) während des Indexaufenthalts (n = 76)

Der Verlauf der Bf-S, die schon am Aufnahmetag gegeben wurde, zeigt einen sehr hohen Ausgangswert von über 40 Punkten, der einer schweren depressiven Verstimmung entspricht, welche aber im Laufe der ersten Tage der Behandlung fast um die Hälfte absinkt. Mit über 20 Punkten bleibt jedoch eine weiterhin leicht gestörte Befindlichkeit auch an den folgenden Tagen bestehen. Somit bestätigt diese Verlaufsbeobachtung noch einmal die durch Zweipunktmessung erhobenen Befunde der Selbstbeurteilungsbögen und der IMPS-Skala.

3.5 Der sozialpsychologische Befund vor der Indexaufnahme

3.5.1 Soziale Kompetenz (SIS)

Der sozialpsychologsiche Befund wurde mit Hilfe des SIS für den Zeitraum der letzten 4 Wochen vor Indexaufnahme erfaßt. In der Tabelle 3.9 sind deutliche und schwere Beeinträchtigungen bezüglich objektiver Bedingungen, Bewältigung und Zufriedenheit mit verschiedenen Rollenbereichen wiedergegeben. Die Ergebnisse der Patientengruppe werden dabei verglichen mit den Ergebnissen einer nach Alter und Geschlecht parallelisierten Normalbevölkerungsstichprobe.

Was die objektiven Bedingungen anbetrifft, weisen die Patienten gegenüber der Kontrollgruppe in der Interaktion mit Verwandten und in der häuslichen Situation deutliche oder schwere Beeinträchtigungen auf und haben, wie schon in 3.2.2 beschrieben wurde, eine doppelt so hohe Anzahl allein Lebender oder ohne Partner Lebender zu verzeichnen.

In einer Katamnesestudie über neurotisch Depressive mit dem SIS als Erfas sungsinstrument sozialer Probleme war über objektive Schwierigkeiten in der Interaktion mit Verwandten und im beruflichen Bereich berichtet worden (Bronisch et al. 1985, 1987); objektive Schwierigkeiten im beruflichen Bereich traten bei den depressiven Reaktionen nicht signifikant häufiger auf, als in der Normalbevölkerung festzustellen waren. Objektive Schwierigkeiten in der Interaktion mit Verwandten betreffen entsprechend den Fragen im SIS-Interview eingeschränkte Besuchsmöglichkeiten wegen räumlicher Distanz, Krankheit, Einkommen, Alter etc. Ob es sich hier von seiten der Patienten um den Versuch einer - auch räumlichen - Distanzierung von den nahen Angehörigen aufgrund von Spannungen handelt oder ob es durch die schwierige Situation der nahen Angehörigen (Krankheit, Alter, berufliche und familiäre Verpflichtungen) bedingt ist, konnte mit Hilfe dieses Interviews nicht geklärt werden. Objektive Schwierigkeiten in der häuslichen Situation bedeuten Einschränkungen und Belastungen für die betreffende Person dadurch, daß sie mit anderen Personen außer dem Ehegatten oder Partner in einer Wohnung lebt und aufgrund beengter Wohnverhältnisse keine Rückzugsmöglichkeiten bestehen.

Was den Bereich der Bewältigungsprobleme betrifft, so zeigen die reaktiv

Tabelle 3.9. Social Interview Schedule (SIS) - objektive Bedingungen, Bewältigung und Zufriedenheit mit verschiedenen Rollenbereichen im Vergleich mit einer parallelisierten Kontrollgruppe (deutliche und schwere Beeinträchtigung)

	n_1	Objektive Bedingungen (O) Depressive Reaktion %	Objektive Bedingungen (O) Kontrollgruppe %	Bewältigung/Zurechtkommen (M) Depressive Reaktion %	Bewältigung/Zurechtkommen (M) Kontrollgruppe %	Zufriedenheit (S) Depressive Reaktion %	Zufriedenheit (S) Kontrollgruppe %
Arbeit/Studium	58	40	23	17**	0	47**	4
Arbeitsinteraktion	57	16	13	22**	2	19*	5
Haushalt	67	12	29*	8*	0	39**	6
Freizeit	75	15	24	41**	13	57**	15
Soziale Kontakte	73	-	-	15	11	44**	8
Partnerinteressen	56	-	-	68**	8	}	
Partnerentscheidungen	44	-	-	56**	10	69**	2
Sexualität	50	-	-	-	-	52**	14
Kinder	24	26	28	17	9	33**	6
Ohne Partner	17	(22)*	(13)	-	-	76	50
Alleinleben	18	(24)*	(11)	78**	0	78**	13
Verwandte	73	44**	21	48**	11	33**	8
Häusliche Situation	26	35**	6	60**	0	42**	0

* $p<0{,}05$ (Exakter Fisher-Test oder Chiquadrat-Test)
** $p<0{,}01$
n_1 = Anzahl beurteilter Patienten
() Prozentangaben beziehen sich auf $n=76$
\- Keine Angaben im SIS

Depressiven weitaus häufiger deutliche oder schwere Bewältigungsprobleme in allen Rollenbereichen, mit Ausnahme des Zurechtkommens mit Kindern und mit sozialen Kontakten.

Auch bei der von den Patienten bzw. Probanden selbst eingeschätzten subjektiven Zufriedenheit weisen die reaktiv Depressiven in allen Rollenbereichen eine größere Unzufriedenheit auf, mit Ausnahme des Bereichs "ohne Partner". In diesem Bereich äußerten die Probanden der Kontrollgruppe auch in der Hälfte der Fälle Unzufriedenheit über Partnerlosigkeit.

Bei der Betrachtung des Bewältigungs- und Zufriedenheitsbereiches des SIS fallen v. a. die interaktionellen Probleme auf. Ein Viertel der Patienten lebt allein oder ohne Partner. Die Alleinlebenden kommen nur zu einem Fünftel mit ihrer Situation zurecht. Über die Hälfte der Patienten haben deutliche Probleme im Zurechtkommen mit Partnern, Verwandten oder anderen Personen, mit denen sie zusammen leben, und sind deswegen sehr unzufrieden.

Geht man von dem Summenscore bezüglich der 3 Bereiche (objektive Bedingungen, Bewältigungsprobleme, Zufriedenheit) und einem Gesamtscore aus, so ergibt sich bei der Gegenüberstellung der Patientengruppe mit der Kontrollgruppe folgendes Bild. Die Ergebnisse werden dabei mittels eines Boxplot dargestellt, um trotz ähnlicher Mediane unterschiedliche Streuungen deutlich machen zu können. Innerhalb der "Box" befinden sich 50% der Werte des jeweiligen Samples, der Querstrich gibt den Median an. "Outliers" wurden in Abhängigkeit von der Streuung (Boxhöhe) definiert.

Im Bereich objektiver Bedingungen unterscheidet sich die Patientengruppe von der Kontrollgruppe nicht wesentlich, während sowohl im Bereich des Zurechtkommens als auch im Bereich der Zufriedenheit sowie im Gesamtwert die Patientengruppe deutlich mehr Auffälligkeiten zeigt als die repräsentative Bevölkerungsstichprobe. Ob diese Befunde Folge oder Urache der depressiven Verstimmung sind, muß offen bleiben.

3.5.2 Soziales Netz (SIS)

Eine große Bedeutung für die Auslösung oder sogar Verursachung von depressiven Verstimmungen wurde in den letzten Jahren dem Mangel an sozialer Unterstützung zugeschrieben (Killilea 1982). Grundsätzlich wird dabei unterschieden zwischen "close social support" (enge Beziehungen zu Vertrauenspersonen, Verwandten und der Wohngruppe) und "diffuse social support" (Kontakte zu Arbeitskollegen, Nachbarn, Freunden und Bekannten).

Abbildung 3.7 zeigt das soziale Netz von Patienten im Vergleich mit einer Kontrollgruppe. Werte von 0-9 geben die Qualität und die Verfügbarkeit des sozialen Netzes an, wobei 0 optimale soziale Bedingungen beinhaltet, 9 eine weitgehende soziale Isolierung bedeutet.

Zwischen der Patienten- und repräsentativen Bevölkerungsstichprobe konnten nur bezüglich des "close social support" nicht bezüglich des "diffuse social support" signifikante Unterschiede festgestellt werden!

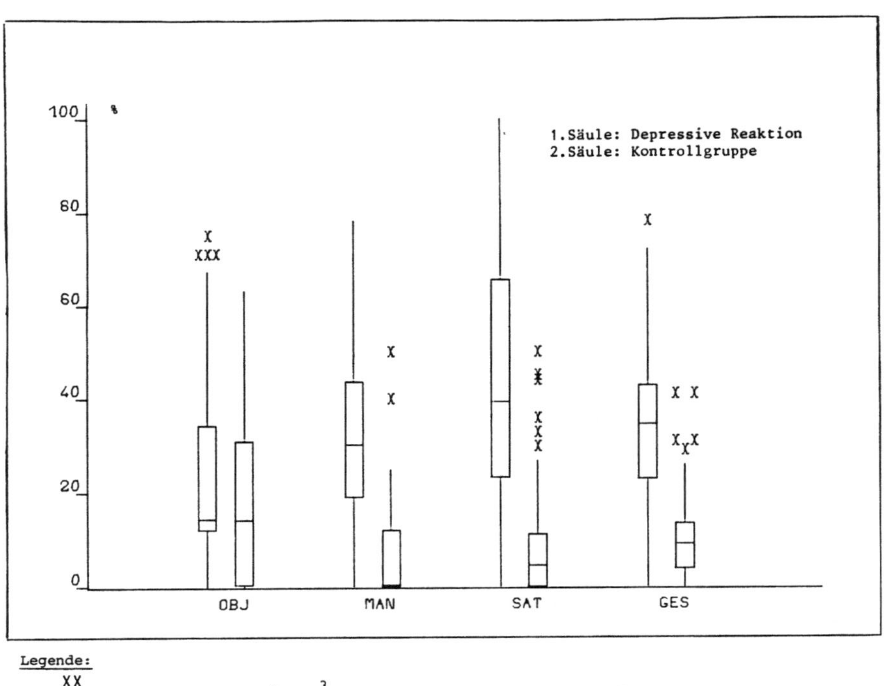

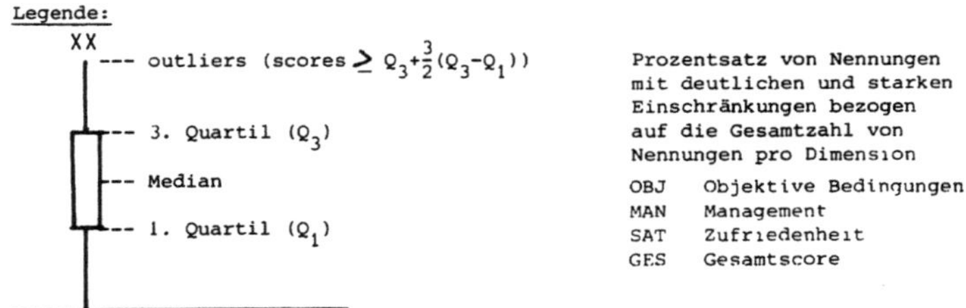

Abb. 3.6. Verteilungsanalyse des SIS-Gesamtscores "objektive Bedingungen" (OBJ), "Bewältigungsprobleme" (MAN) und "Zufriedenheit" (SAT) sowie des Gesamtscores (GES)

Dieses Ergebnis steht im Einklang mit dem gröβten Teil der Literatur (Dean u. Lin 1977; Surtees 1980; Henderson 1984), was Querschnittstudien betrifft. Auch aus Längsschnittstudien ist bekannt (Holahan u. Moos 1981), daβ es zu einer deutlichen Abnahme von sozialer Unterstützung bei Zunahme der depressiven Symptomatik kommt. Die Studien von Cohen u. Hoberman (1983), Cohen et al. (1984) und Sandler u. Barrera (1984) weisen allerdings darauf hin, daβ aktuelle soziale Unterstützung nicht mit Depressivität korreliert, sondern nur die Zufriedenheit mit der stattgefundenen sozialen Unterstützung stets deutlich negativ mit Depressivität korreliert (Sarason et al. 1983; Sandler u. Barrera 1984). Zufriedenheit mit dem sozialen Netz heiβt aber nichts anderes

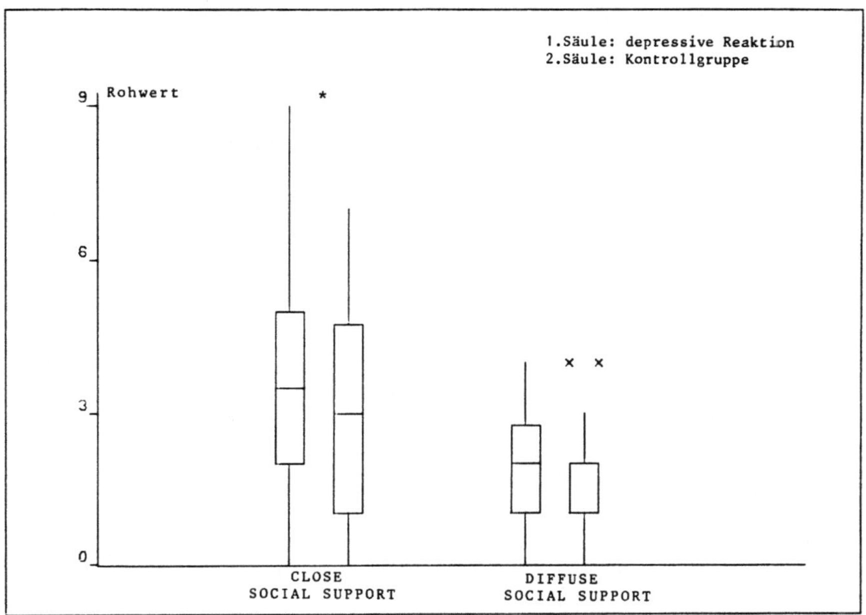

x outliers
* p<0.05 (U-Test)

Abb. 3.7. Das soziale Netz von depressiven Reaktionen im Vergleich mit einer Kontrollgruppe (n = 76) Legende zum Boxplot s. Abbildung 3.6

als Zurechtkommen mit und Zufriedenheit in zwischenmenschlichen Beziehungen. Beides wurde von den reaktiv Depressiven in einem sehr hohen Prozentsatz negativ beurteilt (s. 3.5.1).

3.6 Lebensereignisse (MEL)

Die mit Hilfe der Münchner Ereignisliste (MEL) erhobenen Lebensereignisse beziehen sich einmal auf solche Ereignisse die zur Auslösung der Depression führten, zum anderen auf alle Ereignisse, die im letzten Jahr vor stationärer Aufnahme aufgetreten waren.

3.6.1 Lebensereignisse die zur Auslösung der Depression führten

Tabelle 3.10 gibt die Lebensreignisse und die betroffenen Lebensbereiche an, die nach Meinung der Patienten zur Auslösung der depressiven Verstimmung geführt haben. Dabei konnten maximal 3 Lebensereignisse angegeben werden.

Fast die Hälfte aller Nennungen fallen auf den Partnerschaftsbereich. Rechnet man noch die Bereiche "Kinder", "soziale Kontakte", "Tod" und "Eltern" hinzu, um alle Bereiche zu erfassen, die zwischenmenschliche Beziehungen beinhalten, so sind es sogar zwei Drittel aller Nennungen. Eine weitere Rolle spielt noch der berufliche bzw. Ausbildungsbereich. Auch hier ist daran zu denken, daβ es um interaktionelle Probleme in diesem Bereich handeln könnte, wie es im SIS (s. 3.5.1) bezüglich des Zurechtkommens und der Zufriedenheit in der Arbeit/Ausbildung deutlich zu erkennen war. In der Studie von Andreasen u. Wasek (1980) waren ebenfalls Partnerschaftsprobleme, Trennung oder Scheidung, Ortswechsel und finanzielle Probleme als häufigste auslösende Ereignisse genannt werden. Häufig handelte es sich dabei um chronische Probleme, d.h. Probleme, die länger als ein Jahr andauerten.

Weiterhin ist auffällig, daβ neben akut auftretenden Lebensereignissen (sog. "kritische Lebensereignisse") auch sog. chronische Lebensbedingungen, d.h. mindestens 3 Monate andauernd, in über einem Drittel der Nennungen als auslösend für die depressive Reaktion angesehen wurden. Schon Brown u. Harris (1978) hatten das Augenmerk auf diesen Aspekt der Life-event-Forschung gelenkt, welcher jedoch noch immer in vielen Studien keine oder eine nur unzureichende Beachtung findet (Harris u. Brown 1985).

3.6.2 Lebensereignisse im letzten Jahr vor Indexaufnahme

Da die auslösenden Lebensereignisse bzw. die chronischen Lebensbedingungen Voraussetzung für die Diagnose einer reaktiven Depression waren, konnte die die Life event-Forschung hauptsächlich beschäftigende Frage des ursächlichen Einflusses von Lebensereignissen auf depressive Erkrankungen wegen der spezifischen Selektion dieser Patientengruppe nicht weiter nachgegangen werden.

Durch einen Vergleich mit einer repräsentativen Bevölkerungsstichprobe, bei der, ebenfalls mit Hilfe der Münchner Ereignisliste in den letzten 8 Jahren und damit auch im letzten Jahr (1981) vor dem Erhebungszeitpunkt die Lebensereignisse erfaβt worden waren, sollte geklärt werden, inwieweit sich in der Häufigkeit von Lebensereignissen und chronischen Lebensbedingungen die beiden Gruppen unterscheiden (s. Tabelle 3.11 und Abbildung 3.8). Da nicht alle Patienten nach Alter, Geschlecht, Familienstand und Berufsstatus mit Probanden aus der repräsentativen Bevölkerungsstichprobe parallelisiert werden konnten, gingen nur 67 Patienten in die Auswertung ein.

Tabelle 3.11 zeigt, daβ die reaktiv Depressiven insgesamt mehr Ereignisse als die Kontrollgruppe aufwiesen, nicht jedoch mehr krankheitsunabhängige Ereignisse. Wie die weitere Aufschlüsselung nach objektivierten Ereignisparametern

Tabelle 3.11. Objektivierte Bewertung kritischer Lebensereignisse und chronischer Lebensbedingungen in den 12 Monaten vor Indexaufenthalt (n = 67)

	n = 67 depressive Reaktion x 309.0/1	s	n = 67 Kontrollgruppe x	s
Ereignisse gesamt	6,8**	4,0	1,3	1,4
Ereignisse KU	1,0	1,2	0,6	0,9
Chronische Bedingungen gesamt	15,4**	6,9	4,7	5,5
Chronische Bedingungen KU	2,7**	3,9	1,1	2,5
Ereignisse und chronische Bedingungen				
Faktor unerwünscht KU	1,6**	2,4	0,6	1,3
Faktor nicht kontrollierbar KU	1,7**	2,5	0,6	1,3
Wiederanpassungswert KU	11,8**	14,3	5,1	7,9
Gewinn KU	2,0*	3,1	1,1	2,3
Verlust KU	1,6**	2,4	0,6	1,3
Verantwortlich KU	1,1**	1,7	0,4	1,1
Positiv KU	2,0*	3,1	1,1	2,3
Negativ KU	1,6**	2,4	0,6	1,3
Erwünscht KU	2,0*	3,1	1,1	2,3
Belastend KU	1,9*	3,1	1,1	2,3

KU krankheitsunabhängig
* p < 0,05 (U-Test, zweiseitig getestet)
** p < 0,01

deutlich macht, handelt es sich dabei auch um für die Patienten/Probanden vorteilhafte Ereignisse. Zusätzlich fällt die hohe Anzahl chronischer Lebensbedingungen auf, die die reaktiv Depressiven im Gegensatz zu der Kontrollgruppe aufwiesen. Hier weisen die reaktiv Depressiven auch mehr krankheitsunabhängige chronische Lebensbedingungen auf. Schließlich weist die Patientengruppe auch mehr krankheitsunabhängige, nach objektivierten Parametern weiter aufgeschlüsselte, akute Ereignisse und chronische Lebensbedingungen auf als die Kontrollgruppe.

Schlüsselt man die einzelnen Ereignisse weiter auf und interpretiert sie im Hinblick auf objektivierte Ereignisparameter (s. 2.4.1.3), so steht bei der Häufigkeit der Nennungen der Bereich "Ehe" im Vordergrund. In diesem Bereich sind es vor allem allgemeine Verständigungsprobleme, schwere Auseinandersetzungen, Beendigungen von Beziehungen und die Tatsache, daß der Partner eine zusätzliche Beziehung hat. Diese Ereignisse werden als besonders belastend erlebt, als Verlustereignisse angesehen und als unerwünscht betrachtet. Als positive und erwünschte Ereignisse im Bereich "Ehe" werden längere Zeiten einer Partnerschaft, die als sehr befriedigend beschrieben wurden, angesehen, zusätzlich der Beginn einer neuen Beziehung sowie die Tatsache, mit einem Partner zusammengezogen zu sein. Im beruflichen Bereich waren es v. a. Überforderungen in der Arbeit und andere berufliche Probleme, Spannungen in der Arbeit, Arbeitsplatzverlust und Aufgabe der Arbeit, die als besonders belastend, als Verlustereignisse und als unerwünscht angesehen wurden. Als positiv und erwünscht spielte lediglich die Beförderung an der Arbeitsstelle und über einen Zeitraum von mindestens drei Monaten große Freude an der Arbeit eine Rolle. Für den Bereich "Kinder" wurden am häufigsten Auseinandersetzungen mit und Freude an den Kindern genannt. Im Bereich "Familie" waren es eine schwere Erkrankung von seiten der Angehörigen, ein Angehöriger im Krankenhaus, schwere Auseinandersetzungen mit Angehörigen bzw. eine überaus gute Beziehung zu Angehörigen über mindestens einen Zeitraum von 3 Monaten. Schließlich im Bereich "soziale Beziehungen" waren es fehlende Freunde, Schwierigkeiten mit Freunden, Beendigung einer Freundschaft, die als negativ, unerwünscht und besonders belastend erlebt wurden, während die Tatsache, eine Freundschaft begonnen zu haben und über einen längeren Zeitraum als sehr befriedigend erlebt zu haben, als positiv bzw. erwünscht eingestuft wurde. Im Bereich "Gesundheit" waren es die Items einer schweren körperlichen Erkrankung und eines längeren Krankenhausaufenthalts des betreffenden Patienten. Schließlich waren finanzielle Schwierigkeiten, Verschuldung und Gerichtsverfahren noch zusätzlich häufig genannte belastende Lebensereignisse.

Die positiven Ereignisse betrafen also vornehmlich längere Zeiten von Beziehungen, die positiv eingestuft wurden, den Neubeginn einer Beziehung sowie die Tatsache, mit dem Partner in eine Wohnung gezogen zu sein. Da in der Patientengruppe oftmals Trennungen von den Partnern oder der Partner auftraten, die Beziehung also ziemlich instabil waren im Vergleich zu der Normalbevölkerungsstichprobe, wundert es nicht, daß auch die positiven Ereignisse, d. h. neue und zumindest kurzfristige, befriedigende Beziehungen zu einem festen Partner überwogen.

Unkontrollierbare Ereignisse der Patientengruppe waren folgende: Der Partner hat eine zusätzliche sexuelle Beziehung aufgenommen sowie schwerwiegende Erkrankungen und längerdauernde Krankenhausaufenthalte von Angehörigen. Schließlich mußte zwangsläufig die Wiederanpassungsleistung (Holmes u. Rahe 1967) der Patientengruppe erhöht sein, da sowohl negative wie positive Ereignisse von Holmes u. Rahe als Ereignisse eingestuft wurden, die eine erhöhte Wiederanpassungsleistung erfordern.

Schlüsselt man die Lebensereignisse nach Lebensbereichen auf (s. Abbildung 3.8), ergibt sich folgendes Bild.

In sämtlichen Lebensbereichen weisen die reaktiv Depressiven gehäuft kritische Lebensereignisse und/oder chronische Lebensbedingungen auf, außer im Bereich "Tod eines nahen Angehörigen".

Ein Grund für die gehäuften Nennungen von Ereignissen durch die depressiven Patienten könnte die depressive Verstimmung darstellen. Dann wäre allerdings nicht zu erwarten gewesen, daß auch vorteilhafte Ereignisse gehäuft gegenüber der Kontrollgruppe genannt wurden. Ein zweiter Grund könnte darin liegen, daß die Probanden der Kontrollgruppe sich an Lebensereignisse der letzten 8 Jahre erinnern mußten, während die Patienten nur die Lebensereignisse des letzten Jahres sich in das Gedächtnis zurückrufen mußten und damit in ihren Angaben präziser waren, wenn es sich um nicht so bedeutsame Lebensereignisse wie den Tod eines nahen Angehörigen handelte. Dagegen spricht allerdings die Untersuchung von Dehmel u. Wittchen (1984), die innerhalb von 8 Jahren lediglich eine Reduktion der jährlich berichteten Lebensereignisse von 20% zeigen konnte.

In der Übersichtsarbeit von Lloyd (1980) wurde in vielen Studien das gehäufte Auftreten von Verlustereignissen vor dem Ausbruch depressiver Erkrankungen berichtet. Dies trifft explizit auch auf die reaktiv Depressiven zu, da Partnerschaftsprobleme ein Verlustereignis darstellen. Daß auch gehäuft vorteilhafte Lebensereignisse bei akut Depressiven auftreten, wurde zum ersten Mal von Tennant et al. (1981), allerdings nach Abklingen der depressiven Verstimmung, berichtet, nicht jedoch bei (chronisch) neurotisch Depressiven (Wittchen 1987). Dies könnte einmal als Hinweis auf eine günstige Prognose

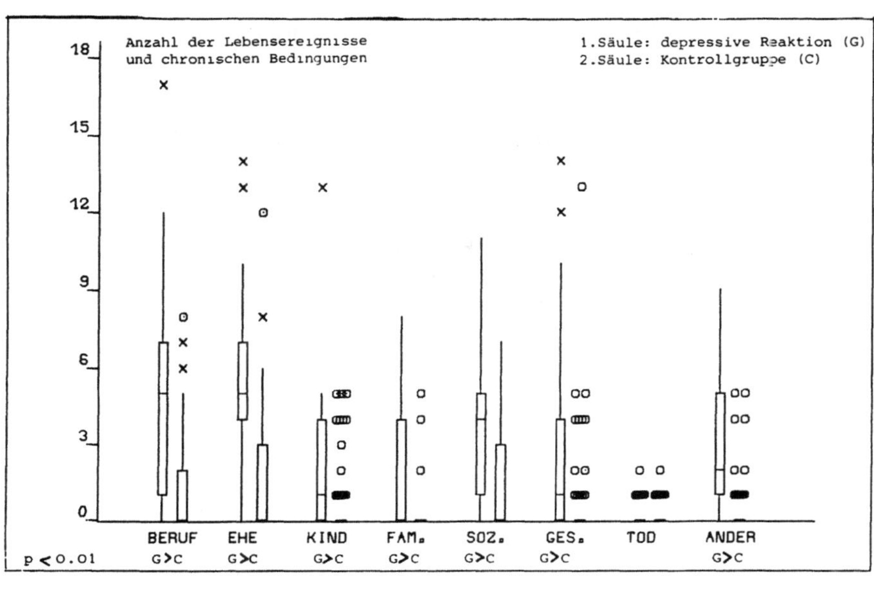

BERUF = Beruf/Ausbildung/Haushalt
EHE = Ehe/Partnerbeziehung
KIND = Kinder/Schwangerschaft
FAM. = Herkunftsfamilie
SOZ. = Soziale Kontakte/Freizeitaktivitäten
GES. = Gesundheit
TOD Tod
ANDER Wohnung/Finanzen/Gericht

\- Median
○ near outlier
x far outlier

Abb. 3.8. Verteilungsanalyse der Lebensereignisse und chronische Bedingungen in den 12 Monaten vor Indexaufnahme (n = 67) Legende zum Boxplot s. Abbildung 3.6

gedeutet werden oder als Hinweis auf eine erhöhte Wiederanpassungsleistung im Sinne einer erhöhten Belastung für das Individuum, obwohl es sich um vorteilhafte Lebensereignisse und chronische Bedingungen handelte (Holmes u. Rahe 1967). Schließlich wäre daran zu denken, daß die Verlustereignisse im speziellen oder die belastenden Ereignisse im allgemeinen nicht durch die gehäuften vorteilhaften Ereignisse ausgeglichen werden konnten.

3.7 Prämorbide Persönlichkeit, Persönlichkeitsstörungen, Persönlichkeitsstrukturen

Zur Erfassung von Persönlichkeitsvariablen wurden 3 verschiedene Aspekte von Persönlichkeit ausgewählt: Die prämorbide Persönlichkeit, dimensional erfaßt,

Persönlichkeit und Persönlichkeitsstörungen, kategorial erfaßt, und die Persönlichkeitsstruktur im Sinne der Psychoanalyse.

3.7.1 Prämorbide Persönlichkeit (PPI)

Bei einem Vergleich der prämorbiden Persönlichkeit der reaktiv Depressiven mit einer nach Alter und Geschlecht parallelisierten Normalbevölkerungsstichprobe zeigte sich folgendes Bild (s. Abbildung 3.9).

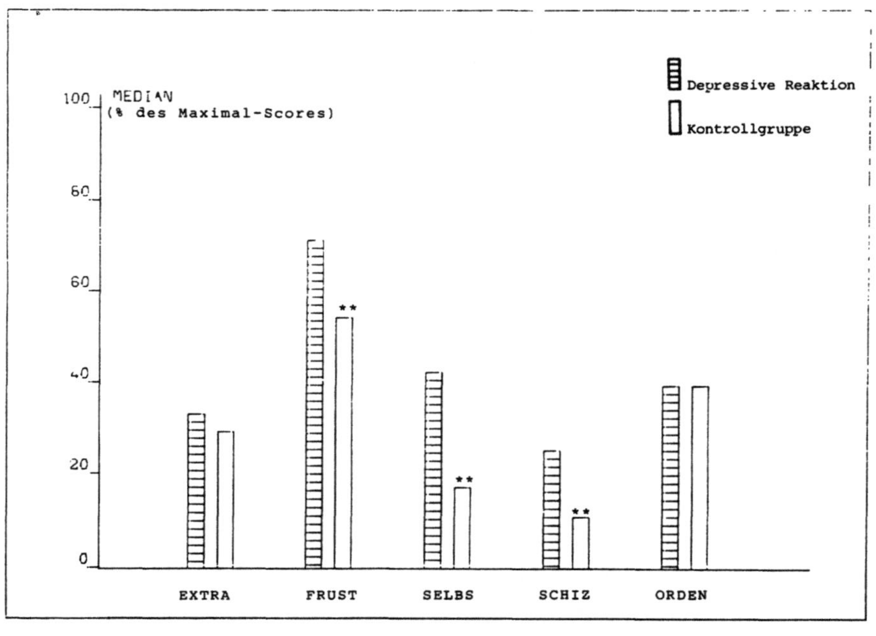

Legende: EXTRA: Extraversion
FRUST: Frustrationsintoleranz
SELBS: Selbstunsicherheit
SCHIZ: Schizoidie
ORDEN: Ordentlichkeit

** p<0.01 (U-Test)

Abb. 3.9. Vergleich der reaktiv Depressiven mit einer Kontrollgruppe anhand des PPI (n = 76)

Die reaktiv Depressiven wiesen eine signifikant erhöhte Frustrationsintoleranz, Selbstunsicherheit und Schizoidie auf. Dieses Muster ist typisch für neurotische Patienten überhaupt (von Zerssen 1982). In der Studie von Hirschfeld et al. (1983), die Patienten während einer depressiven Verstimmung und nach einer vollständigen oder nur teilweisen Rückbildung der Depression untersuchten, wurden die Faktoren "emotional strength", "interpersonal dependency" und "extraversion" durch die Depression beeinflußt. Die Erhebung von "rigidity", "level of activity" und "dominance" veränderte sich dagegen nach der Rückbildung der Symptomatik nicht. Während der Faktor "Rigidität" in der Untersuchung von Hirschfeld et al. (1983) vielleicht noch am ehesten mit dem Faktor "Ordentlichkeit" zu vergleichen ist, können von Seiten des PPI die Faktoren "Schizoidie" und "Selbstunsicherheit" nicht ohne weiteres mit den Faktoren "emotional strength" und "interpersonal dependency" verglichen werden.

3.7.2 Persönlichkeitsstörungen nach ICD-9 und DSM-III (SIDP)

Die Zusatzdiagnose einer Persönlichkeitsstörung wurde von seiten der behandelnden Ärzte für die Gesamtgruppe (n = 76) nach ICD-9 gestellt. Für eine Teilgruppe von 30 Patienten konnte die Zusatzdiagnose einer Persönlichkeitsstörung nach DSM-III mittels eines halbstandardisierten Interviews, dem SIDP, ermittelt werden.

Bei 38 Patienten wurde nach ICD-9 die Diagnose einer Persönlichkeitsstörung gestellt, d.h. bei der Hälfte (50%) aller Patienten. 18 Patienten (50%) erhielten die Diagnose einer hysterischen Persönlichkeitsstörung, 8 Patienten (21%) die Diagnose einer "anderen Persönlichkeitsstörung". Diese Gruppe enthielt v. a. narzißtische und Borderline Persönlichkeitsstörungen. Viermal (11%) wurde noch die Diagnose einer schizoiden Persönlichkeitsstörung, 6mal (16%) die Diagnose einer zyklothymen Persönlichkeitsstörung, je 1mal (3%) die Diagnose einer paranoiden Persönlichkeit und einer asthenischen Persönlichkeit gestellt.

Da das SIDP erst im 2. Erhebungsjahr (1984) eingesetzt wurde, konnten nur 30 Patienten von allen 76 Patienten interviewt werden. Es stellte sich also die Frage, inwieweit diese 2. Gruppe von Patienten für die Gesamtgruppe von 76 Patienten repräsentativ ist. Die Verteilung von "adjustment disorders" und "major depressions" der 30 Patienten entsprach der Verteilung in der Gesamtgruppe der 76 Patienten. Da die soziodemographischen und biosozialen Variablen der 30 Patienten sich ebenfalls nicht signifikant von der der Gesamtgruppe der 76 Patienten unterschieden, kann man von einer repräsentativen Teilstichprobe der 30 Patienten ausgehen. Die Übereinstimmung bezüglich des Kriteriums "Persönlichkeitsstörung" war zwischen ICD-9 und DSM-III (SIDP) recht gut: Bei 70% der Patienten war eine Übereinstimmung festzustellen, so daß die im folgenden näher beschriebene Gruppe der Patienten, die die Diagnose einer Persönlichkeitsstörung nach DSM-III erhalten hatten, als weitgehend repräsentativ für die Gesamtgruppe aller Persönlichkeitsstörungen gelten kann.

Tabelle 3.12 gibt die Diagnosen der Achse II des DSM-III wieder.

Tabelle 3.12. Diagnosen der 2. Achse des DSM-III (n = 30) (Mehrfachdiagnosen möglich)

Schizoid Personality Disorder	1	3%
Schizotypal Personality Disorder	1	3%
Compulsive Personality Disorder	1	3%
Histrionic Personality Disorder	7	23%
Dependent Personality Disorder	3	10%
Borderline Personality Disorder	6	20%
Other	1	3%
Keine Persönlichkeitsstörung	15	50%
Diagnosenkombinationen:		
Histrionic PD, Borderline PD	2	
Dependent PD, Borderline PD	1	
Schizotypal PD, Histrionic PD, Borderline PD	1	

15 Patienten erhielten mittels des SIDP die Diagnose eine Persönlichkeitsstörung nach DSM-III, das ist die Hälfte aller Patienten. Die am häufigsten vorkommenden Persönlichkeitsstörungen sind die "histrionic personality disorder" (7), die "borderline personality disorder" (6) und die "dependent personality disorder" (3). Alle anderen Persönlichkeitsstörungen spielen keine bedeutende Rolle.

Da die Anzahl der Persönlichkeitsstörungen in dieser Teilstichprobe sehr klein ist, konnte nur bei der "histrionic personality disorder" und bei der "borderline personality disorder" auf Kriterienebene eine genauere Beschreibung der Persönlichkeitszüge, die zur depressiven Reaktion prädisponieren, erfolgen (s. Tabelle 3.13 und 3.14).

Alle Patienten mit der Diagnose einer "histrionic personality disorder" erfüllten die Kriterien "drawing of attention" und "irrational, angry outbursts", wobei letzteres Kriterium auch bei Patienten ohne "histrionic personality" relativ weit verbreitet ist. Außerdem weisen diese Patienten, wie zu erwarten ist, häufiger manipulative Suizidversuche auf und zeigen häufiger egozentrische Verhaltensweisen.

Als aussagekräftigstes Kriterium für die Diagnose einer Borderlinepersönlichkeit erwiesen sich in unserer Stichprobe die Kriterien "impulsivity" und "identity disturbances", wobei letzteres Kriterium eine relativ niedrige Spezifität aufweist, d.h. auch bei Patienten ohne Borderlinepersönlichkeit relativ weit verbreitet ist.

Tabelle 3.13. "Sensitivity" und "specifity" der einzelnen DSM-III-Kriterien für die Diagnose einer hysterischen Persönlichkeitsstörung

DSM-III-Kriterien	Specifity	Sensitivity
A1 Self-dramatization	.88	.57
A2 Drawing of attention	.88	1.00
A3 Craving for activity	.73	.71
A4 Overreaction	.54	.57
A5 Outbursts	.69	1.00
B1 Shallow, lacking genuiness	.85	.57
B2 Egocentric	.77	.86
B3 Vain and demanding	.92	.57
B4 Dependent, helpless	.23	.57
B5 Manipulative suicide gestures	.62	.86
base rate 0.21		

Tabelle 3.14. "Sensitivity" und "specifity" der einzelnen DSM-III-Kriterien für die Diagnose einer Borderlinepersönlichkeitsstörung

DSM-III-Kriterien	Specifity	Sensitivity
A1 Impulsivity	.85	1.00
A2 Unstable relationships	.85	.50
A3 Intense anger	.52	.57
A4 Identity disturbances	.63	1.00
A5 Affective instability	.67	.50
A6 Intolerance of being alone	.85	.50
A7 Self-damaging acta	.81	.67
A8 Emptiness/boredom	.89	.50
base rate 0.18		

Verschafft man sich einen Überblick über die Kriterien, die am häufigsten von allen 30 Patienten genannt wurden, unabhängig davon, ob sie die Diagnose einer Persönlichkeitsstörung erfüllten oder nicht, ergibt sich folgendes Bild: Mindestens 40% aller Patienten gaben an, daß sie überempfindlich gegen Kritik sind, bei nichtbedeutsamen Anlässen überreagieren und heftige Gefühlsausbrüche haben. Sie sind abhängig in Beziehungen und ordnen ihre eigenen Bedürfnisse den Bedürfnissen anderer unter. Weiterhin berichteten mindestens 40% aller Patienten, daß sie ihre Wut nicht steuern können und unter schweren Identitätsstörungen mit Entschlußlosigkeit leiden.

Für die Entwicklung einer depressiven Reaktion scheinen also neben einem allgemein neurotischen Muster mit mangelnder Frustrationstoleranz, Schizoidie, Selbstunsicherheit spezielle Persönlichkeitszüge wie Kritikempfindlichkeit, Tendenz zur emotionalen Überreaktion und Impulsivität, Abhängigkeit in zwischenmenschlichen Beziehungen und Identitätsstörungen zu depressiven Reaktionen zu prädisponieren.

3.7.3 Persönlichkeitsstrukturen

Von den behandelnden Ärzten wurde bei jedem Patienten, sofern möglich, eine Persönlichkeitsstruktur im Sinne der Psychoanalyse diagnostiziert, wobei allerdings Borderlinepersönlichkeitsstrukturen nicht extra vermerkt waren (s. auch 2.4.2.2).

43% der Patienten erhielten die Diagnose einer depressiven Persönlichkeitsstruktur, 31% einer hysterischen Persönlichkeitsstruktur, 19% einer narzißtischen Persönlichkeitsstruktur und 4% einer anankastischen Persönlichkeitsstruktur. Bei 8% der Patienten wurde von seiten des behandelnden Arztes keine Strukturdiagnose gestellt.

Bemerkenswert ist dabei der hohe Anteil depressiver Persönlichkeitsstrukturen, was auf einen Bias in Richtung der Beurteilung von "State"- anstelle von "Trait"-variablen hinweist. Narzißtische Persönlichkeitsstrukturen treten dagegen im Gegensatz zu DSM-III gehäuft auf. In einem späteren Abschnitt (3.9.3.2) wird auf dieses Problem noch einmal eingegangen werden.

3.8 Ergebnisse zur deskriptiven Validität der Diagnose "depressive Reaktion"

In den vorausgegangenen Abschnitten stellte sich die Gruppe der 76 reaktiv depressiven Patienten als recht homogen dar, was die diagnostische Einordnung in die Klassifikationsschemata der RDC und DSM-III, was den Verlauf der psychopathologischen Symptomatik während des Indexaufenthalts, was den sozialpsychologischen Befund vor Indexaufenthalt, was die Lebensereignisse vor Indexaufenthalt und die Art der Persönlichkeitsstörungen betrifft.

Die Frage erhebt sich nun, inwieweit sich die Gruppe reaktiv Depressiver von neurotisch Depressiven unterscheidet. Zu diesem Zweck wurde eine Vergleichsgruppe neurotisch depressiver Patienten (n = 36) gewählt, die auf der Abteilung Erwachsenenpsychiatrie des Max-Planck-Instituts für Psychiatrie in den Jahren 1981-1984 stationär behandelt worden war (s. 2.8.3). Dabei durften die Patienten als einzige zusätzliche Diagnose die einer Persönlichkeitsstörung aufweisen, um beide Gruppen möglichst vergleichbar zu machen. 16 Patienten wiesen die Diagnose einer Persönlichkeitsstörung auf (44%), was der Verteilung bei den reaktiv Depressiven entspricht (38 Patienten = 50%). Bei der Art der Persönlichkeitsstörung handelte es sich bei den neurotisch Depressiven um 8 Patienten mit hysterischen Persönlichkeitsströrungen, um 5 Patienten mit anderen Persönlichkeitsstörungen und um 3 Patienten mit passiv-abhängigen Persönlichkeitsstörungen. Auch die Art der Persönlichkeitsstörungen der neurotisch Depressiven ähnelt sehr der Art der Persönlichkeitsstörungen der reaktiv Depressiven (s. 3.9.2).

Tabelle 3.15 gibt die soziodemographische Charakteristik der neurotisch Depressiven (n = 36) im Vergleich zu den reaktiv Depressiven (n = 76) wieder.

Tabelle 3.15. Soziodemographische Charakteristik neurotisch Depressiver (n = 36) vs. reaktiv Depressiver (n = 76)

	n = 76 Depressive Reaktion (ICD-9:309.0/1)		n = 36 Neurotische Depression (ICD-9:300.4)	
Alter:				
20-29 Jahre	34	45%	13	36%
30-39 Jahre	15	20%	8	22%
40-49 Jahre	21	28%	12	33%
50-59 Jahre	5	7%	3	8%
> 60 Jahre	1	1%	-	-
x s	34.5	10.4	35.7	10.5
Geschlecht:				
männlich	17	22%	6	17%
weiblich	59	78%	30	83%
Familienstand:				
ledig	30	39%	21	58%
verheiratet	28	37%	8	22%
geschieden/getrennt	16	21%	5	14%
verwitwet	2	3%	2	6%
Berufsstand:				
berufstätig	53	70%	25	69%
in Ausbildung	5	6%	6	17%
arbeitslos	4	5%	-	-
berentet	1	1%	-	-
Hausfrau	11	14%	5	14%
anderes	2	3%	-	-

Zwischen den beiden Gruppen fanden sich hinsichtlich Geschlechterverteilung keine signifikanten Unterschiede. In der Altersverteilung hingegen stellt sich eine leichte, aber nicht signifikante Verschiebung zwischen den Altersgruppen reaktiv und neurotisch Depressiver dar. In der Altersgruppe zwischen 20 und 29 Jahren standen 36% neurotisch Depressive 45 % reaktiv Depressiven gegenüber, in der Alterstufe 30-39 Jahren 22% neurotisch Depressive 20% reaktiv Depressiven und in der Altersstufe 40-49 Jahre 33% neurotisch Depressive 28% reaktiv Depressiven. Jenseits des Alters von 50 Jahren waren in beiden Gruppen 8% der Patienten zu finden. Das Durchschnittsalter war jedoch bei reaktiv und neurotisch Depressiven nicht sehr verschieden (reaktiv Depressive: 34,5 Jahre, neurotisch Depressive 35,7 Jahre).

Hinsichtlich des Familienstands waren trotz des etwas höheren Durchschnittsalters mehr neurotisch Depressive als reaktiv Depressive ledig, ohne daß der Unterschied eine statistische Signifikanz erreichte. Bei beiden Gruppen waren jeweils 3% der Patienten verwitwet. Beide Gruppen waren zu je zwei Drittel berufstätig bzw. in Ausbildung befindlich.

Trotz einer signifikant ($p = 0{,}01$) längeren Verweildauer neurotisch Depressiver bei Indexaufenthalt (78,8 vs. 13,7 Tage) mußten beinahe die Hälte der neurotisch depressiven (46%) und ein Drittel (33%) der reaktiv depressiven Patienten als wenig gebessert aus der Indexbehandlung entlassen werden. Während die längere Verweildauer bei den neurotisch Depressiven auch aufgrund eines anderen, längerfristig angelegten Behandlungskonzepts erklärt werden könnte, spricht die geringere Besserung der neurotisch Depressiven bei Entlassung gegen eine nur durch ein unterschiedliches Therapiekonzept bedingte Differenz der stationären Aufenthaltsdauer zwischen neurotisch und reaktiv Depressiven.

3.8.1 Psychopathologie (IMPS) und psychische Beschwerden (BL/BL', PDS)

Der Vergleich psychopathologischer Variablen umfaßte die IMPS als Fremdbeurteilungsskala sowie BL, PDS als Selbstbeurteilungsskalen.

Aus Abbildung 3.10. geht hervor, daß die Gruppe der neurotisch Depressiven gegenüber den reaktiv Depressiven höhere Werte in den Syndromen "conceptual disorientation", "impaired functioning" und "obsessive phobic" aufweist, während die Gruppe der reaktiv Depressiven gegenüber den neurotisch Depressiven höhere Werte in dem Syndromen "excitement" und "hostile belligerence" zeigte. Die Gruppe der neurotisch Depressiven erscheint demnach depressiver ("impaired functioning"), die Gruppe der reaktiv Depressiven feindseliger und erregter ("hostile belligerence", "excitement").

Aus Abbildung 3.11 ist zu ersehen, daß bei den neurotisch Depressiven auch zum Zeitpunkt der Entlassung der Wert "impaired functioning" noch erhöht ist (die gestrichelte Linie gibt die Normalwerte einer repräsentativen Bevölkerungsstichprobe wieder), während bei den reaktiv Depressiven dieser Wert im Normbereich liegt. "Impaired functioning" ist ein relativ sensibler Indikator für weiter bestehende deutlicher ausgeprägte depressive Verstimmungen (Hiller et al. 1986). Die reaktiv Depressiven weisen hingegen im Vergleich zu den neurotisch Depressiven signifikant erhöhte Werte in den Syndromen "excitement", "grandiose expansiveness" und "conceptual disorganization" auf. "Grandiose

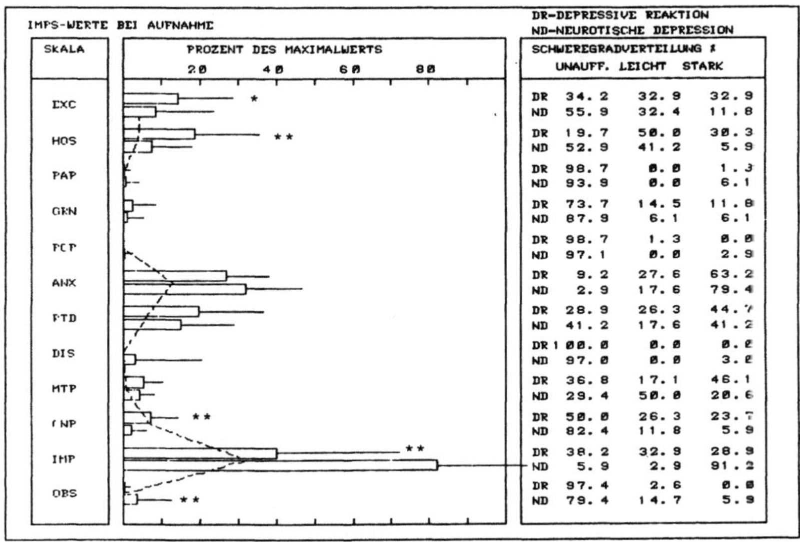

SKALA		SCHWEREGRADVERTEILUNG % UNAUFF.	LEICHT	STARK
EXC	DR	34.2	32.9	32.9
	ND	55.9	32.4	11.8
HOS	DR	19.7	50.0	30.3
	ND	52.9	41.2	5.9
PAR	DR	98.7	0.0	1.3
	ND	93.9	0.0	6.1
GRN	DR	73.7	14.5	11.8
	ND	87.9	6.1	6.1
PCP	DR	98.7	1.3	0.0
	ND	97.1	0.0	2.9
ANX	DR	9.2	27.6	63.2
	ND	2.9	17.6	79.4
RTD	DR	28.9	26.3	44.7
	ND	41.2	17.6	41.2
DIS	DR	100.0	0.0	0.0
	ND	97.0	0.0	3.0
MTR	DR	36.8	17.1	46.1
	ND	29.4	50.0	20.6
CNP	DR	50.0	26.3	23.7
	ND	82.4	11.8	5.9
IMP	DR	38.2	32.9	28.9
	ND	5.9	2.9	91.2
OBS	DR	97.4	2.6	0.0
	ND	79.4	14.7	5.9

* $p < 0.05$ (U-Test, zweiseitig getestet)
** $p < 0.01$

EXC: excitement. HOS: hostile belligerence. PAR: paranoid projection. GRN: grandiose expansiveness. PCP: perceptual distortion. ANX: anxious depression. RTD: retardation and apathy. DIS: disorientation. MTR: motor disturbances. CNP: conceptual disorganization. IMP: impaired functioning. OBS: obsessive-phobic.

Abb. 3.10. Objektiver Befund: Vergleich der IMPS-Aufnahmewerte und Verteilungstabelle für neurotische Depressionen (n = 35) und depressive Reaktionen (n = 76)

expansiveness" ist bei den reaktiv Depressiven durch das gehäufte Auftreten des Symptoms "Selbstüberschätzung", "conceptual disorganization" durch das gehäufte Auftreten des Symptoms "Weitschweifigkeit" bedingt. Das Syndrom "excitement" bleibt im Gegensatz zum Syndrom "hostile belligerence" bei den reaktiv Depressiven auch bei Entlassung erhöht. Es deutet auf ein erhöhtes Aktivitätsniveau des reaktiv Depressiven gegenüber den neurotisch Depressiven hin, evt. auch auf ein eher extravertiertes Verhalten (s. 3.8.2) hin.

Wie sieht das psychopathologische Bild nun auf der Ebene der Selbstbeurteilung aus? Abbildung 3.12 gibt den subjektiven Befund bei Aufnahme und Entlassung im Vergleich depressiver Reaktionen vs. neurotische Depressionen wieder.

Bezüglich der Faktoren "Depressivität" (D) und "allgemeine Beschwerden" (BL) weisen die neurotisch Depressiven höhere Werte sowohl bei Aufnahme als auch bei Entlassung auf, nicht jedoch hinsichtlich der Werte für "paranoide

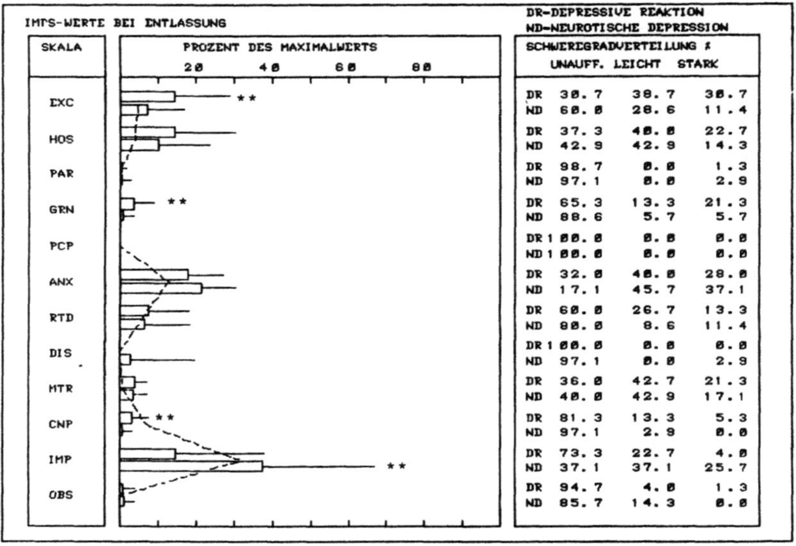

** $p < 0.01$ (U-Test, zweiseitig getestet)

EXC: excitement. HOS: hostile belligerence. PAR: paranoid projection. GRN: grandiose expansiveness. PCP: perceptual distortion. ANX: anxious depression. RTD: retardation and apathy. DIS: disorientation. MTR: motor disturbances. CNP: conceptual disorganization. IMP: impaired functioning. OBS: obsessive-phobic.

Abb. 3.11. Objektiver Befund: Vergleich der IMPS-Entlassungswerte und Verteilungswerte für neurotische Depressionen (n = 35) und depressive Reaktionen (n = 70)

Tendenzen" (P). Im Gegensatz zu den reaktiv Depressiven sind die Depressivitätswerte (D) bei neurotisch Depressiven auch bei Entlassung noch als pathologisch anzusehen.

Der mittels der IMPS erhobene objektivierte Befund und die Selbstbeurteilungsskalen bestätigen den globalen Entlassungsbefund der behandelnden Ärzte. Trotz einer signifikant höheren Verweildauer in der Klinik sind neurotisch Depressive bei Entlassung depressiver und insgesamt psychopathologisch auffälliger als reaktiv Depressive.

3.8.2 Prämorbide Persönlichkeit (PPI)

Abbildung 3.13 zeigt die prämorbide Persönlichkeit (PPI) der neurotisch Depressiven im Vergleich zu den reaktiv Depressiven.

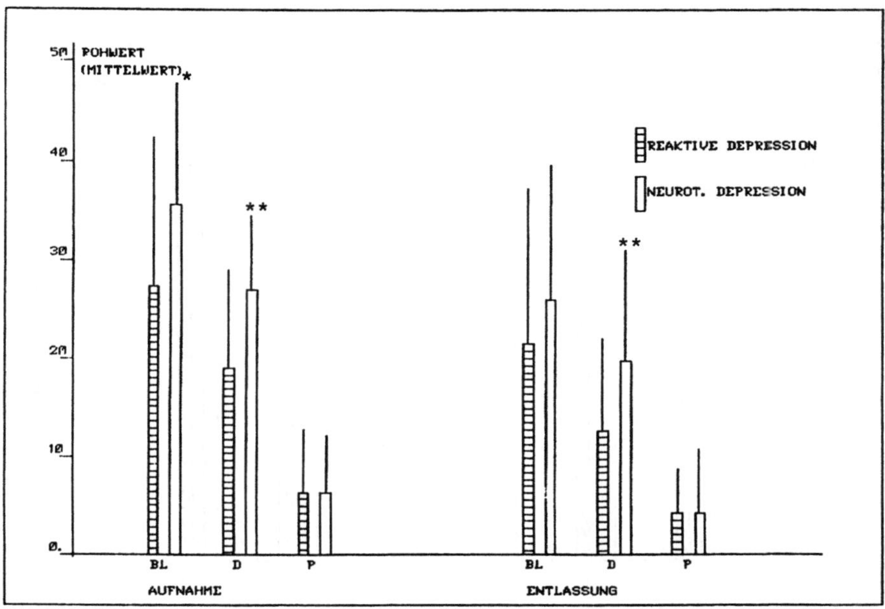

* $p < 0.05$ (U-Test, zweiseitig getestet)

** $p < 0.01$

Abb. 3.12. Subjektiver Befund (BL, PDS): Vergleich der Aufnahme- und Entlassungswerte für depressive Reaktionen (n = 70) und neurotische Depressionen (n = 27)

Aus Abbildung 3.13. wird deutlich, daß die neurotisch Depressiven auffälliger sind als die reaktiv Depressiven in den Werten Selbstunsicherheit, Schizoidie und Frustrationsintoleranz. Die reaktiv Depressiven weisen signifikant höhere Werte bezüglich des Faktors Extraversion auf, was für weniger gestörtes Verhalten spricht. Hinsichtlich ihrer Persönlichkeit sind also die neurotisch Depressiven auffälliger als die reaktiv Depressiven.

Zusammenfassend kann man sagen, daß bezüglich der soziodemographischen Daten die Altersstufe 30- bis 39jähriger bei den neurotisch Depressiven, die Alterstufe der 20- bis 29jährigen bei den reaktiv Depressiven überrepräsentiert zu sein scheint. Signifikante Unterschiede in den soziodemographischen Variablen beider Untersuchungsgruppen konnten allerdings nicht festgestellt werden.

Die neurotisch Depressiven benötigten gegenüber den reaktiv Depressiven eine längere stationäre Behandlung und waren häufiger, im Hinblick auf ihre psychopathologische Symptomatik im allgemeinen und der depressiven Sympto-

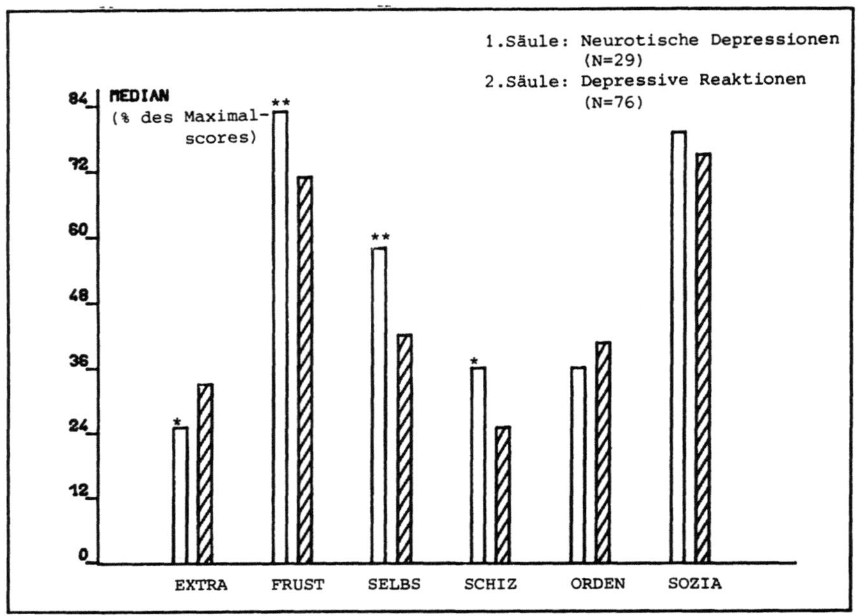

Legende: EXTRA: Extraversion
FRUST: Frustrationsintoleranz
SELBS: Selbstunsicherheit
SCHIZ: Schizoidie
ORDEN: Ordentlichkeit
SOZIA: Soziale Erwünschtheit

* $p < 0.05$
** $p < 0.01$ (U-Test, zweiseitig getestet)

Abb. 3.13. Die prämorbide Persönlichkeit (PPI). Neurotisch Depressive (n = 29) vs. reaktiv Depressive (n = 76)

matik im speziellen, zum Zeitpunkt der Entlassung nicht remittiert. Sie ähneln in ihrem Symptommuster mehr den neurotisch Depressiven, die von Bronisch et al. (1985) nach durchschnittlich 6-8 Jahren mit denselben Untersuchungsinstrumenten (IMPS, BL, PDS) nachuntersucht worden waren, und weniger den reaktiv Depressiven. In der Untersuchung von Bronisch et al. wiesen die IMPS-Werte keine Besserungstendenzen auf (diese fehlende Besserungstendenz war meistens bedingt durch das Syndrom "impaired functioning", wenn der Vergleich zwischen Indexentlassung und Katamnesezeitpunkt gewählt wurde). Die nachuntersuchten neurotisch Depressiven zeigten allerdings im Vergleich Indexentlassung vs. Katamnesezeitpunkt eine, wenn auch nur leichte, Besserungstendenz hinsichtlich der BL- und D-Werte. Von vielen klinischen

Untersuchungen ist jedoch bekannt, daβ kurz vor der Entlassung aus einer stationären Behandlung sich die subjektive Befindlichkeit der Patienten wieder etwas verschlechtert, während der den psychopathologischen Zustand beurteilende Arzt einen vom aktuellen Zustand abweichenden Eindruck des Verlaufs der letzten Tage der stationären Behandlung wiedergibt (von Zerssen u. Cording 1978).

Auch im Hinblick auf die prämorbide Persönlichkeit erwiesen sich die neurotisch Depressiven gestörter als die reaktiv Depressiven. Ob die gestörte Persönlichkeit der neurotisch Depressiven als Ursache für die Chronifizierung der Symptomatik verantwortlich zu machen ist oder eine Folge des chronischen Verlaufes der Erkrankung ist (Akiskal et al. 1983), läβt sich nicht klären.

3.9 Beschreibung der 6 Untergruppen der Gesamtstichprobe

Aus der Gesamtstichprobe lassen sich 6 Untergruppen von klinischer Relevanz isolieren, die sich jeweils paarweise vergleichen lassen. Eine ausreichend symmetrische Verteilung läβt zudem eine sinnvolle statistische Auswertung zu. Es sind folgende Paare, die in den nächsten 3 Abschnitten miteinander verglichen werden sollen: Patienten mit "adjustment disorders with depressed mood" (DSM-III) vs. Patienten mit "major depressive disorders" (DSM-III); Patienten mit Persönlichkeitsstörungen (ICD-9) vs. Patienten ohne Persönlichkeitsstörungen (ICD-9); Patienten mit Suizidversuch vs. Patienten ohne Suizidversuch in der Vorgeschichte.

3.9.1 Patienten mit "adjustment disorders with depressed mood" (DSM-III) vs. Patienten mit "major depressive disorders" (DSM-III)

Bezüglich des Vergleichs dieser beiden Gruppen wurde von den Vierwochenquerschnittdiagnosen der DSM-III ausgegangen. Dabei wurden alle Patienten, die keine "major depression" oder "adjustment disorder with depressed mood" aufwiesen, nicht berücksichtigt. Ausgeschlossen wurden somit 9 Patienten, die andere als die oben genannten Diagnosen zeigten. Damit bestand die zu untersuchende Gruppe nur noch aus 67 Patienten (20 Patienten mit der Diagnose "adjustment disorder with depressed mood", 47 Patienten mit der Diagnose "major depressive disorder" oder auch "major depression" genannt.)

Da sich nach den Kriterien der DSM-III die Diagnose einer "major depressive disorder" sowohl nach der Anzahl der Symptome als auch nach der Zeitdauer der depressiven Verstimmung und der Symptome richtet, könnte grundsätzlich aus den "adjustment disorders with depressed mood" während des weiteren Krankheitsverlaufs noch "major depressed disorders" werden. Um diese Möglichkeit auszuschließen, wurde der Verlauf der Befindlichkeit zwischen den beiden Gruppen analysiert.

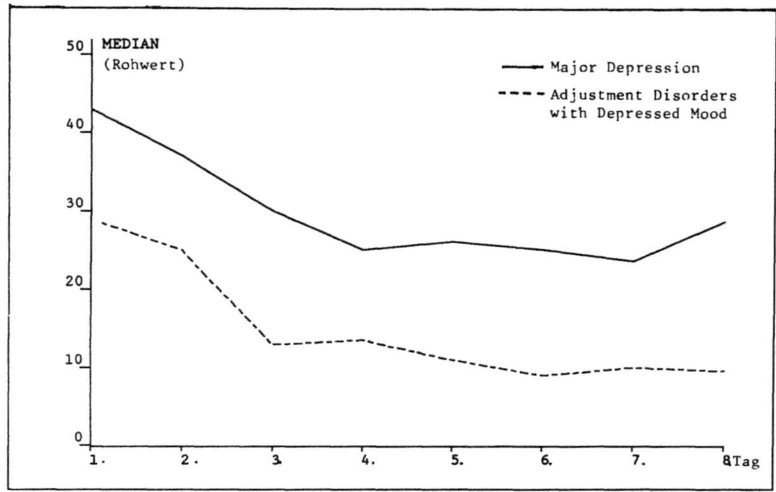

(Rohwerte ≥25: deutlich erhöhte Werte)

Verlauf während des Indexaufenthaltes	$N(G_1/G_2)$	G_1 Major Depression $\bar{x}$	s	G_2 Adjustment Disorder $\bar{x}$	s	Signifikanz (U-Test)
1. Tag	(37/13)	39	15	27	13	0.003
2. Tag	(47/19)	32	16	24	15	0.048
3. Tag	(47/19)	29	16	18	13	0.007
4. Tag	(47/18)	26	15	15	11	0.008
5. Tag	(47/15)	26	16	16	13	0.037
6. Tag	(45/11)	25	16	13	11	0.026
7. Tag	(42/11)	23	15	15	9	0.103
8. Tag	(38/10)	27	16	10	7	0.003

Abb. 3.14. Der Verlauf der Befindlichkeit (Bf-S) der Diagnosegruppen "major depressive disorders" (n=47) und "adjustment disorder with depressed mood" (n=20) während des Indexaufenthalts

Abbildung 3.14 gibt den Verlauf der Befindlichkeit der Diagnosegruppen "major depressive disorder" und "adjustment disorder with depressed mood" während des Indexaufenthalts wieder.

Abbildung 3.14 macht deutlich, daß die Befindlichkeitswerte der "adjustment disorders with depressed mood" bereits am 3. Tag unauffällig sind (Normbereich <25) und bis Entlassung unauffällig bleiben, d.h. die Patienten entwickeln keine Depression vom Schweregrad einer "major depression". Patienten mit der DSM-III Diagnose einer "major depression" hingegen zeigen im Mittel durchgängig bis zum Zeitpunkt der Entlassung pathologisch erhöhte Werte.

Wie sehen nun Psychopathologie (IMPS) und psychische Beschwerden (BL, PDS) mit Hilfe der Zweipunktmessung aus?

3.9.1.1 Psychopathologie (IMPS) und psychische Beschwerden (BL, PDS)

Abbildung 3.15 gibt das IMPS-Syndromprofil und die Verteilungstabelle bei Aufnahme wieder.

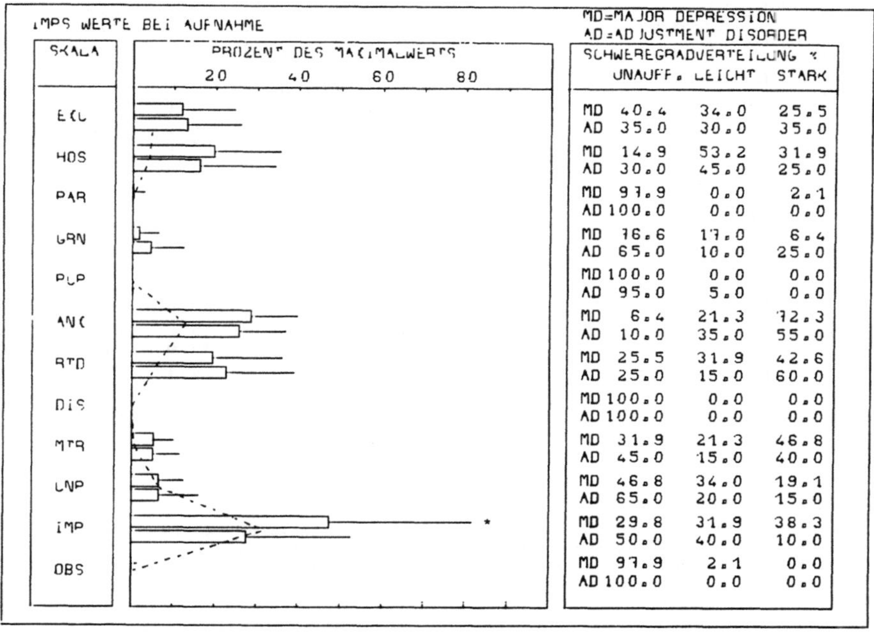

* $p < 0.05$ (U-Test)

EXC: excitement. HOS: hostile belligerence. PAR: paranoid projection. GRN: grandiose expansiveness. PCP: perceptual distortion. ANX: anxious depression. RTD: retardation and apathy. DIS: disorientation. MTR: motor disturbances. CNP: conceptual disorganization. IMP: impaired functioning. OBS: Obsessive-phobic.

Abb. 3.15. Objektiver Befund: IMPS-Syndromprofil und Verteilungstabelle bei Aufnahme: "major depression" (n = 47) vs. "adjustment disorder with depressed mood" (n = 20)

Lediglich im Syndrom "impaired functioning" unterscheiden sich die Gruppen voneinander, wobei erwartungsgemäß die Patienten mit einer "major depression" einen deutlich pathologischen Wert aufweisen, während die Patienten mit einer "adjustment disorder with depressed mood" noch im Normbereich liegen. Hiermit wird auch noch einmal der Verlauf der mit der Befindlichkeitsskala erhobenen Werte bestätigt.

Abbildung 3.16 gibt das IMPS-Syndromprofil und die Verteilungstabelle bei Entlassung wieder.

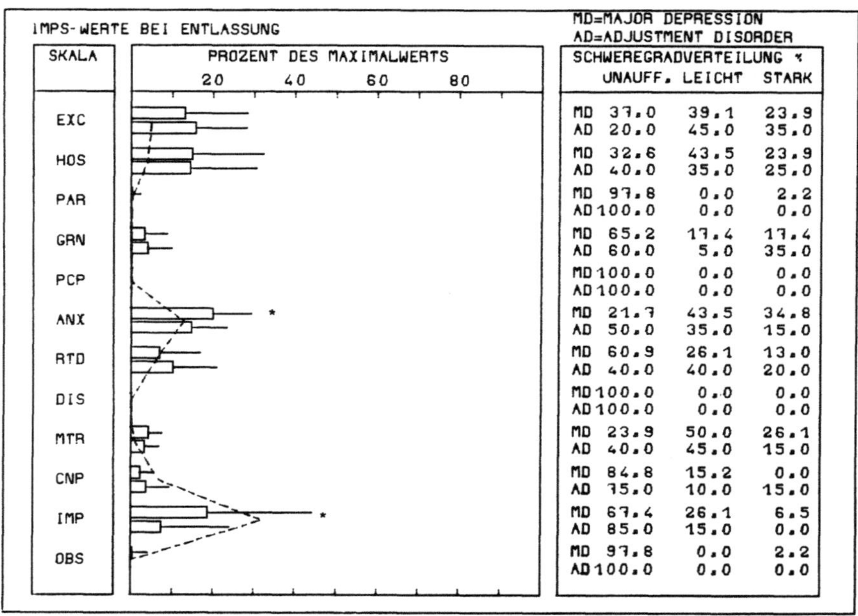

SKALA		SCHWEREGRADVERTEILUNG % UNAUFF.	LEICHT	STARK
EXC	MD	37.0	39.1	23.9
	AD	20.0	45.0	35.0
HOS	MD	32.6	43.5	23.9
	AD	40.0	35.0	25.0
PAR	MD	97.8	0.0	2.2
	AD	100.0	0.0	0.0
GRN	MD	65.2	17.4	17.4
	AD	60.0	5.0	35.0
PCP	MD	100.0	0.0	0.0
	AD	100.0	0.0	0.0
ANX	MD	21.7	43.5	34.8
	AD	50.0	35.0	15.0
RTD	MD	60.9	26.1	13.0
	AD	40.0	40.0	20.0
DIS	MD	100.0	0.0	0.0
	AD	100.0	0.0	0.0
MTR	MD	23.9	50.0	26.1
	AD	40.0	45.0	15.0
CNP	MD	84.8	15.2	0.0
	AD	75.0	10.0	15.0
IMP	MD	67.4	26.1	6.5
	AD	85.0	15.0	0.0
OBS	MD	97.8	0.0	2.2
	AD	100.0	0.0	0.0

* p <0.05 (U-Test)

EXC: excitement. HOS: hostile belligerence. PAR: paranoid projection. GRN: grandiose expansiveness. PCP: perceptual distortion. ANX: anxious depression. RTD: retardation and apathy. DIS: disorientation. MTR: motor disturbances. CNP: conceptual disorganization. IMP: impaired functioning. OBS: obsessive-phobic.

Abb. 3.16. Objektiver Befund: IMPS-Syndromprofil und Verteilungstabelle bei Entlassung

Auch hier bestehen noch leichte Unterschiede zwischen den beiden Gruppen. "Major depressions" weisen noch signifikant erhöhte Werte in dem Syndrom "anxious depression" auf, was ebenso wie das Syndrom "impaired functioning" als depressionsspezifisch anzusehen ist.

Abbildung 3.17 gibt den Vergleich des subjektiven Befundes bei Aufnahme und Entlassung für Patienten mit einer "major depression" und "adjustment disorder with depressed mood" wieder.

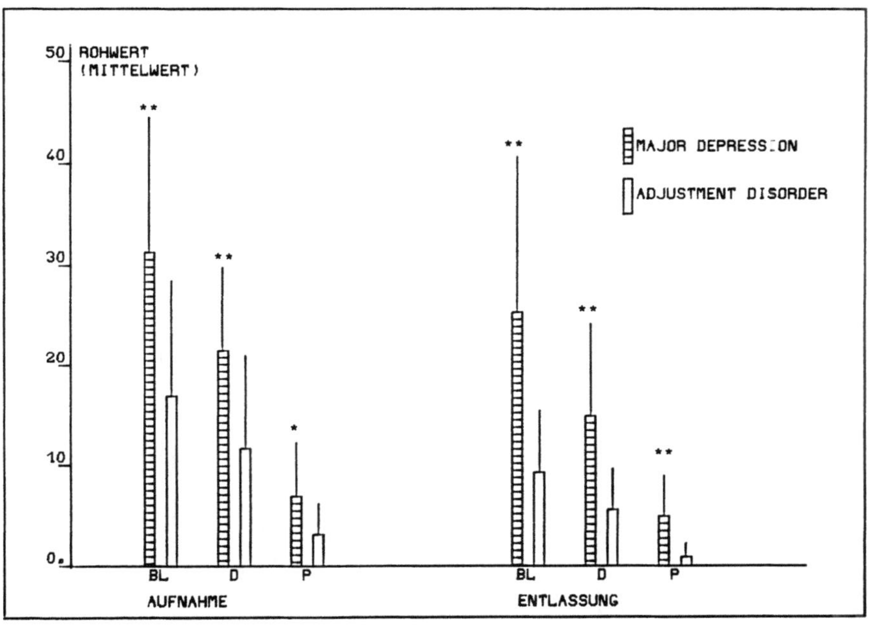

* $p < 0.05$

** $p < 0.01$ (U-Test)

Abb. 3.17. Subjektiver Befund (BL, PDS): Vergleich Aufnahme und Entlassung für Patienten mit einer "major depression" (n = 47) und einer "adjustment disorder with depressed mood" (n = 20)

In allen 3 subjektiven Befindlichkeitsmaßen weisen, wie zu erwarten war, die Patienten mit einer "major depression" höhere Werte auf. Patienten mit einer "adjustment disorder with depressed mood" haben bezüglich des BL-Wertes (Wert der Eichstichprobe 16) und des D-Wertes (Wert der Eichstichprobe 6) zum Zeitpunkt der Entlassung keine auffälligen Werte mehr.

Zusammenfassend kann man also sagen, daß sowohl im Verlauf als auch bei Aufnahme und bei Entlassung "major depressions" deutlich auffälliger sind als "adjustment disorders with depressed mood", was Psychopathologie und subjektive Beschwerden betrifft. Zusätzlich weisen die Patienten mit "major depressions" zum Zeitpunkt der Entlassung noch eine deutlich ausgeprägte, v. a. subjektiv gestörte Befindlichkeit auf.

Wie sieht nun das Bild hinsichtlich psychologischer und sozialpsychologischer Variablen aus?

3.9.1.2 Psychologische und sozialpsychologische Variablen (PPI, SIS, MEL)

In Abbildung 3.18 wird die prämorbide Persönlichkeit der Patienten mit "major depression" den entsprechenden Werten von Patienten mit der Diagnose einer "adjustment disorder with depressed mood" gegenübergestellt.

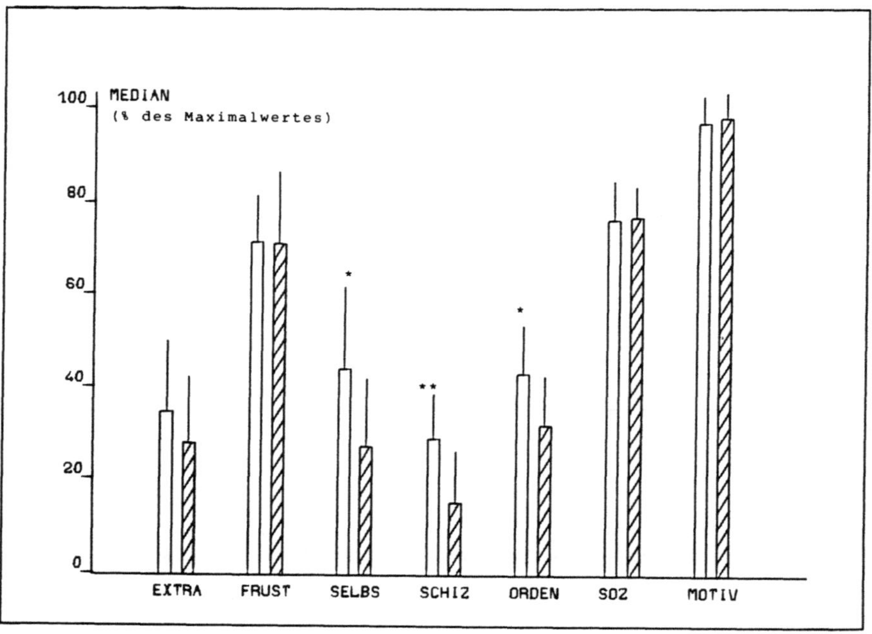

Legende: EXTRA: Extraversion
FRUST: Frustrationsintoleranz
SELBS: Selbstunsicherheit
SCHIZ: Schizoidie
ORDEN: Ordentlichkeit
SOZ : Soziale Erwünschtheit
MOTIV: Motivation

1. Säule: Major Depression
2. Säule: Adjustment Disorder

* $p < 0.05$
** $p < 0.01$ (U-Test)

Abb. 3.18. Die prämorbide Persönlichkeit der DSM-III-Diagnosegruppen "major depression" und "adjustment disorders with depressed mood"

In den Faktoren "Selbstunsicherheit", "Schizodie" und "Ordentlichkeit" weisen die Patienten mit "major depression" signifikant höhere Werte gegenüber den Patienten mit einer "adjustment disorder with depressed mood" auf. Demnach scheinen Patienten mit einer "major depression" deutlichere soziale Kontaktstörungen aufzuweisen (Selbstunsicherheit, Schizodie). Da diese weder deutlich extravertiert sind, noch eine größere Frustrationsintoleranz zeigen, sondern mehr zwanghaft sind als Patienten mit einer "adjustment disorder with depressed mood", könnten sie eher dem Typus melancholicus (Tellenbach 1976) entsprechen (von Zerssen 1982).

Wenn man die Verteilung der Häufigkeit von Zusatzdiagnosen einer Persönlichkeitsstörung nach ICD-9 bei Patienten mit einer "major depression" und einer "adjustment disorder with depressed mood" vergleicht, so können keine signifikanten Unterschiede festgestellt werden. Ebensowenig bieten die Art der Persönlichkeitsstörung und die Persönlichkeitsstruktur bei den untersuchten Gruppen Erklärungshilfen an.

Ein weiteres Unterscheidungskriterium könnte der sozialpsychologische Befund darstellen.

Bezüglich der Lebensereignisse konnten zwischen den beiden Gruppen keine signifikanten Unterschiede festgestellt werden, sowohl was die auslösenden Lebensereignisse und chronischen Lebensbedingungen betrifft, als auch was alle Ereignisse im Jahr vor Indexaufnahme betrifft.

Sowohl bezüglich des sozialen Netzes als auch bezüglich der sozialen Kompetenz, gemessen mit dem SIS, konnten keine Unterschiede zwischen den beiden Gruppen festgestellt werden.

Im psychologischen und sozialpsychologischen Bereich waren es Persönlichkeitszüge (PPI), die "major depressions" und "adjustment disorder with depressed mood" voneinander unterschieden.

Schließlich ergibt sich noch die Möglichkeit, mit Hilfe biographischer, soziodemographischer und biosozialer Daten weitere Unterscheidungsmerkmale beider Gruppen zu suchen.

3.9.1.3 Biographische, soziodemographische und biosoziale Daten

Als weitere Möglichkeit, die beiden Gruppen zu unterscheiden, bieten sich Daten aus der Vorgeschichte der Patienten an. Bezüglich der familiären Belastung mit psychiatrischen Erkrankungen, die fast ausschließlich Suchterkrankungen und depressive Erkankungen mit oder ohne Suizidversuche bzw. Suizide beinhalteten, konnte kein signifikanter Unterschied zwischen der Patientengruppe mit "major depressions" und der Patientengruppe mit "adjustment disorders with depressed mood" gefunden werden.

Auch hinsichtlich der soziodemographischen Variablen (Geschlecht, Alter, Familienstand, Berufsstand, soziale Schicht) konnten keine signifikanten Unterschiede festgestellt werden. Ebenso konnten in allen biosozialen Variablen keine signifikanten Unterschiede eruiert werden.

Ein hoher Prozentsatz von Patienten berichtete in beiden Gruppen von Verlustereignissen in der Vorgeschichte. Eine erhöhte Vulnerabilität für "major depressions" aufgrund von Verlustereignissen in der Kindheit wurde von Brown u. Harris (1978) vertreten, konnte aber in der hier untersuchten Gruppe nicht bestätigt werden.

Ein hoher Prozentsatz von Patienten hatte in der Vorgeschichte einen Suizidversuch aufzuweisen (60%). Eine Häufung von Suizidversuchen/Suiziden bei ausgeprägten depressiven Verstimmungen ist in der Literatur bekannt (Murphy u. Wetzel 1982, Bronisch et al. 1985, 1987). Aber auch bezüglich der Verteilung der Suizidversuche zwischen den beiden Gruppen konnten keine signifikanten Unterschiede festgestellt werden.

Zusammenfassend läßt sich sagen, daß weder biographische, noch biosoziale, noch biopsychologische Variablen zwischen Patienten mit einer "major depression" und einer "adjustment disorder with depressed mood" differenzieren. Einziges Unterscheidungsmerkmal ist die unterschiedliche Schwere und Dauer der depressiven Verstimmung sowie eine unterschiedliche prämorbide Persönlichkeit.

3.9.2 Patienten mit Persönlichkeitsstörungen (ICD-9) vs. Patienten ohne Persönlichkeitsstörungen (ICD-9)

Die Gesamtgruppe der reaktiv Depressiven (n = 76) teilt sich zahlenmäßig in 2 genau gleich große Gruppen, nämlich in die Gruppen der reaktiv Depressiven mit Persönlichkeitsstörungen (n = 38) und ohne Persönlichkeitsstörungen (n = 38).

Die Diagnose einer Persönlichkeitsstörung beinhaltet sowohl nach der Definition der ICD-9 als auch nach den Diagnosekriterien der DSM-III ein tief eingewurzeltes Fehlverhalten, das i. allg. zum Zeitpunkt der Adoleszenz oder früher erkennbar wird, die meiste Zeit während des Erwachsenenalters besteht und persönliches Leiden und/oder Probleme im Umgang mit anderen verursacht.

Aus der Hervorhebung des tief eingewurzelten und langdauernden Fehlverhaltens wird deutlich, daß Patienten mit Persönlichkeitsstörungen mehr Auffälligkeiten im biographischen und biosozialen Bereich sowie im sozialpsychologischen Bereich aufweisen müßten als Patienten ohne Persönlichkeitsstörungen. Daher wird zunächst auf biographische, soziodemographische und biozsoziale Daten eingegangen. Anschließend werden sozialpsychologische und psychologische Variablen beschrieben und schließlich noch der Bereich der Psychopathologie und der subjektiven Befindlichkeit erläutert.

3.9.2.1 Biographische, biosoziale und soziodemographische Daten

Bezüglich familiärer Belastung mit psychiatrischen Erkrankungen weisen die beiden Gruppen keine signifikanten Unterschiede auf. Bei den Patienten mit

Persönlichkeitsstörungen machten 20 von 38 Patienten Angaben über psychiatrisch kranke Angehörige, bei den Patienten ohne Persönlichkeitsstörungen 17 von 38 Patienten. In beiden Gruppen werden auch in gleicher Häufigkeit Mehrfachbelastungen mit psychiatrischen Erkrankungen in den Familien berichtet, die sich vornehmlich aus neurotischen Depressionen, Abhängigkeit und Suizidversuchen/Suizid zusammensetzen.

Im biosozialen Bereich weisen Patienten mit der Zusatzdiagnose einer Persönlichkeitsstörung signifikant ($p < 0,05$) häufiger andauernde oder vorübergehende deutliche neurotische Auffälligkeiten in der Kindheit (bis zum 10. Lebensjahr) (29% ohne Persönlichkeitsstörung, 50% mit Persönlichkeitsstörung) und Adoleszenz (nach dem 10. Lebensjahr) auf (32% ohne Persönlichkeitsstörung, 58% mit Persönlichkeitsstörung), was darauf hinweist, daß ein tiefeingewurzeltes Fehlverhalten, wie in den Diagnoseschlüsseln der ICD-9 und DSM-III definiert, schon in der Kindheit oder mindestens in der Adoleszenz nachweisbar ist. Ob darüber hinaus Verhaltensstörungen in Kindheit und Adoleszenz ein Prädiktor für das spätere Auftreten von typischen Charakteristika einer Persönlichkeitsstörung darstellen, kann hiermit nicht beantwortet werden.

Schließlich im Hinblick auf soziodemographische Variablen fällt als einziges ein auf dem 5%-Niveau signifikant höherer Anteil der Männer bei den Persönlichkeitsstörungen auf. Das Überwiegen von Persönlichkeitsstörungen bei Männern wurde in einer Studie von von Zerssen u. Weyerer (1982) bezüglich der Geschlechterverteilung aller im MPI behandelter Patienten mit Persönlichkeitsstörungen schon berichtet, wobei Frauen häufiger hysterische Persönlichkeitsstörungen, Männer häufiger schizoide, anankastische und aggressive Persönlichkeitsstörungen aufwiesen. Die antisoziale Persönlichkeit, welche gehäuft bei Männern auftritt, ist sowohl in der Serie von von Zerssen u. Weyerer (1982) wie in diesem Patientengut unterrepräsentiert. Ansonsten ist ein Überwiegen von Persönlichkeitsstörungen bei Männern in der Literatur nicht ausreichend belegt (s. Übersicht bei von Zerssen u. Weyerer 1982).

Das Überwiegen der Männer kann auch durch ein unterschiedliches Hilfesuchverhalten von Männern und Frauen erklärt werden (Baucom u. Danker Brown 1979; Bebbington et al. 1981), welches für Frauen eine niedrigere Schwelle, psychiatrische Institutionen in Anspruch zu nehmen, beinhaltet. Männer mit Persönlichkeitsstörungen und mit einem Suizidversuch vor Indexaufnahme (s. 3.9.3.1) scheinen einen größeren Leidensdruck und damit eine niedrigere Schwelle zu haben, psychiatrische Institutionen in Anspruch zu nehmen als Männer ohne Persönlichkeitsstörungen und ohne Suizidversuch vor Indexaufnahme.

3.9.2.2 Psychologische und sozialpsychologische Variablen (PPI, SIS, MEL)

Sowohl bezüglich des sozialen Netzes, der sozialen Kompetenz als auch der "life-events" konnten keine signifikanten Unterschiede gefunden werden. Auch die Anzahl der Suizidversuche in der Vorgeschichte war in beiden Gruppen nicht signifikant voneinander verschieden. Was die prämorbide Persönlichkeit (PPI) anbetrifft, so wiesen lediglich die Patienten ohne Persönlichkeitsstörungen einen auf dem 5% Niveau höheren Wert des Faktors "Frustrationsintoleranz" auf, ein Ergebnis, das eher entgegen der Erwartung ausgefallen ist. Auch hinsichtlich der Art der Persönlichkeitsstruktur im Sinne der Psychoanalyse konnten keine wesentlichen Unterschiede zwischen den beiden Gruppen eruiert werden.

3.9.2.3 Psychopathologie (IMPS) und psychische Beschwerden (BL, PDS, Bf-S)

Da Patienten mit und ohne Persönlichkeitsstörungen keine signifikanten Unterschiede hinsichtlich Verteilung von "major depressions" und "adjustment disorders with depressed mood" aufwiesen, können die im folgenden berichteten Unterschiede nicht durch die Anzahl der depressiven Symptome und der Dauer die depressiven Verstimmung erklärt werden.

Abbildung 3.19 gibt IMPS-Syndromprofil und Verteilungsprofil bei Indexaufnahme wieder.

Patienten mit Persönlichkeitsstörungen weisen höhere Werte in den Syndromen "excitement", "hostile belligerence", "grandiose expansiveness" und "motor disturbances", "conceptual disorganization" gegenüber Patienten ohne Persönlichkeitsstörungen auf.

Abbildung 3.20 zeigt das IMPS-Syndromprofil und Verteilungstabelle bei Entlassung.

Auch bei Entlassung bleiben die Faktoren "hostile belligerence", "grandiose expansiveness", "conceptual disorganization" bei den Persönlichkeitsgestörten im pathologischen Bereich.

Hinsichtlich der subjektiven Befindlichkeit (BL, PDS) bei Aufnahme und Entlassung, sowie des Verlaufs der Befindlichkeit während des Indexaufenthalts konnten keine Unterschiede zwischen diesen beiden Gruppen festgestellt werden. Da die subjektive Befindlichkeit sehr stark mit dem Faktor Depressivität korreliert, welche auch beim Entlassungsbefund nicht erhöht war ("impaired functioning"), waren hier signifikante Unterschiede nicht zu erwarten. Lediglich der P-Wert des PDS war bei den Persönlichkeitgestörten bei Entlassung auf dem 5% Niveau höher als bei den Nichtpersönlichkeitsgestörten.

Die Werte "hostile belligerence", "grandiose expansiveness", "conceptual disorganization" der IMPS und der Wert "P" für paranoide Tendenzen der PDS sprechen dafür, daβ es sich bei den Persönlichkeitsgestörten um eine, auch nach Abklingen der akuten depressiven Verstimmung, psychopathologisch auf fälligere Gruppe von Patienten handelt, als bei den Nichtpersönlichkeitsgestörten. Aussagen über Pathogenese oder gar Ätiologie dieser Störungen konnten leider anhand des vorliegenden Datenmaterials nicht gemacht werden.

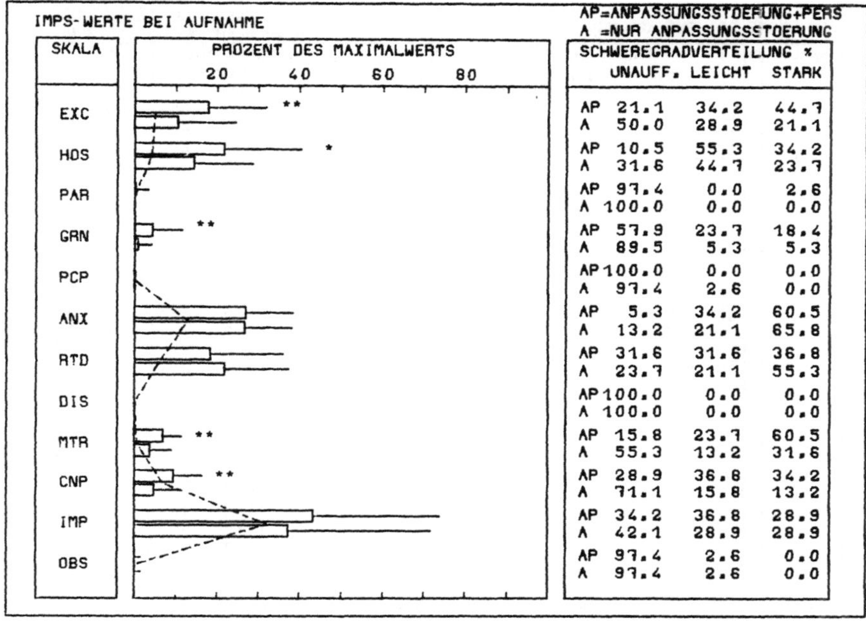

* $p < 0.05$

** $p < 0.01$ (U-Test)

EXC: excitement. HOS: hostile belligerence. PAR: paranoid projection. GRN: grandiose expansiveness. PCP: perceptual distortion. ANX: anxious depression. RTD: retardation and apathy. DIS: disorientation. MTR: motor disturbances. CNP: conceptual disorganization. IMP: impaired functioning. OBS: obsessive-phobic.

Abb. 3.19. Objektiver Befund: IMPS-Syndromprofil und Verteilungstabelle bei Aufnahme. Patienten mit Persönlichkeitsstörungen (n=38) vs. Patienten ohne Persönlichkeitsstörungen (n=38)

3.9.3 Patienten mit Suizidversuchen vs. Patienten ohne Suizidversuche in der Vorgeschichte

63% (n=48) der Patienten der Gesamtstichprobe waren nach einem Suizidversuch zur Indexaufnahme gekommen, 37% (n=28) wiesen eine depressive Reaktion ohne Suizidversuch auf. 32% (n=24) der Patienten hatten noch nie einen Suizidversuch unternommen. Um die Gruppen möglichst gut dichotomisieren zu können, wurden die Patienten aus der nun folgenden Untersuchung ausgeschlossen, die zwar vor Indexaufnahme keinen Suizidversuch unternommen hatten, aber in der Vorgeschichte einen oder mehrere Suizidversuchen berichtet hatten (4 Patienten). Es werden also die 24 Patienten, die noch nie

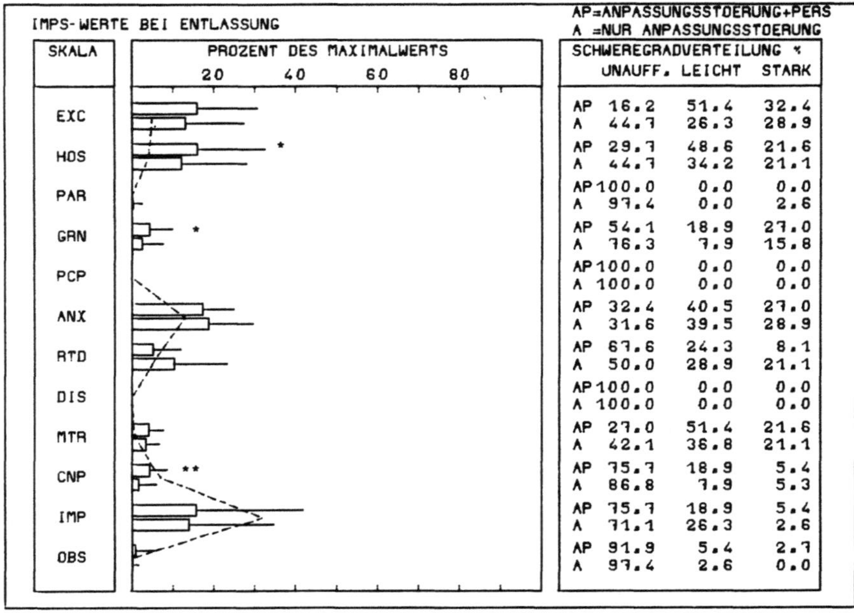

SKALA		UNAUFF.	LEICHT	STARK
EXC	AP	16.2	51.4	32.4
	A	44.7	26.3	28.9
HOS	AP	29.7	48.6	21.6
	A	44.7	34.2	21.1
PAR	AP	100.0	0.0	0.0
	A	97.4	0.0	2.6
GRN	AP	54.1	18.9	27.0
	A	76.3	7.9	15.8
PCP	AP	100.0	0.0	0.0
	A	100.0	0.0	0.0
ANX	AP	32.4	40.5	27.0
	A	31.6	39.5	28.9
RTD	AP	67.6	24.3	8.1
	A	50.0	28.9	21.1
DIS	AP	100.0	0.0	0.0
	A	100.0	0.0	0.0
MTR	AP	27.0	51.4	21.6
	A	42.1	36.8	21.1
CNP	AP	75.7	18.9	5.4
	A	86.8	7.9	5.3
IMP	AP	75.7	18.9	5.4
	A	71.1	26.3	2.6
OBS	AP	91.9	5.4	2.7
	A	97.4	2.6	0.0

* $p < 0.05$
** $p < 0.01$ (U-Test)

EXC: excitement. HOS: hostile belligerence. PAR: paranoid projection. GRN: grandiose expansiveness. PCP: perceptual distortion. ANX: anxious depression. RTD: retardation and apathy. DIS: disorientation. MTR: motor disturbances. CNP: conceptual disorganization. IMP: impaired functioning. OBS: obsessive-phobic.

Abb. 3.20. Objektiver Befund: IMPS-Syndromprofil und Verteilungstabelle bei Entlassung. Patienten mit Persönlichkeitsstörungen vs. Patienten ohne Persönlichkeitsstörungen

einen Suizidversuch unternommen haben, mit jenen 48 Patienten verglichen, bei denen ein Suizidversuch der stationären Aufnahme vorausging.

Als ernsthafte Suizidversuche wurden in Anlehnung an das Schema von Reed et al. (1952) Intoxikationen der Stufe IV und V angesehen. Zusätzlich wurden "harte" Methoden wie Strangulationsversuch, Pistolenschuß, lebensbedrohliche Schnittverletzungen, Injektionen von hohen Dosen Insulin zu den ernsthaften Suizidversuchen gezählt. Acht von 48 Patienten (17%) mit einem Suizidversuch vor Indexaufnahme hatten nach den oben genannten Kriterien einen ernsthaften Suizidversuch unternommen, was sehr genau den Angaben in der Literatur entspricht (Torhorst et al. 1983); 11 von 48 Patienten (23%) mit Suizidversuch vor Indexaufnahme hatten weitere Suizidversuche in der Vorgeschichte aufzuweisen.

Zur Klärung, inwieweit diese beiden Gruppen vergleichbar sind, wird zunächst auf soziodemographische und biosoziale Variablen und auf biographische Daten eingegangen. Anschließend werden die wesentlichen psychologischen und sozialpsychologischen Befunde referiert, bevor am Schluß über Psychopathologie und psychische Beschwerden dieser beiden Patientengruppen berichtet wird.

3.9.3.1 Biosoziale, soziodemographische und biographische Daten

Tabelle 3.16 gibt die biosoziale und soziodemographische Charakteristik der beiden Patientengruppen wieder.

Tabelle 3.16. Biosoziale und soziodemographische Charakteristik der Patienten, die aufgrund eines Selbstmordversuchs zur Indexaufnahme kamen (n = 48), in Gegenüberstellung zu den Patienten, die noch niemals einen Suizidversuch unternommen hatten (n = 24)

	ICD-9:309.0/1 mit Suizidversuch n = 48		ICD-9:309.0/1 kein Suizidversuch n = 24	
Alter:				
20-29 Jahre	23	48%	8	33%
30-39 Jahre	9	19%	6	25%
40-49 Jahre	11	23%	9	38%
50-59 Jahre	4	8%	1	4%
> 60 Jahre	1	2%	-	-
x s	34,2	10,8	35,5	10,3
Geschlecht:				
männlich	12	25%	3	13%
weiblich	36	75%	21	88%
Familienstand:				
ledig	20	42%	10	42%
verheiratet	15	31%	12	50%
geschieden/getrennt	12	25%	2	8%
verwitwet	1	2%	-	-
Berufsstand:				
berufstätig	32	67%	12	50%
Hausfrau	7	15%	8	33%
arbeitslos/auf Arbeitssuche	4	8%	1	4%
vorzeitig berentet	1	2%	-	-
in Ausbildung	3	6%	2	8%
andere	1	2%	1	4%
Soziale Schicht:[a]				
Oberschicht	6	13%	3	13%
Mittelschicht	17	35%	13	54%
Unterschicht	23	48%	8	33%
nicht bekannt	2	4%	-	-

[a] Nach Moore u. Kleining.

Bei dem Vergleich soziodemographischer und biosozialer Variablen dieser beiden Patientengruppen konnten keine signifikanten Unterschiede festgestellt werden. Immerhin zeichneten sich bei einzelnen Variablen gewisse Trends ab: Patienten mit Suizidversuch waren etwas jünger, waren zu 48% in der Altersklasse 20-29 Jahre vertreten, während Patienten ohne Suizidversuch sich gleichmäßig über die Alterstufen 20-29, 30-39, 40-49 Jahren verteilten. Aufgrund der Tatsache, daß die Patienten mit Suizidversuch sogar etwas jünger waren, konnte weitgehend ausgeschlossen werden, daß die Patienten ohne Suizidversuch lediglich aufgrund ihres jüngeren Alters noch keinen Suizidversuch unternommen hatten. Auch die Altersverteilung bestätigt diesen Befund; denn zwei Drittel der Patienten ohne Suizidversuch liegen in höheren Altersstufen als die der Stufe 20-29 Jahre. Sie fallen somit nicht mehr in den Altersbereich, in dem die meisten Suizidversuche Erwachsener zu finden sind (Kockott et al. 1970; Kurz et al. 1982; Bille-Brahe 1982; Hawton 1982).

Patienten mit Suizidversuch waren zu 25% männlichen Geschlechts, Patienten ohne Suizidversuch dagegen nur zu 13%. Auch hier stellt sich die Frage, ob ein unterschiedliches Inanspruchnahmeverhalten für diese Diskrepanz verantwortlich ist, wie es schon in 3.9.2.1 bezüglich männlicher Patienten mit oder ohne Persönlichkeitsstörungen diskutiert wurde. Es ist durchaus vorstellbar, daß Patienten mit Suizidversuch einen stärkeren "Leidensdruck" zeigen und sich daher eher in stationäre Behandlung begeben.

50% der Patienten ohne Suizidversuch waren verheiratet, dagegen nur 31% mit Suizidversuch. Umgekehrt waren 25% der Patienten mit Suizidversuch getrennt/geschieden/verwitwet, dagegen nur 8% der Patienten ohne Suizidversuch, während der Prozentsatz lediger Patienten in beiden Gruppen gleich groß war (42%). Verheiratet sein könnte also für Männer ein protektiver Faktor gegenüber Suizidversuchen, nicht jedoch gegenüber depressiven Verstimmungen darstellen.

Schließlich überwog bei Patienten mit Suizidversuch die Unterschicht (48%), bei Patienten ohne Suizidversuch die Mittelschicht (54%). Aus der Literatur wird die Prädominanz von Unterschichtspatienten bei Suizidversuchen bestätigt (Kockott et al. 1970; Kurz et al. 1982; Weissman 1974; Kreitman 1981).

Zeichneten sich hinsichtlich soziodemographischer Daten trotz fehlender Signifikanz einige Trends ab, die in Übereinstimmung mit Befunden aus der Literatur stehen, so waren hinsichtlich biosozialer Daten keine derartigen Trends zu verzeichnen. Es fanden sich lediglich bei Patienten mit Suizidversuch signifikant ($p < 0,05$) häufiger Eltern, die geschieden waren, als bei Patienten ohne Suizidversuch (Patienten mit Suizidversuch 25%, Patienten ohne Suizidversuch 4%).

Auffälliger war dagegen das Verteilungsmuster zwischen den beiden Gruppen bezogen auf psychiatrische Erkrankungen bei Verwandten 1. Grades. 27 der 48 Patienten mit Suizidversuch berichteten von psychiatrischen Erkrankungen bei Verwandten 1. Grades, dagegen nur 7 der 24 Patienten ohne Suizidversuch ($p < 0,05$). Auffallend häufig fand sich dabei in der 1. Gruppe ein Elternteil, der einen Suizidversuch oder mehrere Suizidversuche begangen hatte und/oder alkoholabhängig war.

Zusammenfassend läßt sich die Gruppe reaktiv Depressiver mit Suizidversuch im Gegensatz zur Gruppe reaktiv Depressiver ohne Suizidversuch wie folgt charakterisieren: Sie sind in der Altersgruppe zwischen 30 und 39 Jahren überrepräsentiert und zeigen ein leichtes Überwiegen des männlichen Geschlechts, sind häufiger geschieden oder leben getrennt und gehören eher der Unterschicht an. Sie weisen in der Familienanamnese gehäuft Suizidversuche und Alkoholabhängigkeit auf.

3.9.3.2 Psychologische und sozialpsychologische Variablen (PPI, SIDP, SIS, MEL)

Die Selbstbeurteilung der beiden Patientengruppen hinsichtlich prämorbider Persönlichkeitszüge (PPI) ergab keine signifikanten Unterschiede.

In beiden Gruppen waren auch in nahezu gleicher Häufigkeit Patienten mit Persönlichkeitsstörungen zu finden. Bei der Auswertung des SIDP auf der Ebene der Diagnosen (s. 3.7.2.) dominierten die hysterische und Borderlinepersönlichkeitsstörung nach DSM-III. Bezüglich Patienten mit wiederholten Suizidversuchen hatten schon Montgomery u. Montgomery (1982) Patienten fast ausschließlich mit hysterischer und Borderlinepersönlichkeitstörung gefunden, nur 1 Patient wies eine abhängige Persönlichkeitsstörung auf, wenn man die Diagnosen nach DSM-III Kriterien stellte.

In dieser Untersuchung wird dieser Befund bestätigt, jedoch bleibt er unspezifisch, da einmal nur die Hälfte der Patienten mit einem Suizidversuch die Diagnose einer Persönlichkeitsstörung erhielt, zum anderen Patienten mit depressiven Reaktionen ohne Suizidversuch ebenfalls zur Hälfte diese Art von Persönlichkeitsstörungen aufwiesen.

In der psychoanalytischen Literatur wird die narzißtische Persönlichkeitsstruktur bzw. ein narzißtischer Konflikt als prädisponierend für Suizidversuche angesehen (Henseler 1975). Dieser Befund wurde zu einem Teil insofern in dieser Untersuchung bestätigt, als narzißtische Strukturen immerhin bei einem Fünftel der reaktiv Depressiven festgestellt wurden. Diese traten jedoch nicht signifikant häufiger bei Patienten mit Suizidversuch auf. Obwohl auf der Achse II des DSM-III die Diagnose einer narzißtischen Persönlichkeitsstörung aufgeführt ist, wurde diese Diagnose mit Hilfe des SIDP kein einziges Mal gestellt.

Für diesen überraschenden Befund gibt es grundsätzlich 3 Erklärungsmöglichkeiten:

1. Persönlichkeitsstruktur und Persönlichkeitsstörungen sind nicht identisch, d.h. die narzißtische Persönlichkeit, die zu einem Suizidversuch prädisponiert, muß nicht so schwere Defizite aufweisen, daß die Diagnose einer Persönlichkeitsstörung gestellt werden muß.
2. Die Kriterien der DSM-III bezüglich der narzißtischen Persönlichkeitsstörungen sind ungleich strenger als die Kriterien für andere Persönlichkeits-

störungen, insbesondere für die hysterische und Borderlinepersönlichkeitsstörung.
3. Die von seiten der Psychoanalyse aufgestellte Theorie ist unspezifisch oder sogar falsch.

Keiner dieser 3 Erklärungsversuche kann mittels dieser Studie entkräftet oder bestätigt werden.

Schließlich, was die sozialpsychologischen Variablen des sozialen Netzes, der sozialen Kompetenz und der Lebensereignisse betrifft, konnten keine signifikanten Unterschiede zwischen den beiden Gruppen eruiert werden.

3.9.3.3 Psychopathologie (IMPS) und psychische Beschwerden (Bf-S, BL, PDS)

Abbildung 3.21 gibt das IMPS-Syndromprofil und Verteilungstabelle bei Indexaufnahme wieder.

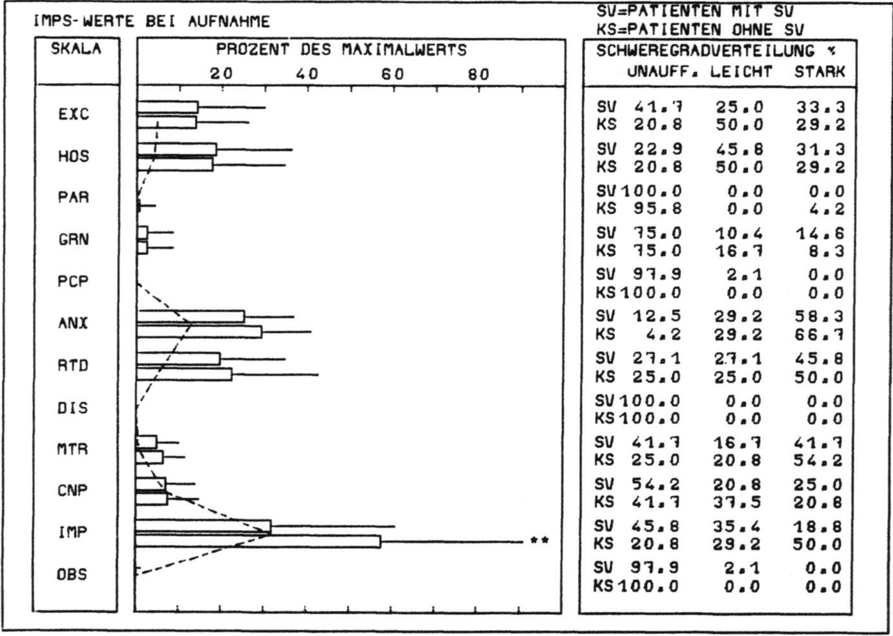

SKALA		SCHWEREGRADVERTEILUNG % UNAUFF.	LEICHT	STARK
EXC	SV	41.7	25.0	33.3
	KS	20.8	50.0	29.2
HOS	SV	22.9	45.8	31.3
	KS	20.8	50.0	29.2
PAR	SV	100.0	0.0	0.0
	KS	95.8	0.0	4.2
GRN	SV	75.0	10.4	14.6
	KS	75.0	16.7	8.3
PCP	SV	97.9	2.1	0.0
	KS	100.0	0.0	0.0
ANX	SV	12.5	29.2	58.3
	KS	4.2	29.2	66.7
RTD	SV	27.1	27.1	45.8
	KS	25.0	25.0	50.0
DIS	SV	100.0	0.0	0.0
	KS	100.0	0.0	0.0
MTR	SV	41.7	16.7	41.7
	KS	25.0	20.8	54.2
CNP	SV	54.2	20.8	25.0
	KS	41.7	37.5	20.8
IMP	SV	45.8	35.4	18.8
	KS	20.8	29.2	50.0
OBS	SV	97.9	2.1	0.0
	KS	100.0	0.0	0.0

** p 0.01 (U-Test)

EXC: excitement. HOS: hostile belligerence. PAR: paranoid projection. GNR: grandiose expansiveness. PCP: perceptual distortion. ANX: anxious depression. RTD: retardation and apathy. DIS: disorientation. MTR: motor disturbances. CNP: conceptual disorganization. IMP: impaired functioning. OBS: obsessive-phobic.

Abb. 3.21. Objektiver Befund: IMPS-Syndromprofil und Verteilungstabelle bei Indexaufnahme: Patienten mit (n=48) und ohne Suizidversuch (n=24) in der Vorgeschichte

Die beiden Gruppen unterscheiden sich hochsignifikant dadurch, daß die Patienten ohne Suizidversuch pathologische Werte im Syndrom "impaired functioning" aufweisen.

In Abbildung 3.22, welche das IMPS-Syndromprofil und Verteilungstabelle bei Indexentlassung wiedergibt, liegt dieser Wert bei den Patienten ohne Suizidversuch wieder im Normbereich und ist nur noch leicht erhöht gegenüber den Patienten mit Suizidversuch in der Vorgeschichte.

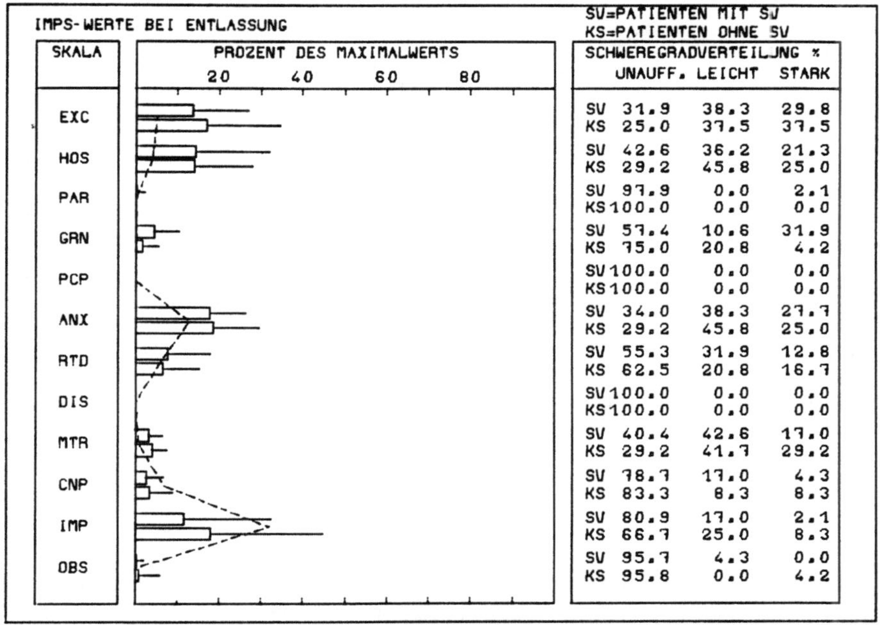

EXC: excitement. HOS: hostile belligerence. PAR: paranoid projection. GRN: grandiose expansiveness. PCP: perceptual distortion. ANX: anxious depression. RTD: retardation and apathy. DIS: disorientation. MTR: motor disturbances. CNP: conceptual disorganization. IMP: impaired functioning. OBS: obsessive-phobic.

Abb. 3.22. Objektiver Befund: IMPS-Syndromprofil und Verteilungstabelle bei Indexentlassung: Patienten mit und ohne Suizidversuch in der Vorgeschichte

Wenn man nun zur subjektiven Verlaufsbeurteilung des Indexaufenthaltes die Bf-S heranzieht, ergibt sich folgendes Bild (Abbildung 3.23).

Bei Aufnahme zeigen beide Patientengruppen eine erheblich gestörte Befindlichkeit sowie die Patienten ohne Suizidversuch einen erhöhten Wert in dem Syndrom "impaired functioning". Die Befindlichkeit bessert sich schneller und

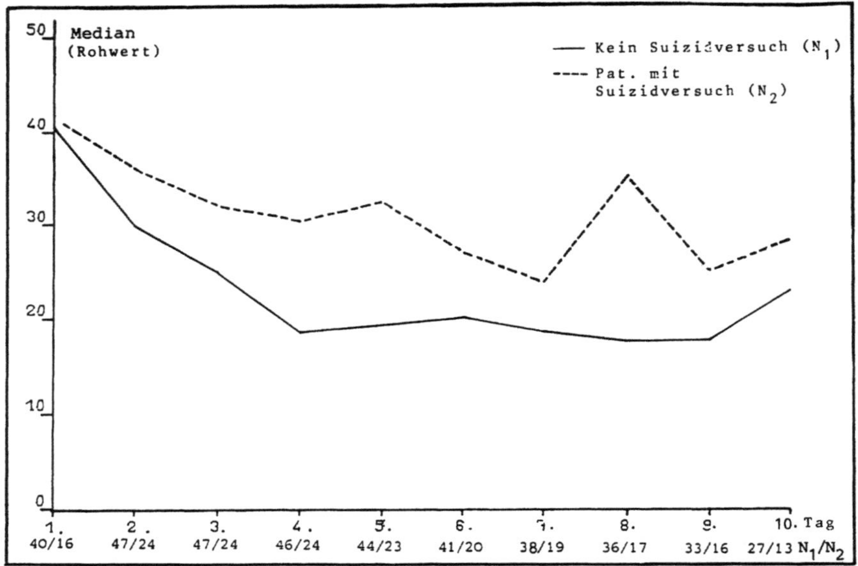

Rohwerte ≥ 25 deutliche Beeinträchtigung der Befindlichkeit

Abb. 3.23. Verlauf der Befindlichkeit (Bf-S) während des Indexaufenthalts für Patienten mit und ohne Suizidversuch in der Vorgeschichte

ausgeprägter bei den Patienten mit Suizidversuch vor Indexaufnahme. Auch im weiteren Verlauf der Indexbehandlung bleibt die Befindlichkeit der Patienten ohne Suizidversuch pathologisch. Bei längerem Aufenthalt kommt es bei beiden Gruppen zu einer leichten Verschlechterung, der Abstand zwischen den beiden Gruppen bleibt aber bestehen, während der anfangs pathologische Wert des Syndroms "impaired functioning" sich bei beiden Gruppen normalisiert hat.

Bei den Selbstbeurteilungsfragebögen (BL und PDS) finden sich keine signifikanten Unterschiede zwischen den beiden Gruppen. Allerdings liegen die Werte der Patienten ohne Suizidversuch jeweils höher als die Werte der Patienten mit Suizidversuch vor Indexbehandlung.

Teilt man die Patienten mit Suizidversuch vor Indexaufnahme noch in solche mit einem ernsthaften Suizidversuch (n = 8) und solche mit einem nichternsthaften Suizidversuch (n = 40), so ergeben sich zwischen diesen beiden Gruppen hinsichtlich der psychopathologischen Symptomatik während des stationären Aufenthaltes keine signifikanten Unterschiede.

Da die beiden Patientengruppen sich nicht signifikant hinsichtlich der Diagnosen "major depression" und "adjustment disorder with depressed mood" unterscheiden, sind diese oben referierten Unterschiede unabhängig von der

Dauer und der Anzahl der depressionsspezifischen Symptome und der depressiven Verstimmung vor Indexaufnahme zu sehen. Es hat den Anschein, als ob der Suizidversuch einen kathartischen Effekt hat insofern, als nach dem Suizidversuch eine deutliche subjektive wie objektive Besserung der Befindlichkeit eintritt, welche auch im weiteren Verlauf der Indexbehandlung anhält. Da beide Gruppen gleichsinnig therapeutisch behandelt wurden, ist ein durch unterschiedliches therapeutisches Vorgehen bedingter Effekt ebenfalls unwahrscheinlich.

3.10 Nachuntersuchung der reaktiv Depressiven

Von Oktober 1988 bis Januar 1989 erfolgte die Nachuntersuchung der reaktiv Depressiven.

Von den 76 Patienten der Indexuntersuchung konnten 48 Patienten (63%) mit dem im Methodikteil aufgeführten Untersuchungsinventarium persönlich nachuntersucht werden. Zwei Patienten verstarben während des Katamnesezeitraumes.

In einem ersten Schritt erfolgt der Vergleich der Nachuntersuchten mit den Nichtnachuntersuchten hinsichtlich einer Reihe von Variablen, in einem zweiten Schritt werden die Ergebnisse der Nachuntersuchung referiert.

3.10.1 Vergleich der Nachuntersuchten (n=50) mit den Nichtnachuntersuchten (n=26)

Zur Gruppe der persönlich Nachuntersuchten wurden bei diesem Vergleich die beiden Verstorbenen hinzugenommen.

Die Gruppe der Nichtnachuntersuchten setzt sich wie folgt zusammen: 5 Patienten waren unbekannt verzogen. Acht Patienten wohnten zum Katamnesezeitpunkt außerhalb des süddeutschen Raums und konnten aus Kosten- und Zeitgründen nicht nachuntersucht werden; 13 Patienten verweigerten die Nachuntersuchung. Von den meisten der Verweigerern konnten telefonische oder schriftliche globale Auskünfte über das derzeitige Befinden eingeholt werden. Von diesen 13 Verweigerern schätzten 7 ihren derzeitigen Zustand als gut bis sehr gut ein. Drei Verweigerer gaben keine Auskunft über ihren derzeitigen Zustand und 3 weitere Verweigerer bezeichneten ihren derzeitigen Zustand als weniger gut bis schlecht.

Hinsichtlich Alter, Geschlecht, Familienstand, berufstätigem und nichtberufstätigem Status sowie sozialer Schicht nach Moore u. Kleining (1970) und bezüglich Aufenthaltsdauer bei Indexbehandlung und Vorbehandlungen bestehen keine signifikanten Unterschiede zwischen den beiden Gruppen.

Ein Vergleich der einzelnen DSM-III-Diagnosen und der Gesamtheit aller DSM-III-Diagnosen bei Indexaufnahme erbrachte keine signifikanten Unterschiede zwischen Nachuntersuchten und Nichtnachuntersuchten.

Ebenfalls zeigten die bei der Indexuntersuchung isolierten und näher beschriebenen 6 Untergruppen ("adjustment disorder with depressed mood"/ "major depressive disorder"; reaktiv Depressive mit und ohne Persönlichkeitsstörung; reaktiv Depressive mit und ohne Suizidversuch in der Vorgeschichte) keine signifikanten Unterschiede zwischen Nachuntersuchten und Nichtnachuntersuchten.

Faßt man die einzelnen Items der sozialen Kompetenz hinsichtlich objektiver Bedingungen, Zurechtkommen und Zufriedenheit zusammen, so war nur hinsichtlich der objektiven Bedingungen ein signifikanter ($p < 0{,}05$) Unterschied zwischen den beiden Gruppen feststellbar: Die Nichtnachuntersuchten wiesen signifikant belastendere objektive Bedingungen auf als die Nichtnachuntersuchten, während sich hinsichtlich des "close" und "diffuse social support" keine signifikanten Unterschiede ergaben.

Auch die IMPS-Entlassungswerte für die einzelnen Syndrome sowie die Entlassungswerte der PDS und der BL zeigten keine signifikanten Unterschiede. Lediglich bei Aufnahme zeigten die Nichtnachuntersuchten in dem IMPS-Faktor "obsessive-phobic" einen signifikant höheren Wert gegenüber den Nachuntersuchten ($p < 0{,}05$).

Schließlich wiesen die Nichtnachuntersuchten tendenziell höhere Werte im Faktor Rigidität und Extraversion des PPI gegenüber den Nichtnachuntersuchten auf, ohne daß sich jedoch ein signifikanter Unterschied ergab.

Bei der Vielzahl der nachuntersuchten Variablen ergab sich somit eine erstaunlich niedrige Anzahl von Variablen, die signifikante Unterschiede aufwiesen (2 von 70), welche dem Zufall zugerechnet werden müssen.

Somit kann davon ausgegangen werden, daß die nachuntersuchte Gruppe der 48 Patienten, einschl. der 2 Verstorbenen, repräsentativ hinsichtlich Soziodemographie, Aufenthaltsdauer, Vorbehandlung, Suizidversuchen, Psychopathologie, psychiatrischen Diagnosen, prämorbider Persönlichkeit, sozialer Kompetenz und sozialem Netz gegenüber der Gesamtgruppe der 76 Patienten ist.

Weiterhin konnten Billings et al. (1985) in einer empirischen Studie nachweisen, daß depressive Patienten, die im Rahmen einer Katamnesestudie schwer nachzuuntersuchen waren, keinen schlechteren Verlauf und Ausgang aufwiesen als die Patienten, die sich ohne große Schwierigkeiten nachuntersuchen ließen.

3.10.2 Ergebnisse der Nachuntersuchung

Die Ergebnisse der Nachuntersuchung werden unterteilt in die Gesamtgruppe, in den Vergleich derjenigen mit ungünstigem vs. günstigem Verlauf und Ausgang sowie in den Vergleich der in 3.9.1, 3.9.2 und 3.9.3 beschriebenen Untergruppen ("adjustment disorder with depressed mood" und "major depressive disorder"; reaktiv Depressive mit und ohne Zusatzdiagnose einer Persönlichkeitsstörung; reaktiv Depressive mit und ohne Suizidversuch in der Vorgeschichte).

3.10.2.1 Gesamtgruppe

Die Gesamtgruppe umfaßt die 50 Patienten, über die Informationen, die über die Auskünfte im Rahmen eines Telefongespräches und Briefes hinausgingen, gesammelt werden konnten. Es handelt sich um die 48 persönlich nachuntersuchten Patienten sowie in einzelnen Auswertungen zusätzlich um die 2 Todesfälle.

Katamnesedauer:

Die Katamnesedauer lag zwischen 49 und 74 Monaten, d.h. zwischen 4 und knapp über 6 Jahren nach Indexentlassung. Die durchschnittliche Katamnesedauer war dabei fast genau 5 Jahre (61,13 Monate).

Soziodemographie:

37 (77%) sind weiblichen, 11 (23%) männlichen Geschlechtes, während die beiden Verstorbenen Männer waren.

Das Durchschnittsalter beträgt 39,2 Jahre (SD:10.1). Tabelle 3.17 gibt den Familienstand zum Zeitpunkt der Nachuntersuchung wieder.

Tabelle 3.17. Familienstand zum Zeitpunkt der Katamnese (n = 48)

Familienstand:	n	%
- ledig	19	40
- verheiratet	19	40
- geschieden	5	10
- getrennt lebend	4	8
- verwitwet	1	2

Gegenüber der Indexaufnahme ergeben sich hinsichtlich des Familienstandes keine Veränderungen: Zwar sind 6 Patienten, die zum Indexzeitpunkt ledig oder geschieden waren, mittlerweile verheiratet, aber 6 Patienten, die zum Indexzeitpunkt verheiratet waren, sind zum Katamnesezeitpunkt geschieden.

Da in einer vergleichbaren Altersgruppe der BRD ca. 80% verheiratet sind, ist der Familienstand weiterhin als auffällig zu betrachten (Glatzer u. Herget 1984). Im Vergleich zu den neurotisch Depressiven von Bronisch et al. (1985, 1987), welche zu 57% ledig oder geschieden waren, ist allerdings die Gruppe der reaktiv Depressiven als weniger auffällig einzuschätzen.

Arbeitsplatzwechsel, Arbeitslosigkeit, Erwerbs- bzw. Berufsunfähigkeit und Erwerbs- und Erwerbsunfähigkeitsrente im Zeitraum 1983-1988

Um ein besser vergleichbares Maß für alle nachuntersuchten Patienten zu haben, wurden die Anzahl der Arbeitsplatzwechsel, die Arbeitslosigkeitszeiten, die Berufs- bzw. Erwerbsunfähigkeitszeiten und die Zeiten einer Erwerbs- bzw. Berufsunfähigkeitsrente auf den gemeinsamen Zeitraum 1983-1988 standardisiert. Dies hat zwar den Nachteil, daß unterschiedlich lange Zeitspannen vor Indexaufnahme mit einbezogen sind, aber die Ergebnisse können mit den Ergebnissen der Katamnese der neurotisch Depressiven im Rahmen der Münchner Follow-up Studie (Wittchen u. von Zerssen 1987) verglichen werden. Weiterhin ist zu berücksichtigen, daß bei allen Patienten bei weitem die Jahre nach Indexentlassung bis zur Katamnese überwiegen.

Innerhalb der 6 Jahre von 1983-1988 wurde durchschnittlich einmal ($x = 0{,}96$, $SD = 1{,}44$) der Arbeitsplatz gewechselt, sofern die Patienten berufstätig waren. Die Berufstätigen waren durchschnittlich unter 2 Monate arbeitslos ($x = 1{,}73$, $SD = 5{,}30$) und für etwas über zwei Monate berufs- bzw. erwerbsunfähig ($x = 2{,}13$, $SD = 4{,}96$). Eine Berufs- bzw. Erwerbsunfähigkeitsrente wurde lediglich von einem Patienten bezogen. Im Vergleich mit den neurotisch Depressiven von Bronisch et al. (1985, 1987) fanden sich bei den reaktiv Depressiven signifikant ($p < 0{,}05$) weniger Arbeitsunfähigkeitszeiten, bezogen auf Monate pro Jahr (reaktive Depression: $x = 0{,}64$, SD1.90; neurotische Depression: $x = 1{,}71$, $SD = 2{,}66$).

Suizide und Suizidversuche im Katamnesezeitraum

Ein Patient suizidierte sich im Katamnesezeitraum, bei einem weiteren Patient ist die Todesursache nicht bekannt, ein Suizid kann nicht ausgeschlossen werden.

Bei beiden Verstorbenen waren Suizidversuche mit harten Methoden der Indexaufnahme vorausgegangen. Bei den neurotisch Depressiven von Bronisch et al. (1985, 1987) waren im Katamneseintervall 6 Patienten (12%) durch Suizid verstorben.

Vier Patienten haben im Katamneseintervall einen oder mehrere Suizidversuche unternommen. Von den Patienten, die schon vor Indexaufnahme einen Suizidversuch unternommen hatten, begingen 2 einen bzw. zwei Suizidversuche, von den Patienten ohne Suizidversuch in der Vorgeschichte ebenfalls 2 einen bzw. zwei Suizidversuche im Katamneseintervall.

Somit begingen 8% der Patienten mit und ohne Suizidversuch vor Indexaufnahme im Katamneseintervall einen (oder mehrere) Suizidversuche, 2% evtl. 4% suizidierten sich, je nachdem ob man den zweiten Verstorbenen als Suizid hinzurechnet.

Diagnosen:

Abschlußdiagnosen nach ICD-9

Die Abschlußdiagnosen wurden durch den Nachuntersucher unter Einbeziehung der gesamten Katamneseinformation gestellt (s. Tabelle 3.18).

Immerhin 19 der 48 Patienten erhielten die Diagnose einer neurotischen Depression (40%). An Zweitdiagnosen fällt zunächst die Abnahme der Diagnose einer Persönlichkeitsstörung bei Katamnese auf. Hatten noch 50%, d.h. 38 Patienten bei Indexaufnahme die Zusatzdiagnose einer Persönlichkeitsstörung erhalten, waren es bei den 48 nachuntersuchten Patienten lediglich 5 (10%).

Während die Zusatzdiagnose eines Alkohol- und Medikamentenmißbrauches bei Indexaufnahme kein Ausschlußkriterium darstellte, kamen bei Katamnese immerhin 4 Patienten mit Alkohol- bzw. Medikamentenabhängigkeit hinzu.

Tabelle 3.18. Abschlußdiagnosen nach ICD-9 (n = 48)

	n	%
Erstdiagnosen		
Neurotische Depression (ICD-9:300.4)	19	40
Kurzdauernde oder längerdauernde depressive Reaktion (ICD-9:309.0 und 309.1)	29	60
Zweitdiagnosen		
Persönlichkeitsstörung (ICD-9:301.5 und 301.8)	5	10
Alkoholabhängigkeit (ICD-9:303)	3	6
Alkoholmißbrauch (ICD-9:305.0)	2	4
Medikamentenabhängigkeit (Barbiturattyp) (ICD-9:304.1)	1	2
Medikamentenmißbrauch (Barbiturattyp)(ICD-9:305.4)	2	4
Psychosomatische Störung ohne Gewebsschädigung (Skelett) (ICD-9:306.0	2	4
Andere psychiatrische Störungen (ICD-9:306.3, Tics)	1	2
Drittdiagnosen		
Medikamentenmißbrauch (ICD-9:305.9 andere Medikamente)	1	2

Zwei Patienten entwickelten eine psychosomatische Störung und eine Patientin einen Tic.

Da die Nachuntersucher nicht blind hinsichtlich der ICD-9 Indexdiagnosen waren, ist die Aussagekraft dieser Ergebnisse eingeschränkt. Die mittels eines standardisierten Interviews (DIS) gewonnen Diagnosen nach DSM-III geben daher ein objektiveres Maß wieder (Tabelle 3.19 und 3.20).

DSM-III-Lebenszeitdiagnosen

Bei den Lebenszeitdiagnosen findet sich keine signifikante Zunahme sowohl was die einzelnen Diagnosen betrifft als auch was das Vorhandensein irgendeiner Diagnose betrifft.

DSM-III-Querschnittdiagnosen

Bei den Querschnittdiagnosen findet sich eine signifikante Abnahme zwischen Indexaufnahme und Katamnesezeitpunkt hinsichtlich der "major depression". Die Diskrepanz zwischen den Klinikerabschlußdiagnosen nach ICD-9 und den Lebenszeitdiagnosen nach DSM-III-DIS ist augenfällig.

Während bei den ICD-9-Diagnosen die Tendenz zu einer schwerwiegenderen Diagnose (depressive Reaktion zu neurotischer Depression) und zu Zweitdiagnosen - außer der einer Persönlichkeitsstörung (bei Indexaufnahme 50%, bei Katamnese nur noch 10%) - augenfällig ist, finden sich keine signifikant häufigeren Lebenszeitdiagnosen nach DSM-III. Lediglich eine nicht signifikante Zunahme von "agoraphobia", "dysthymic disorder", "drug dependence" fallen auf, während gleichzeitig eine nichtsignifikante Reduktion von "major depression",

Tabelle 3.19. DSM-III/DIS Lebenszeitdiagnosen: Indexaufnahme vs Katamnese (n=48) (Mehrfachdiagnosen möglich)

DSM-III-Diagnosen	Indexaufnahme n	Indexaufnahme %	Katamnese n	Katamnese %
Major Depression	34	71	28	58
Panic Disorder	12	25	5	10
Agoraphobia	12	25	17	35
Simple Phobia	11	23	12	25
Obsessive Compulsive Disorder	5	10	2	4
Dysthymic Disorder	1	2	6	13
Somatization Disorder	3	6	-	-
Alcoholism	-	-	-	-
Alcohol Abuse	8	17	5	10
Drug Dependence	1	2	4	8
Drug Abuse	-	-	1	2
Irgendeine Diagnose	41	85	42	88

"panic disorder", "somatization disorder", "obsessive-compulsive disorder" festzustellen ist. Bei der Reduktion der Anzahl der zuletzt genannten Störungen spielt sicherlich das Vergessen weiter zurückliegender Symptome eine Rolle: Selbst unter Berücksichtigung dieses Vergessens von Symptomen erscheint die Zunahme nicht sehr eindrucksvoll.
und grenzwertig hinsichtlich des Vorhandenseins irgeneiner Diagnose.

Wie zu erwarten war, zeigt der Vergleich der Vierwochenquerschnittdiagnosen nach DSM-III von Indexaufnahme und Katamnese eine signifikante Reduktion hinsichtlich des Vorhandenseins irgendeiner Diagnose sowie speziell des Vorhandenseins einer "major depression". Auf der anderen Seite zeigen alle anderen Diagnosekategorien keine wesentliche Abnahme zum Katamnesezeitpunkt. Insgesamt werden hiermit die Ergebnisse der Lebenszeitdiagnosen nach DSM-III bestätigt und zeigen einen recht günstigen Verlauf und Ausgang der reaktiv Depressiven an, was den diagnostischen Bereich betrifft.
Psychopathologisches Zustandsbild (IMPS): Vergleich Indexentlassung vs. Katamnese
Abbildung 3.24 gibt den Vergleich zwischen Indexentlassung und Katamnese der IMPS-Syndrome der 48 nachuntersuchten Patienten wieder.

Es zeigt sich auch hier eine deutliche Besserung, wobei nur noch ein erhöhter Wert im Syndrom "hostile belligerence" im Vergleich zur Normalbevölkerung festzustellen ist. Gegenüber der Indexentlassung zeigt sich eine deutliche Besserung in den Faktoren "excitement" und "hostile belligerence". Bei den neurotisch Depressiven von Bronisch et al. (1985, 1987) war jedoch keine Besserung zwischen Indexaufnahme und Katamnese festzustellen, und die Indexentlas

Tabelle 3.20. DSM-III/DIS Querschnittdiagnosen (4 Wochen): Indexaufnahme vs. Katamnese (Mehrfachdiagnosen möglich)

DSM-III-Diagnosen	Indexaufnahme n	%	Katamnese n	%
Major Depression	34	71	10	21***
Panic Disorder	2	4	2	4
Agoraphobia	8	17	10	21
Simple Phobia	9	19	8	17
Obsessive Compulsive Disorder	1	2	3	6
Dysthymic Disorder	1	2	-	-
Somatization Disorder	1	2	-	-
Alcoholism	-	-	-	-
Alcohol Abuse	2	4	2	4
Drug Dependence	1	2	1	2
Drug Abuse	-	-	-	-
Irgendeine Diagnose	36	75	22	46*

* p<0.5
McNemar/Bowker-Test
*** p>0.001

sungs- und Katamnesewerte liegen deutlich über den entsprechenden Werten der reaktiv Depressiven.

Psychopathologischer Verlauf während des Katamneseintervalls

Um den psychopathologischen Verlauf im Katamneseintervall verfolgen zu können, wurden vergleichbar mit der Studie von Bronisch et al. (1985, 1987) in 3 Monatsabständen die wesentlichsten Symptome hinsichtlich der Schweregrade leicht (1), mittel (2), schwer (3) erfaßt, beginnend mit der Indexentlassung bis zum Katamneseinterview.

Dabei gingen in die Berechnungen die Mittelwerte der Maximalwerte pro Quartal des am ausgeprägtesten vorhandenen Symptoms ein. Das Katamneseintervall wurde in 3 gleich große Zeiträume unterteilt: 1983/1984, 1985/1986, 1987/1988. Von Extrema wurde dann gesprochen, wenn mindestens 2 Stellenwerte Unterschied von Quartal zu Quartal bestanden.

In Abbildung 3.25 ist mittels der durchgezogenen Linie die mittlere Symptomschwere über den Katamnesezeitraum abgebildet. Die Kurve zeigt eine deutliche Abnahme der Symptomschwere in den ersten beiden Jahren nach Indexaufnahme und dann ein Persistieren einer leichten Symptomatik. Eine detaillierte Analyse der häufigsten Symptome zeigt ein deutliches Überwiegen der depressiven Symptomatik mit und ohne Suizidimpulse (73%). Weitere Symptome sind Phobien (2%) und diffuse Ängste (3%). Andere häufige Symptome

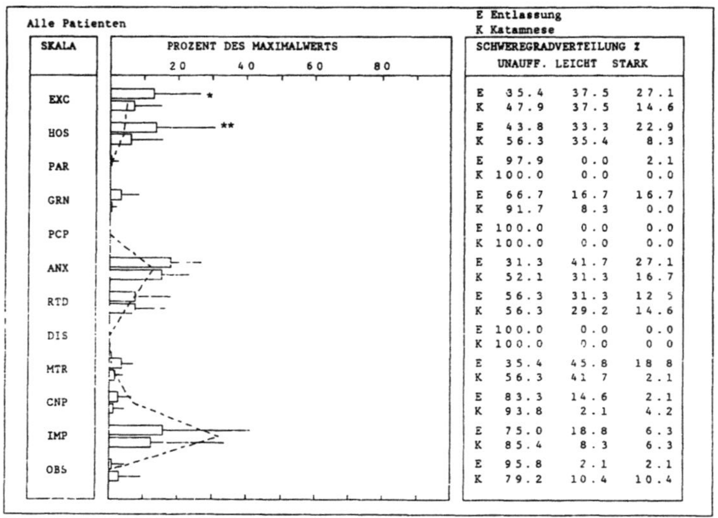

SKALA		UNAUFF.	LEICHT	STARK
EXC	E	35.4	37.5	27.1
	K	47.9	37.5	14.6
HOS	E	43.8	33.3	22.9
	K	56.3	35.4	8.3
PAR	E	97.9	0.0	2.1
	K	100.0	0.0	0.0
GRN	E	66.7	16.7	16.7
	K	91.7	8.3	0.0
PCP	E	100.0	0.0	0.0
	K	100.0	0.0	0.0
ANX	E	31.3	41.7	27.1
	K	52.1	31.3	16.7
RTD	E	56.3	31.3	12.5
	K	56.3	29.2	14.6
DIS	E	100.0	0.0	0.0
	K	100.0	0.0	0.0
MTR	E	35.4	45.8	18.8
	K	56.3	41.7	2.1
CNP	E	83.3	14.6	2.1
	K	93.8	2.1	4.2
IMP	E	75.0	18.8	6.3
	K	85.4	8.3	6.3
OBS	E	95.8	2.1	2.1
	K	79.2	10.4	10.4

* $p<0.05$
** $p<0.01$

EXC: excitement. HOS: hostile belligerence. PAR: paranoid projection. GRN: grandiose expansiveness. PCP: perceptual distortion. ANX: anxious depression. RTD: retardation and apathy. DIS: disorientation. MTR: motor disturbances. CNP: conceptual disorganization. IMP: impaired functioning. OBS: obsessive-phobic.

Abb. 3.24. Vergleich zwischen Indexentlassung und Katamnese der IMPS-Syndrome der 48 nachuntersuchten Patienten

sind körperliche Symptome ohne organisches Substrat (6%) sowie Alkohol- und Medikamentenmißbrauch bzw. Abhängigkeit (11%).

Mittels Clusteranalyse wurde der Versuch unternommen, verschiedene Symptomverlausftypen der reaktiv Depressiven zu kategorisieren. Dabei ergab sich eine Vierclusterlösung, welche sich gut mit dem klinischen Urteil über den Symptomverlauf in Einklang bringen läßt (s. 3.25).

Das 1. Cluster umfaßt 14 Patienten (29%) mit einem deutlichen Abfall der Symptomatik nach Indexentlassung und mit einer völligen Auflösung der Symptomatik innerhalb eines halben Jahres (Cluster 1: akut-leicht).

Das 2. Cluster umfaßt 18 Patienten (38%) mit einer deutlichen Verringerung der Symptomatik noch während des ersten halben Jahres nach Indexentlassung. Es erfolgt danach eine stete Abnahme der Symptomatik bis nahezu völliger Auflösung zum Ende des Katamneseintervalls (Cluster 2: akut-schwer).

Das 3. Cluster umfaßt 8 Patienten (17%), die nach Indexentlassung ebenfalls eine deutliche Besserung zeigten, aber im Laufe des Katamnesezeitraums wieder eine Tendenz zur Verschlechterung auf mittlerem Symptomniveau zeigen.

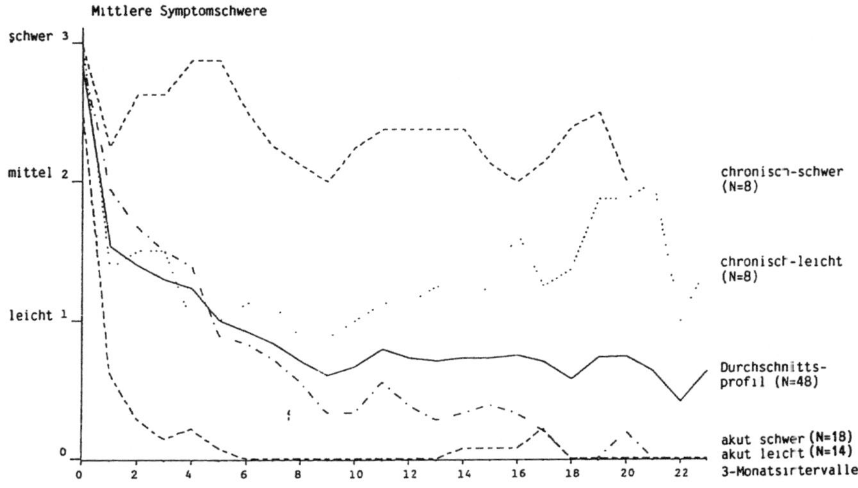

Abb. 3.25. Clusteranalyse der mittleren Symptomschwere der reaktiv Depressiven (vom Zeitpunkt der Indexentlassung bis zur Nachuntersuchung erhoben)

Eine Patientin in dieser Gruppe hatte im Katamneseintervall einen Suizidversuch unternommen (Cluster 3: chronisch-leicht).

Das 4. Cluster schließlich umfaßt ebenfalls 8 (17%) Patienten, die während des Katamneseintervalls eine chronisch mittelschwere bis schwere Symptomatik aufwiesen mit einer leichten Tendenz zur Besserung zum Katamnesezeitpunkt hin. Drei der 4 Patienten, die 1 oder 2 Suizidversuche im Katamneseintervall unternommen haben, sind in dieser Gruppe zu finden (Cluster 4: chronisch-schwer).

Diese Gruppe kann als chronische Gruppe mit einem ungünstigen Verlauf und Ausgang bezeichnet werden. Rechnet man noch den einen Patienten hinzu, der sich suizidiert hat, so kann von 18% (9 von 49) der Patienten gesagt werden, daß sie einen ungünstigen Verlauf und Ausgang ihrer depressiven Störung aufweisen. Chronifizierung depressiver Störungen in 17 bis 18% liegt im oberen Bereich der in der Literatur zitierten Zahlen über ambulant behandelte depressive Patienten, die von 12%-18% reichen (Robins u. Guze 1972; Weissman u. Klerman 1977).

Im Vergleich zu stationär behandelten neurotisch depressiven Patienten, welche in 40% der Fälle einen chronischen Verlauf oder einen Suizid aufwiesen (Bronisch et al. 1985, 1987), zeigt sich hier ein deutlich günstigeres Bild.

Vergleicht man die ICD-9 Erstdiagnosen zur Katamnese mit der Vierclustereinteilung des Symptomverlaufs, so finden sich 79% der Patienten mit der Diagnose einer neurotischen Depression in den Clustern 3 und 4, 97% der Patienten mit der Diagnose einer depressiven Reaktion in den Clustern 1 und 2, d.h. die Diagnose einer neurotischen Depression wurde sowohl bei den chronisch-leichten wie bei den chronisch schweren Verläufen der reaktiv Depressiven gestellt.

Soziale Kompetenz und soziales Netz
Hinsichtlich der sozialen Kompetenz und des sozialen Netzes wurden die Werte bei Indexaufnahme mit den Werten bei Indexentlassung verglichen.

Soziale Kompetenz
Hinsichtlich der SIS Gesamtwerte "objektive Bedingungen" ergibt sich kein signifikanter Unterschied zwischen Indexaufnahme und Katamnese, jedoch hinsichtlich Zurechtkommen und subjektiver Zufriedenheit.

Zum Zeitpunkt der Katamnese kommen die Patienten signifikant besser mit ihren Partnerinteressen, Partnerentscheidungen und ihren Freizeitaktivitäten zurecht und sind signifikant zufriedener mit ihrem Partner bzw. mit dem Leben ohne Partner, mit ihren sexuellen Beziehungen und mit ihrer Arbeit.

Soziales Netz
Was jedoch das soziale Netz betrifft, so ergibt sich kein signifikanter Unterschied sowohl hinsichtlich der einzelnen Komponenten (Vertraute, Freunde, Verwandte, Arbeitskollegen, Nachbarn) als auch was die beiden Kategorien "close social support" und "diffuse social support" betrifft.

Inanspruchnahme im Katamnesezeitraum
63% (30) der Patienten nahmen fachspezifische Hilfe von Psychiatern, Psychotherapeuten oder Ärzten anderer Fachgebiete in Anspruch. Immerhin nahmen 38% (18) der Patienten überhaupt keine fachspezifische Hilfe in Anspruch.

Von den 30 Patienten suchten 19 (63%) nur ambulante Einrichtungen, 2 (7%) nur stationäre und 9 (30%) sowohl stationäre wie ambulante Einrichtungen auf. Es handelte sich meist um psychotherapeutische Behandlungen (90%). Nur in seltenen Fällen wurden Medikamente gegeben (10%).

Tabelle 3.21 gibt die Verteilung der stationären Verweildauer und der ambulanten Sitzungen wieder.

Es zeigt sich aus Tabelle 3.21, daβ die Mehrzahl der ambulant behandelten Patienten nicht mehr als 50 ambulante Sitzungen hatten. Die wenigen Patienten mit stationären Behandlungen wiesen mit 2 Ausnahmen Aufenthaltsdauern zwischen 2 Wochen und 2 Monaten auf.

Insgesamt ergibt sich eine wesentlich niedrigere Inanspruchnahme als bei den neurotisch Depressiven von Bronisch et al. (1985, 1987), bei denen allerdings der Katamnesezeitraum durchschnittlich 2 Jahre länger war.

Zusammenfassend zeigen die reaktiv Depressiven einen wesentlich günstigeren Verlauf und Ausgang als die neurotisch Depressiven von Bronisch et al. (1985, 1987), unterscheiden sich aber von einer entsprechenden Normalbevölkerungsstichprobe.

Tabelle 3.21. Stationäre und ambulante fachspezifische Behandlung im Katamneseintervall

		n		%
Prozentuale Verteilung	x		16,4	
der Tage in stationärer	s		45,2	
Behandlung	0	37		77
	1- 10	-		-
	11- 25	1		2
	26- 50	4		8
	51-100	4		8
	101-200	1		2
	>200	1		2
Prozentuale Verteilung	x		30,1	
der ambulanten	s		55,8	
Sitzungen	0	20		42
	1- 10	12		25
	11- 25	2		4
	26- 50	5		10
	51-100	5		10
	101-200	2		4
	>200	2		4

3.10.2.2 Vergleich der Patienten mit günstigem Verlauf und Ausgang (n=40) mit den Patienten mit ungünstigem Verlauf und Ausgang (n=8)

Wie aus der Clusteranalyse des Symptomverlaufs im Katamnesezeitraum zu ersehen ist (s. Abbildung 3.25), können Patienten mit ungünstigem Verlauf (n=8) von den Patienten mit günstigem oder sehr günstigem Verlauf (n=40) gut unterschieden werden.

Vergleicht man die zum Katamnesezeitpunkt oder im Katamneseintervall erhobenen Variablen, so ergibt sich das folgende Bild. Zu berücksichtigen ist allerdings, daβ die Gruppe mit ungünstigem Verlauf sehr klein ist und somit statistische Signifikanzen nur bei sehr groβen Unterschieden zwischen den beiden Gruppen zu erwarten sind. Deswegen sollen Trends zu signifikanten Unterschieden ebenfalls vermerkt werden.

Hinsichtlich Geschlecht, Alter bei Katamnese, Arbeitsplatzwechsel, Arbeitslosigkeitszeiten, Berufs- oder Erwerbsunfähigkeitszeiten sowie Berufs- oder Erwerbsunfähigkeitsrentenzeiten fanden sich keine signifikanten Unterschiede, ebenso hinsichtlich der Globalwerte für die Dimensionen objektive Bedingungen, Zurechtkommen, Zufriedenheit des SIS und des Close- und Diffuse-social-support-Systems.

Überraschenderweise konnten auch bezüglich der einzelnen IMPS-Syndrome zum Katamnesezeitpunkt keine signifikanten Unterschiede festgestellt werden. Allerdings weist die Gruppe der ungünstigen Verläufe deutlich höhere Werte in den depressionsspezifischen Syndromen ("impaired functioning", "anxious depression") auf als die Gruppe der günstigen Verläufe.

Vergleicht man die DSM-III-/DIS-Lebenszeitdiagnosen beider Gruppen, so weist die Gruppe mit ungünstigem Verlauf signifikant ($p<0{,}05$) häufiger die Diagnose einer Agoraphobie und deutlich höhere Raten an Alkoholismus als die Gruppe mit günstigem Verlauf auf. Bei den DSM-III-/DIS-Querschnittdiagnosen zum Katamnesezeitpunkt bestehen keine signifikanten Unterschiede, jedoch dieselben Trends für Agoraphobie und für "major depression".

Hinsichtlich der Inanspruchnahme im Katamnesezeitraum hatte die Gruppe mit ungünstigem Verlauf signifikant ($p<0{,}05$) mehr kombiniert stationär-ambulante Behandlungen, eine signifikant ($p<0{,}05$) längere stationäre Verweildauer und deutlich mehr Patienten, die sich überhaupt einmal in Behandlung begeben haben, aufzuweisen als die Gruppe mit günstigem Verlauf.

Schließlich zeigten die Patienten mit ungünstigem Verlauf signifikante pathologischere Werte im Faktor "Schizoidie" und tendenziell pathologischere Werte im Faktor "Selbstunsicherheit" als die Patienten mit günstigem Verlauf.

Es muß auch noch darauf hingewiesen werden, daß die Gruppe mit ungünstigem Verlauf 3 der 4 Patienten, die im Katamneseintervall einen oder mehrere Suizidversuche unternommen hatten, enthält.

Zusammenfassend kann man also sagen, daß die Gruppe mit ungünstigem Verlauf mehr Behandlungen überhaupt und speziell mehr stationäre Behandlungen benötigt, mehr depressive Episoden aufweist, häufiger eine zusätzliche Angsterkrankung hat, eher zur Alkoholabhängigkeit neigt, gehäuft Suizidversuche im Katamneseintervall aufweist und zum Zeitpunkt der Katamnese depressiver ist als die Gruppe mit günstigem Verlauf.

3.10.2.3 Vergleich der in 3.9.1, 3.9.2 und 3.9.3 beschriebenen Untergruppen

3.10.2.3.1 Patienten mit "adjustment disorders with depressed mood" (DSM-III) (n=11) vs. Patienten mit "major depressive disorders" (DSM-III) (n=33)

Bei dem Vergleich dieser beiden Diagnosegruppen wird wegen der kleinen Anzahl von "adjustment disorders with depressed mood" ebenfalls zusätzlich auf Trends hingewiesen.

Hinsichtlich Arbeitsplatzwechsel, Arbeitslosigkeitszeiten, Berufs- oder Erwerbsunfähigkeitszeiten sowie Berufs- oder Erwerbsunfähigkeitsrentenzeiten fanden sich keine signifikanten Unterschiede zwischen den Patientengruppen, ebenfalls hinsichtlich der sozialen Kompetenz und des Close- und Diffuse-social-support-Systems.

Überraschenderweise haben die "adjustment disorders with depressed mood" deutlich pathologischere Werte in den objektiven Bedingungen des SIS als die "major depressive disorders". Alle anderen Variablen des SIS einschließlich des "close" und "diffuse-social-support" unterscheiden sich nicht voneinander.

Bezüglich der IMPS-Syndrome gab es zwischen den beiden Gruppen kaum nennenswerte Unterschiede, auch nicht in den depressionsspezifischen Faktoren "retardation and apathy", "anxious depression", "impaired functioning".

Vergleicht man die DSM-III-/DIS-Lebenszeitdiagnosen, so zeigen sich dagegen deutliche signifikante Unterschiede: "major depressions" weisen signifikant häufiger "major depressions" ($p < 0{,}05$), "agoraphobias" ($p < 0{,}01$) und irgendeine Diagnose ($p < 0{,}01$) auf als "adjustment disorders with depressed mood".

In Zahlen ausgedrückt: Bei 25 der 33 Patienten, die zum Zeitpunkt der Indexuntersuchung die Diagnose einer "major depression" aufwiesen, wurde zum Zeitpunkt der Katamnese wieder die Lebenszeitdiagnose einer "major depression" gestellt. Bei einem der 11 Patienten, die zum Zeitpunkt der Indexaufnahme eine "ajustment disorder with depressed mood" aufwiesen, wurde zum Katamnesezeitpunkt die Lebenszeitdiagnose einer "major depression" gestellt.

Schließlich wurden bei den 11 Patienten, die bei Indexaufnahme eine "adjustment disorder with depressed mood" und damit per Definitionen keine weitere DSM-III-Diagnose zum Katamnesezeitpunkt hatten, in 2 Fällen eine "dysthymic disorder" und jeweils 1mal "agoraphobia", Alkoholismus, Medikamentenabhängigkeit als Lebenszeitdiagnosen gestellt.

Bei den DSM-III-/DIS-Querschnittdiagnosen bilden sich die Ergebnisse der Lebenszeitdiagnosen nur bei der Diagnose "major depression" ab, die sich signifikant ($p < 0{,}05$) häufiger bei den "major depressions" als bei den "adjustment disorders with depressed mood" findet.

Hinsichtlich der Inanspruchnahme im Katamnesezeitraum zeigen die "major depressions" eine deutlich höhere Inanspruchnahme stationärer Einrichtungen mit einer längeren Aufenthaltsdauer als die "adjustment disorders with depressed mood", verfehlen jedoch knapp die Signifikanzgrenzen.

Faßt man die Ergebnisse zusammen, so sind die Ergebnisse nicht ganz in eine Richtung verlaufend, validieren aber weitgehend die Differenzierung zwischen "major depression" und "adjustment disorder with depressed mood": In den objektiven Bedingungen des SIS schneiden unerwarteterweise die "adjustment disorders with depressed mood" schlechter ab als die "major depressions". "Adjustment disorders with depressed mood" entwickelten dagegen mit einer Ausnahme im Katamnesezeitraum keine "major depressions" und jeweils nur 1mal eine "agoraphobia", Alkoholismus, Medikamentenabhängigkeit und 2mal eine "dysthymic disorder". "Major depressions" weisen bei den Lebenszeitdiagnosen signifikant häufiger "major depressions", "agoraphobia" und irgendeine Diagnose, und bei den Querschnittdiagnosen signifikant häufiger "major depressions" auf. "Major depressions" haben schließlich eine höhere stationäre Inanspruchnahme als "adjustment disorders with depressed mood".

3.10.2.3.2 Patienten mit Persönlichkeitsstörung (n = 22) vs. Patienten ohne Persönlichkeitsstörung (n = 25)

Hinsichtlich der sozialen Variablen weisen die reaktiv Depressiven ohne Persönlichkeitsstörung signifikant ($p < 0{,}05$) häufiger subjektive Unzufriedenheit im SIS gegenüber den reaktiv Depressiven mit Persönlichkeitsstörung auf. Alle anderen Variablen des SIS unterscheiden die beiden Gruppen nicht voneinander.

Was die IMPS-Syndrome betrifft, weisen die reaktiv Depressiven ohne Persönlichkeitsstörung signifikant ($p < 0{,}05$) höhere Werte in den depressionsspezifischen Faktoren ("anxious depression", "impaired functioning") auf als die reaktiv Depressiven mit Persönlichkeitsstörung.

Bei den DSM-III-/DIS-Querschnitt- und Lebenszeitdiagnosen finden sich lediglich bei den Querschnittdiagnosen signifikante Unterschiede, insofern als die reaktiv Depressiven ohne Persönlichkeitsstörungen häufiger "major depressions" und irgendeine Diagnose aufweisen als die reaktiv Depressiven mit Persönlichkeitsstörung ($p < 0{,}05$).

Was die Inanspruchnahme im Katamnesezeitraum betrifft, so waren die Patienten mit Persönlichkeitsstörungen signifikant ($p < 0{,}05$) länger in ambulanter Therapie als die Patienten ohne Persönlichkeitsstörungen.

Zusammenfassend gesehen sind die Unterschiede zwischen diesen beiden Gruppen inkonsistent. Der eigentlich erwartete schlechtere Verlauf und Ausgang der Gruppe mit Persönlichkeitsstörung zeigt sich nur im Bereich der Inanspruchnahme im Katamnesezeitraum, hingegen war die Gruppe ohne Persönlichkeitsstörung psychopathologisch auffälliger in und unzufriedener mit ihren sozialen Rollen.

3.10.2.3.3 Patienten mit Suizidversuch in der Vorgeschichte (n = 28) vs. Patienten ohne Suizidversuch in der Vorgeschichte (n = 17)

Bei diesen beiden Gruppen konnten hinsichtlich der erhobenen Variablen überhaupt keine signifikanten Unterschiede festgestellt werden.

Hinzu kommt, daß beide Gruppen je 2 Patienten aufwiesen, die einen (bzw. 2) Suizidversuche im Katamnesezeitraum begangen hatten.

Suizidversuche in der Vorgeschichte führen somit bei reaktiv Depressiven nicht zu einem schlechteren Verlauf und Ausgang als bei reaktiv Depressiven ohne Suizidversuche in der Vorgeschichte.

4 Diskussion der Ergebnisse

Im folgenden werden die wichtigsten Ergebnisse zusammenfassend hinsichtlich dreier übergeordneter Fragestellungen diskutiert:
1. Die Frage nach der Validität der Diagnose einer depressiven Reaktion nach ICD-9.
2. Die Frage nach der Bedeutung der Unterscheidung zwischen "major depressions" und "adjustment disorders with depressed mood" nach DSM-III.
3. Die Frage nach den Unterschieden zwischen depressiven Reaktionen mit Suizidversuch und ohne Suizidversuch in der Vorgeschichte.

4.1 Zur Validität der Diagnose "depressive Reaktion" nach ICD-9

Durch die Definition der ICD-9 bedingt kann die Gruppe der reaktiv Depressiven als eine klar umschriebene Diagnosegruppe angesehen werden. Sie ist dadurch gekennzeichnet, daβ
1. auslösende Ereignisse der depressiven Verstimmung vorausgehen müssen,
2. die Depression nicht schon einen chronischen Verlauf genommen hat,
3. keine endogene oder neurotische Depression vorliegt und
4. keine anderen Diagnosen (auβer der einer Persönlichkeitsstörung) bestehen.

Diese klare Definition konnte einmal durch ein standardisiertes Interview, des Diagnostic Interview Schedule (DIS, Robins et al. 1981), welches sämtliche relevanten psychiatrischen Diagnosen erfaβt, voll bestätigt werden. Nur in ganz wenigen Ausnahmen wurden andere psychiatrischen Diagnosen als die einer Depression gestellt bzw. chronische Depressionen festgestellt. Zum zweiten wurde durch die Münchner Ereignisliste (MEL) (Wittchen et al. 1982) bestätigt, daβ bei allen untersuchten Patienten ein auslösendes Ereignis der depressiven Verstimmung vorausging. Schlieβlich konnte sowohl mit Hilfe des DIS als auch mit Hilfe der Newcastle Scale (Carney et al. 1965) im Längsschnitt und im Querschnitt die Diagnose einer endogenen Depression weitgehend ausgeschlossen werden. Auf die Abgrenzung der depressiven Reaktion von einer neurotischen Depression wird weiter unten eingegangen.

Als erstes stellt sich die Frage, ob diese Gruppe von reaktiv Depressiven sich überhaupt von einer Normalbevölkerungsstichprobe ohne psychiatrische Fälle (Wittchen et al. 1987), die nach Alter, Geschlecht, Familienstand und hinsichtlich einzelner Variablen auch nach Berufsstand parallelisiert ist, unterscheidet und damit klinisch-psychiatrische Relevanz hat.

Diese Frage konnte eindeutig positiv beantwortet werden. Hinsichtlich des sozialen Netzes, der sozialen Kompetenz, der Anzahl negativer (wie positiver) Lebensereignisse, der prämorbiden Persönlichkeit wiesen die reaktiv Depressiven deutlich pathologische Werte im Vergleich zu den Kontrollgruppen auf. Im pathlogischen Bereich blieben auch die psychopathologische Symptomatik (IMPS, Lorr u. Klett 1966) und die subjektiven psychischen Beschwerden (Bf-S, BL, PDS, von Zerssen 1976) zum Zeitpunkt der Entlassung.

Die auslösenden Ereignisse (MEL, Wittchen et al. 1982) spiegelten im wesentlichen Interaktionsprobleme in der Ehe, in der Partnerschaft, zwischen Eltern und Kindern sowie am Arbeitsplatz wider, welche zu einer depressiven Verstimmung führten, die in Dauer und Intensität sich von normalen Stimmungen unterschied; denn mittels des DIS, der IMPS und der Selbstbeurteilungsfragebögen konnte das pathologische Ausmaß dieser depressiven Verstimmung verifiziert werden.

Die sozialpsychologischen Probleme konnten mit Hilfe des SIS (Clare u. Cairns 1978) differenzierter beschrieben werden: Ein Viertel der Patienten lebt allein, dagegen nur 11% der Kontrollgruppe. Die Alleinlebenden kommen nur zu einem Fünftel mit ihrer Lebenssituation zurecht, während die Alleinlebenden der Kontrollgruppe diesbezüglich keine Probleme aufwiesen. Über die Hälfte der Patienten haben deutliche Probleme im Umgang mit Partnern, Verwandten oder anderen Personen, mit denen sie zusammenleben, während die Kontrollgruppe nur in 10% der Fälle von entsprechenden Schwierigkeiten berichtet. Diese Probleme führten schließlich zu einer Unzufriedenheit in nahezu allen Lebensbereichen, die weit über die Unzufriedenheit der Personen der Kontrollgruppe in den einzelnen Rollenbereichen hinausging.

Was die prämorbide Persönlichkeit der reaktiv depressiven Patienten betrifft, so zeichnete sie sich neben einem allgemeinen neurotischen Muster mit mangelnder Frustrationstoleranz, Schizoidie und Selbstunsicherheit (PPI, von Zerssen 1979, 1982, 1988) durch Persönlichkeitszüge wie Kritikempfindlichkeit, Tendenz zur emotionalen Überreaktion und Impulsivität, Abhängikeit in zwischenmenschlichen Beziehungen und Identitätsstörungen aus (SIDP, Stangl et al. 1985).

Zwar ist damit die Frage nach dem Krankheitswert der Gruppe der reaktiv Depressiven positiv beantwortet. Es bleibt jedoch die Frage offen, inwieweit sich diese Gruppe Depressiver von anderen depressiven Störungen abgrenzt.

Da endogene Depressionen von vornherein ausgeschlossen waren, was sich auch mittels des DIS und der Newcastle-Scale mit wenigen Ausnahmen bestätigen ließ, blieb als weitere Diagnosegruppe die neurotische Depression (ICD-9 300.4) übrig. Neurotische Depressionen zeichnen sich aber durch einen chronischen Verlauf und durch eine neurotische (auffällige) Persönlichkeit aus (Bronisch u. Klerman 1988).

Im Vergleich mit den reaktiv depressiven Patienten stand dabei eine Gruppe neurotisch Depressiver zur Verfügung, die in den Jahren 1981-1984 auf der offenen und geschlossenen psychiatrischen Station der Abteilung Erwachsenenpsychiatrie des Max-Planck-Instituts für Psychiatrie behandelt worden waren. Sie wiesen ebenfalls zur Hälfte die Zusatzdiagnose einer Persönlichkeitsstörung auf und waren hinsichtlich psychopathologischer Variablen (IMPS, BL, PDS) und psychologischer Variablen (PPI) mit denselben Instrumenten wie die reaktiv Depressiven untersucht worden. Die neurotisch Depressiven zeigten dabei eine längere stationäre Behandlungsdauer und waren zu einem größeren Teil als die reaktiv Depressiven zum Zeitpunkt der Entlassung hinsichtlich ihrer psychopathologischen Symptomatik im allgemeinen und der depressiven Symptomatik im speziellen nicht remittiert. Hinsichtlich der prämorbiden Persönlichkeit (PPI) erwiesen sich die neurotisch Depressiven gestörter als die reaktiv Depressiven, was die Faktoren Frustrationsintoleranz, Selbstunsicherheit und Schizoidie betrifft. Diese Gruppe von neurotisch Depressiven ähnelte in ihrem Symptommuster einer Stichprobe anderer neurotisch Depressiver, die von Bronisch et al. (1985, 1987) nach durchschnittlich 6-8 Jahren auch mit den oben erwähnten Untersuchungsinstrumenten nachuntersucht worden waren.

Die Langzeitkatamnese der reaktiv Depressiven und der Vergleich mit der Langzeitkatamnese der neurotisch Depressiven von Bronisch et al. (1985, 1987) läßt bei nahezu dem gleichen Untersuchungsinstrumentarium zum Zeitpunkt der Katamnese der beiden Studien die Überprüfung der prospektiven Validität der Diagnose einer depressiven Reaktion zu.

Es zeigte sich, daß die reaktiv Depressiven nahezu in allen erfaßten Variablen einen besseren Verlauf und Ausgang als die neurotisch Depressiven hatten: Die reaktiv Depressiven wiesen signifikant weniger Alleinstehende und Geschiedene zum Zeitpunkt der Katamnese auf, hatten signifikant geringere durchschnittliche Arbeitsunfähigkeitszeiten pro Jahr und weniger Suizide im Katamneseintervall. Weiterhin zeigte sich eine signifikante Abnahme der Psychopathologie zwischen Indexentlassung und Katamnese und ein wesentlich günstigerer Symptomverlauf der reaktiv Depressiven im Vergleich zu den neurotisch Depressiven: Während bei der Clusteranalyse des Symptomverlaufs im Katamneseintervall 17% der reaktiv Depressiven einen chronisch schweren Verlauf aufwiesen, waren es bei den neurotisch Depressiven 30%. Schließlich wurden von den reaktiv Depressiven psychiatrische oder psychotherapeutische Institutionen im Katamneseintervall deutlich seltener in Anspruch genommen als von den neurotisch Depressiven.

Auf der anderen Seite waren die reaktiv Depressiven 4-6 Jahre nach der Indexbehandlung keineswegs so gebessert, daß sie vergleichbar in ihrer sozialen Kompetenz mit der entsprechenden Normalbevölkerungsstichprobe waren. Der Anteil der Alleinlebenden und Geschiedenen lag mit 50% deutlich über den ca. 20% einer etwa gleichaltrigen Normalbevölkerungsstichprobe. Trotz einer signifikanten Zunahme an sozialer Kompetenz im Umgang mit Partnern und in der Arbeit liegen die Werte weiterhin in den meisten Rollenbereichen signifikant über den Werten der Normalbevölkerungsstichprobe. Schließlich muß auch noch einmal erwähnt werden, daß 17% einen chronischen Verlauf ihrer Symptomatik im Katamneseintervall aufwiesen.

Es erhebt sich nun die Frage, inwieweit die Zusatzdiagnose einer Persönlichkeitsstörung das Erscheinungsbild der depressiven Reaktion in Richtung einer neurotischen Depression verändert.

Genau die Hälfte aller 76 Patienten erhielten nach ICD-9 die Zweitdiagnose einer Persönlichkeitsstörung. Erstaunlicherweise bestanden hinsichtlich der Diagnosen "major depressive disorder", "adjustment disorder with depressed mood" nach DSM-III keine signifikanten Unterschiede zwischen den Patienten mit und den Patienten ohne Persönlichkeitsstörungen. Was die soziodemographischen Charakteristika betrifft, konnte lediglich eine Häufung männlicher Patienten unter den Persönlichkeitsgestörten festgestellt werden. Die biosozialen Charakteristika zeigten in signifikant höherem Ausmaß Verhaltensauffälligkeiten in Kindheit und Adoleszenz bei den Persönlichkeitsstörungen. Auch im Bereich der Psychopathologie wies diese Gruppe bei Entlassung im Gegensatz zu den Patienten ohne Persönlichkeitsstörungen Auffälligkeiten in anderen als den zu einer depressiven Verstimmung gehörigen Verhaltensbereichen auf. Hinsichtlich des sozialen Netzes, der sozialen Kompetenz, der Lebensereignisse und der Suizidversuche konnten keine signifikanten Unterschiede zwischen diesen beiden Gruppen gefunden werden. Ebenso ergaben sich hinsichtlich psychiatrischer Erkrankungen bei Verwandten 1. Grades keine signifikanten Unterschiede.

Die Nachuntersuchung erbrachte keine konsistenten Ergebnisse hinsichtlich eines schlechteren Verlaufs und Ausgangs der Patienten mit Persönlichkeitsstörung gegenüber den Patienten ohne Persönlichkeitsstörung. Der eigentlich erwartete schlechtere Verlauf und Ausgang der Gruppe mit Persönlichkeitsstörung zeigt sich nur im Bereich der Inanspruchnahme im Katamnesezeitraum, hingegen war die Gruppe ohne Persönlichkeitsstörung auffälliger in und unzufriedener mit ihren sozialen Rollen.

Interessanterweise wurde die Diagnose einer Persönlichkeitsstörung zum Katamnesezeitpunkt wesentlich seltener (10%) gestellt als zum Zeitpunkt der Indexentlassung (50%), als der behandelnde Therapeut offensichtlich noch unter dem Eindruck der akuten Symptomatik des Patienten stand. Solange nicht standardisierte Interviews zur Erfassung von Persönlichkeitsstörungen angewendet werden, erscheint die Reliabilität dieser Diagnosen und damit auch ihre Validität ungenügend. Hingegen wiesen die neurotisch Depressiven von 1981-1984 erhöhte Werte in den Faktoren Frustrationsintoleranz, Selbstunsicherheit und Schizoidie gegenüber den reaktiv Depressiven sowie die Gruppe der reaktiv Depressiven mit ungünstigem Verlauf in den Faktoren Schizoidie und Selbstunsicherheit des PPI gegenüber den reaktiv Depressiven mit günstigem Verlauf auf. Demnach scheinen chronisch Depressive eine prämorbid schlechter angepaßte Persönlichkeit aufzuweisen (s. Weissman et al. 1978).

4.2 Zur Frage der Validität der Diagnosen "major depressive disorder" vs. "adjustment disorder with depressed mood"

Die Einordnung der nach ICD-9 diagnostizierten depressiven Reaktionen in die heute gängigen angloamerikanischen Klassifikationsschemata zeigte gewisse Diskrepanzen auf, was die Kompatibilität der 3 Klassifikationsschemata (ICD-9, DSM-III, RDC) anbetrifft. Die Gruppe der reaktiv Depressiven nach ICD-9 spaltete sich bezüglich der DSM-III in 2 Untergruppen auf, nämlich in die der "major depressive disorder" und in die der "adjustment disorder with depressed mood". Hinsichtlich der RDC-Klassifikation konnte sogar nur eine homogene Gruppe festgestellt werden, "situational depression", die den "major depressive disorders" der DSM-III entsprach. Diese Diskrepanzen lassen sich einmal durch fehlende operationalisierte Kriterien sämtlicher Diagnosen in der ICD-9 erklären; danach ist auch die depressive Reaktion weder durch Dauer der depressiven Verstimmung noch durch die Anzahl der depressionsspezifischen Symptome festgelegt. Zum anderen waren die Diskrepanzen erklärbar aus den unterschiedlichen Vorstellungen über das klinische Bild einer depressiven Reaktion. Während für DSM-III eine "major depression" ein Ausschlußkriterium für eine "adjustment disorder with depressed mood" darstellt, ist eine "major depression" für die RDC ein Einschlußkriterium für die Diagnose einer "situational depression".

Die Unterteilung der depressiven Reaktion im DSM-III in "major depressive disorders" und in "adjustment disorders with depressed mood" wirft die Frage der Wertigkeit dieser Unterscheidung depressiver Störungen auf. In der Literatur ist lediglich im Rahmen einer prospektiven, epidemiologischen Studie (Angst u. Dobler-Mikola 1984a,b) dieser Frage weiter nachgegangen worden. Da die im Max-Planck-Institut untersuchte Gruppe sich durch besondere Homogenität auszeichnete und mittels einer Vielzahl verschiedener diagnostischer, psychopathologischer, psychologischer und sozialpsychologischer Parameter untersucht worden war, konnte zum ersten Mal auch von klinisch-psychiatrischer Seite zu dieser Frage Stellung genommen werden.

Obwohl beide Gruppen durch ein auslösendes Ereignis in eine depressive Verstimmung geraten waren und nicht chronisch depressiv waren, zeigten sich die Patienten mit der Diagnose einer "major depressive disorder" sowohl bei Indexaufnahme, während des Indexaufenthaltes, als auch bei Indexentlassung psychopathologisch auffällig, während die Gruppe der "adjustment disorders with depressed mood" nur zu Beginn des Indexaufenthalts psychopathologisch auffällig war. Das heißt im weiteren Verlauf, trotz psychotherapeutischer Intervention während des Indexaufenthalts, bleibt eine depressive Verstimmung signifikant häufiger bei den Patienten mit "major depression" im Gegensatz zu den Patienten mit einer "adjustment disorder with depressed mood" bestehen. Die beiden Diagnosegruppen bleiben sozusagen stabil.

Worin unterscheiden sich aber nun diese beiden Gruppen? Weder bezüglich des sozialen Netzes und der sozialen Kompetenz noch hinsichtlich der Lebensereignisse konnten signifikante Unterschiede zwischen beiden Gruppen festgestellt werden. Was die prämorbide Persönlichkeit anbetrifft, wiesen die Patienten mit einer "major depressive disorder" einige Persönlichkeitszüge auf (Selbstunsicherheit, Schizoidie, Ordentlichkeit), die bei der Gruppe "adjustment disorders with depressed mood" nicht so ausgeprägt waren und die evtl. dem Typus melancholicus sensu Tellenbach (Tellenbach 1976) zuzuordnen wären, (von Zerssen 1982, von Zerssen et al. 1988).

Eine weitere Unterscheidungsmöglichkeit bestünde im Rahmen biographischer, soziodemographischer und biosozialer Daten. Hinsichtlich der familären Belastung mit psychiatrischen Erkrankungen, die fast ausschließlich Suchterkrankungen und depressive Erkrankungen mit oder ohne Suizidversuchen bzw. Suizide beinhaltete, konnte kein signifikanter Unterschied gefunden werden. Auch im Hinblick auf soziodemographische Variablen (Geschlecht, Alter, Familienstand, Berufsstand, soziale Schicht) wurden keine signifikanten Unterschiede festgestellt.

Da ein hoher Prozentsatz von Patienten in der Gesamtstichprobe von Verlustereignissen in der Vorgeschichte (11% der Patienten in den ersten 4 Lebensjahren, 33% zwischen dem 5. und 9. Lebensjahr, 35% zwischen dem 10. und 14. Lebensjahr) berichtete, wäre eine erhöhte Vulnerabilität für "major depressive disorders" aufgrund von Verlustereignissen in der Kindheit eine plausible Hypothese gewesen, wie sie Brown u. Harris (1978) vertreten wird. Sämtliche biosoziale Variablen zeigten jedoch keine signifikanten Unterschiede.

Ein hoher Prozentsatz von Patienten hatte in der Vorgeschichte einen Suizidversuch aufzuweisen (60%). Eine Häufung von Suizidversuchen/Suiziden bei ausgeprägten depressiven Verstimmungen ist in der Literatur berichtet worden (Barraclough u. Pallis 1975; Bronisch et al. 1985, 1987). Aber auch bezüglich der Verteilung der Suizidversuche zwischen den beiden Gruppen konnten keine signifikanten Unterschiede festgestellt werden.

Faßt man die Ergebnisse der Nachuntersuchung dieser beiden Diagnosegruppen zusammen, so konnte die prospektive Validität der Diagnosekategorie einer "adjustment disorder with depressed mood" nach DSM-III Kriterien bestätigt werden: "adjustment disorders with depressed mood" entwickelten signifikant seltener "major depressions" und "agoraphobias" und irgendeine psychiatrische Diagnose im Katamnesezeitraum als "major depressions" und wiesen eine signifikant niedrigere stationäre Inanspruchnahme im Katamneseintervall auf.

Unsere Ergebnisse konnten die Ergebnisse der einzigen Studie zu diesem Thema von Fabrega et al. (1986) bestätigen, was den psychopathologischen Verlauf betrifft. Dagegen fanden Fabrega et al. bei den "adjustment disorders with depressed mood" signifikant häufiger Persönlichkeitszüge wie Extraversion und Erregbarkeit und mehr soziale Kompetenz als bei den "major depressive disorders". Diese Unterschiede zwischen den beiden Studien begründen sich zum einen dadurch, daß sich im Gegensatz zu unserer Studie die beiden Diagnosegruppen hinsichtlich soziodemographischer Charakteristika unterschieden und Fabrega et al. chronisch Depressive in ihre Gruppe der "major depressions" mit einbezogen hatten.

Somit konnten hinsichtlich der prospektiven Validität diese beiden Diagnosegruppen gut voneinander unterschieden werden. Was Ätiologie und Pathogenese dieser beiden Verlaufstypen depressiver Verstimmung betrifft, unterschieden sie sich jedoch nur hinsichtlich der Persönlichkeitszüge des "Typus melancholicus" voneinander.

In der Literatur lassen sich 2 Gruppen von Erklärungsversuchen zur Ätiologie und Pathogenese depressiver Reaktionen finden.

1. Die eine umfaβt die genetische Disposition zu depressiven Störungen. Diese Hypothese unterstützen im wesentlichen epidemiologische und klinisch-psychiatrische Zwillingsstudien. Jardine et al. (1984) untersuchten bei 3810 erwachsenen eineiigen und zweieiigen Zwillingspaaren Neurotizismus als Persönlichkeitszug sowie Angstsymptome und depressive Symptome. Jardine et al. konnten Unterschiede zwischen eineiigen und zweieiigen Zwillingen am besten durch die unterschiedliche genetische Veranlagung und durch die persönlichen Erfahrungen mit ihrer Umwelt erklären. Kein Hinweis war gegeben, daβ Erfahrungen mit der Umwelt, die von dem anderen Zwilling geteilt werden, wie Familiensituation und allgemeine soziale Einflüsse, eine Rolle spielen.

Die klinisch-psychiatrischen Zwillingsstudien zeigten widersprüchliche Ergebnisse. Für neurotische Depressionen und depressive Persönlichkeitsstrukturen fand Shapiro (1970) eine Probandenkonkordanz von 0,56 bei EZ und 0,14 bei ZZ. Aber von 16 EZ-Paaren waren in nur 2 Fällen beide Zwillinge in klinischer Behandlung und von 14 ZZ-Paaren stets nur der Proband. Slater u. Shields (1969) konnten bei 8 EZ- und 16 ZZ-Paaren die Diagnose "reactive depression" stellen, jedoch bei keinem der Partner, wenn auch bei manchen eine "überschieβende emotionale Reaktion" für möglich gehalten wurde. Torgersen (1978) konnte keinen deutlichen Unterschied der Probandenkonkordanz von EZ und ZZ feststellen, wenn er von "neurotischer Depression" im weiteren Sinne ausging, ebenso nicht in einer neueren Zwillingsstudie (Torgersen 1986). Zerbin-Rüdin (1980) bemerkte bei ihrem Überblick, daβ trotz der sich widersprechenden Befunde Slater u. Shields (1969), Shapiro (1970) und Torgersen (1978) den Schluβ zogen, daβ die genetische Disposition Persönlichkeitsstörungen betrifft, in deren Folge unter verschiedenen Umständen sich depressive Verstimmungen entwickeln. Eine unterschiedliche familiäre Belastung mit psychiatrischen Störungen der Patienten mit depressiven Reaktionen mit und ohne Zusatzdiagnose einer Persönlichkeitsstörung konnte jedoch in dieser Studie nicht bestätigt werden.

Nurnberger u. Gershon (1982) weisen in ihrer Übersichtsarbeit darauf hin, daβ der Schweregrad der depressiven Erkrankung im Sinne der Dauer der depressiven Verstimmung und der Anzahl der depressionstypischen Symptome wahrscheinlich für das Ausmaβ der genetischen Belastung entscheidend ist. Das heiβt je schwerer die depressive Verstimmung ist, desto gröβer ist die genetische Disposition. Torgersen (1986) konnte in seiner neueren Zwillingsstudie keine unterschiedlichen Konkordanzraten hinsichtlich verschiedener diagnostischer Untergruppen depressiver Störungen nach DSM-III finden. Ausnahmen bildeten lediglich "bipolar disorders" und "major depressive disorders with psychotic features", welche höhere Konkordanzraten als die anderen diagnostischen Gruppen ("major depression, subtypes melancholia, single and recurrent episode; adjustment disorder with depressed mood, dysthymic disorder") aufwiesen. Eine unterschiedliche familiäre Belastung der Patienten mit "major depressive disorders" und mit "adjustment disorders with depressed mood" konnte jedoch ebenfalls in der hier beschriebenen Studie nicht festgestellt werden.

Zusammenfassend kann man annehmen, daβ für depressive Reaktionen und neurotische Depressionen ein "alles in allem schwacher, aber immerhin vorhandener Erbeinfluβ erkennbar ist" (Zerbin-Rüdin 1983). "Vererbt wird eine bestimmte Reaktionsbereitschaft, Krankheitswert erlangt sie erst durch Umwelteinflüsse" (Zerbin-Rüdin 1983). Eine differenziertere Erfassung der psychiatrischen Störungen in den Familien der Patienten könnte einen solchen schwachen Erbeinfluβ vielleicht sichtbar machen.

2. Die Ergebnisse der Zwillungsstudien leiten über zu der 2. Gruppe von Erklärungsversuchen. Sozialpsychologische Besonderheiten der Patienten sind verantwortlich für die Entstehung und Aufrechterhaltung von depressiven Störungen. Billings u. Moos (1982) beschreiben ein Erklärungsmodell für eine psychosoziale Theorie der Depression. Das Modell, das auf einen Überblick über sämtliche psychologische und sozialpsychologische Studien hinsichtlich Entstehung und Aufrechterhaltung depressiver Verstimmungen beruht, zeigt vielfache Wege zur Entwicklung depressiver Verstimmungen auf. "Personal" und "environmental resources" werden als ausreichende Bedingung für die Entstehung einer Depression angesehen, während Lebensereignisse nur eine Rolle als Auslöser spielen. Schweregrad und Dauer der Depression werden durch persönliche Einschätzung der Situation, soziale Unterstützung und Copingstrategien beeinfluβt. Der Mangel an "personal resources" bedeutet nach Billings u. Moos (1982) eine Vulnerabilität der Persönlichkeit gegenüber Stressbedingungen, der Mangel an "environmental resources" meint fehlende unterstützende zwischenmenschliche Beziehungen. Beides trennte aber "adjustment disorders with depressed mood" und "major depressive disorders" in dieser Studie nicht. Angemerkt muβ allerdings werden, daβ bezüglich der Vulnerabilität der Persönlichkeit gegenüber Stressbedingungen diese Studie Persönlichkeitszüge wie Selbstunsicherheit, Schizoidie und Ordentlichkeit als prädisponierend für ausgeprägtere depressive Verstimmungen und für eine evtl. Chronifizierung einer depressiven Verstimmung (Selbstunsicherheit, Schizoidie) finden konnte.

Der Verlust einer vertrauensvollen Bezugsperson in der frühen oder späteren Kindheit trennte die "adjustment disorders with depressed mood" von den "major depressive disorders" nicht. Hingegen könnte eine qualitativ gestörte Eltern-Kind-Beziehung, wie sie von Abraham (1912), S. Freud (1917) und Bowlby (1977) postuliert wurde, im Sinne einer "affectionless control" (Parker

1983) im späteren Leben eine gewisse Vulnerabilität gegenüber depressiven Verstimmungen überhaupt und deren quantitativer Ausprägung beinhalten.

4.3 Zur Frage der Unterscheidung von depressiven Reaktionen mit und ohne Suizidversuch in der Vorgeschichte

In der Gesamtgruppe der reaktiv Depressiven hatten 24 Patienten noch nie einen Suizidversuch unternommen, während 48 Patienten wegen einer depressiven Reaktion mit Suizidversuch auf die Kriseninterventionsstation im Max-Planck-Institut für Psychiatrie aufgenommen worden waren. Der Vergleich dieser beiden Gruppen erscheint einmal besonders attraktiv, da Parasuizidenten von der psychiatrischen Klassifikation her betrachtet ein ausgesprochen heterogenes Bild bieten (Urwin u. Gibbons 1979; Kurz et al. 1982; Murphy u. Wetzel 1982), die hier untersuchte Gruppe aber diagnostisch recht homogen ist. Zum anderen existieren überhaupt nur 2 Studien, die sich mit dem Vergleich zwischen Depressiven mit und ohne Suizid (Farberow u. Mc Evoy 1966; Barraclough u. Pallis 1975) bzw. nur 5 Studien mit dem Vergleich zwischen Depressiven mit und ohne Suizidversuch vor Indexbehandlung (Walton 1958; Paykel u. Dienelt 1971; Crook et al. 1975; Sonneck et al. 1976; Slater u. Depue 1981) befaßten. Keine dieser Arbeiten hatte jedoch die depressive Erkrankung weiter spezifiziert, mit Ausnahme von Slater u. Depue (1981), die von einer "primary depressive disorder " nach RDC ausgingen, und von Paykel u. Dienelt (1971), die, ähnlich den Feighner-Kriterien, von einer depressiven Verstimmung mit Ein- und Ausschlußkriterien ausgingen. Weiterhin sind bei den oben genannten Studien Suizidversuche in der Vorgeschichte der depressiven Kontrollfälle möglich und auch vorhanden, während in dieser Studie bei der Gruppe der 24 reaktiv Depressiven auch in der Vorgeschichte Suizidversuche ausgeschlossen sind. Daher existiert auch im Hinblick auf den Vergleich zwischen reaktiv Depressiven mit und ohne Suizidversuch keine vergleichbare Studie in der Literatur. Immerhin können aber mit gewissen Vorbehalten die Ergebnisse dieser Studie mit den Ergebnissen vor allem der 5 Studien über den Vergleich zwischen Depressiven mit und ohne Suizidversuch vor Indexbehandlung herangezogen werden.

Bei dem Vergleich soziodemographischer und biosozialer Variablen dieser beiden Patientengruppen konnten keine signifikanten Unterschiede festgestellt werden. Immerhin zeichneten sich bei einzelnen Variablen gewisse Trends ab: Patienten mit Suizidversuch waren etwas jünger, waren zu 48% in der Altersklasse zwischen 20-29 Jahre vertreten, während Patienten ohne Suizidversuch sich gleichmäßig über die Altersstufen 20-29, 30-39, 40-49 Jahren verteilten. Aufgrund der Tatsache, daß die Patienten mit Suizidversuch sogar etwas jünger waren, konnte weitgehend ausgeschlossen werden, daß die Mehrzahl der Patienten ohne Suizidversuch lediglich aufgrund ihres jüngeren Alters keinen Suizidversuch unternommen hatten. Auch die Altersverteilung bestätigt diesen Befund; denn zwei Drittel der Patienten ohne Suizidversuch liegen in höheren Altersstufen als der Stufe 20-29 Jahre. Sie fallen somit nicht mehr in den Altersbereich, in dem die meisten Suizidversuche Erwachsener zu finden sind (Kockott et al. 1970; Kurz et al. 1972; Bille-Brahe 1982; Hawton 1982). Bei Paykel u. Dienelt (1971), Crook et al. (1975) und Sonneck et al. (1976) waren die Patienten mit Suizidversuch jünger als die Patienten ohne Suizidversuch.

Bei Patienten mit Suizidversuch überwog die Unterschicht (48%), bei Patienten ohne Suizidversuch die Mittelschicht (54%). Aus der Literatur wird ein Überwiegen von Unterschichtspatienten bei Suizidversuchen bestätigt (Kockott et al. 1970; Weissman 1974; Kreitman 1981; Kurz et al. 1982). Die Geschlechtsverteilung zugunsten der Frauen von 7:1 für die Patienten ohne Suizidversuch gegenüber den Patienten mit Suizidversuch von 4:1 liegt näher der in der Literatur berichteten Verteilung von 1:3 bei Parasuizidenten als der Patienten mit einer "ajor depressive disorder"mit einem Verhältnis von 1:2 (Weissman u. Klerman 1977), entspricht aber in etwa der Geschlechterverteilung von behandlungsbedürftigen reaktiv und neurotisch Depressiven in der Normalbevölkerung (Juel-Nielsen et al. 1961, Sörensen u. Strömgren 1961). Der relativ höhere Anteil von Männern bei den Patienten mit Suizidversuch gegenüber den Patienten ohne Suizidversuch ist am ehesten durch ein gegenüber Frauen unterschiedliches Inanspruchnahmeverhalten (Bebbington et al. 1981) zu erklären. Offensichtlich erst durch eine Konfrontation mit einem psychiatrischen Konsiliarius, welcher den Kontakt nach der Entgiftung im Allgemeinkrankenhaus aufnimmt, scheinen Männer bereit zu sein, sich in stationäre psychiatrische Behandlung zu begeben.

Die soziodemographischen Daten bestätigen somit, daβ es sich bei den reaktiv Depressiven mit einem Suizidversuch um eine typische Gruppe von Parasuizidenten handelt, die sich allerdings nur wenig von der Gruppe der reaktiv Depressiven ohne Suizidversuch in der Vorgeschichte unterscheidet.

Signifikant unterschiedlich hingegen ist das Verteilungsmuster zwischen den beiden Gruppen bezogen auf psychiatrische Erkrankungen bei Verwandten 1. Grades. 27 der 48 Patienten mit Suizidversuch berichteten von psychiatrischen Erkrankungen bei Verwandten 1. Grades, dagegen nur 7 der 24 Patienten ohne Suizidversuch. Auffallend häufig fand sich dabei in der 1. Gruppe ein Elternteil der einen Suizidversuch oder mehrere begangen hatte und/oder alkoholabhängig war. Murphy u. Wetzel (1982) hatten ebenfalls eine familiäre Häufung von Suizidversuchen in den Familien von Parasuizidenten gefunden. Ein gehäuftes Auftreten von Alkoholismus in den Familien von Parasuizidenten ist bis jetzt in der Literatur noch nicht berichtet worden. Johnson u. Hunt (1979) berichteten lediglich, daβ Alkoholismus bei Eltern von manisch depressiven Patienten ein Risikofaktor für Suizidversuche dieser Patientengruppe ist. Demnach spielen Alkoholismus und Suizidversuche in der Familienanamnese von Parasuizidenten eine gröβere Rolle als depressive Erkrankungen, wie von Winokur (1970) angenommen. Bei Parasuizidenten selbst sind Alkoholabhängigkeit und vorausgegangene Suizidversuche gute Prädiktoren für ein erneutes Auftreten von Suizidversuchen (Bürk u. Möller 1985).

Hinsichtlich biosozialer Unterschiede zwischen den beiden Gruppen fanden sich lediglich bei den Depressiven mit Suizidversuch signifikant häufiger Eltern, die geschieden waren, als bei den Depressiven ohne Suizidversuch. Walton (1958) hatte bei seinem Vergleich dieser Patientengruppen ebenfalls signifikant mehr gestörte Elternbeziehungen bei Depressiven mit Suizidversuch gegenüber Depressiven ohne Suizidversuch gefunden. Adam et al. (1982) konnten eine eindeutige Häufung von Verlust eines Elternteils und "family instability" bei Parasuizidenten im Vergleich mit einer parallelisierten Bevölkerungsstichprobe finden.

Was die sozialpsychologischen Variablen des sozialen Netzes, der sozialen Kompetenz und der Lebensereignisse betrifft, konnten keine signifikanten Unterschiede zwischen den beiden Gruppen eruiert werden. Slater u. Depue (1981) fanden bei ihrem Vergleich Depressiver mit und ohne Suizidversuch vermehrt Verlustereignisse im Jahr vor Indexbehandlung und weniger soziale Unterstützung, Crook et al. (1975) mehr chronische Interaktionsprobleme mit Angehörigen und Freunden bei der Gruppe mit Suizidversuchen als bei der Gruppe ohne Suizidversuche. Die Diskrepanzen zu dieser Studie lassen sich vielleicht dadurch erklären, daβ es sich um mehr chronische stationär behandelte Patienten bei den oben erwähnten Studien handelt, während in diese Studie akut Depressive, die nicht unbedingt einer weiteren stationären Behandlung zugeführt werden, aufgenommen worden waren.

Die Selbstbeurteilung der beiden Patientengruppen hinsichtlich prämorbider Persönlichkeitszüge (PPI) ergab keine signifikanten Unterschiede. In beiden Gruppen waren auch in nahezu gleicher Häufigkeit Patienten mit Persönlichkeitsstörungen zu finden. Bei der Auswertung des SIDP (Stangl et al. 1985) auf der Ebene der Diagnosen dominierten die hysterischen, die Borderline- und die abhängigen Persönlichkeitsstörungen. Bezüglich Patienten mit wiederholten Suizidversuchen hatten Montgomery u. Montgomery (1982) schon ähnliche Ergebnisse berichtet, wobei auβer den Diagnosen einer hysterischen und Borderlinepersönlichkeitsstörung nur einmal die Diagnose einer abhängigen Persönlichkeitsstörung gestellt worden war. Persönlichkeitsstörungen als solche und die Art der Persönlichkeitsstörungen scheinen dagegen nicht reaktiv Depressive mit Suizidversuch von reaktiv Depressiven ohne Suizidversuch in der Vorgeschichte zu trennen. Paykel u. Dienelt (1971) fanden dagegen bei ihrer Gruppe Depressiver mit Suizidversuch eine gestörte Persönlichkeit mit offener Feindseligkeit. Paykel u. Dienelt gingen im Gegensatz zu den anderen Studien von einer Gruppe von 189 Depressiven aus, die 10 Monate nach Indexaufnahme nachuntersucht worden waren; 12 Patienten hatten mittlerweile einen Suizidversuch unternommen, 1 Patient hatte sich erfolgreich suizidiert. Crook et al. (1975) u. Sonneck et al. (1976) fanden eine deutliche Feindseligkeit bzw. Erregbarkeit bei ihren Patienten mit Suizidversuch.

Weissman et al. (1973) hatten in einer epidemiologischen Studie ebenfalls Feindseligkeit als Charakteristikum Depressiver mit Suizidversuch in der Vorgeschichte gegenüber Depressiven ohne Suizidversuch festgestellt. Endgültig erhärtet wurde dieser Befund durch die prospektive epidemiologische Studie von Angst u. Clayton (1986), die offene Aggressivität, gemessen mit dem Freiburger Persönlichkeitsinventar (FPI, Fahrenberg et al. 1970), als einziges auffälliges Persönlichkeitsmerkmal von Personen, die sich suizidiert haben oder einen Suizidversuch unternommen hatten, feststellen konnten. Da das PPI diesen Aspekt von Persönlichkeit nicht ausreichend erfaßt, konnte zu diesen Befunden nicht Stellung genommen werden.

Hinsichtlich des psychopathologischen Bildes und des Verlaufs der Befindlichkeit konnt nur eine Studie in der Literatur gefunden werden (van Praag u. Plutchik 1985). Bei Indexaufnahme zeigten beide Patientengruppen eine erheblich gestörte Befindlichkeit (Bf-S), wobei die Patienten ohne Suizidversuche in der Vorgeschichte deutlich pathologischere Werte im Syndrom "impaired functioning" der IMPS aufweisen als die Patienten mit Suizidversuch vor Indexaufnahme. Die Befindlichkeit der Patienten mit Suizidversuch bessert sich dabei wesentlich schneller und ausgeprägter als bei den Patienten ohne Suizidversuch und erreicht bei Indexentlassung Normalwerte. Im Gegensatz dazu bleiben die Werte der Befindlichkeit bei der Gruppe ohne Suizidversuch bei Entlassung pathologisch, während das Syndrom "impaired functioning" bei der Gruppe mit Suizidversuch wieder im Normbereich liegt. Dabei bestehen hinsichtlich des psychopathologischen Verlaufs keine Unterschiede zwischen den Patienten mit ernsthaftem und nichternsthaftem Suizidversuch vor Indexaufnahme.

Da die beiden Patientengruppen sich nicht signifikant hinsichtlich der Diagnosen "major depressive disorder" und "adjustment disorder with depressed mood" unterscheiden, sind diese oben referierten Unterschiede unabhängig von der Dauer der depressiven Verstimmung und der Anzahl der depressionsspezifischen Symptome zu sehen. Es hat den Anschein, als ob der Suizidversuch einen kathartischen Effekt hat, insofern als nach dem Suizidversuch eine deutliche Besserung der Befindlichkeit eintritt, die auch in den ersten Tagen der Indexbehandlung anhält. Da beide Gruppen therapeutisch einheitlich behandelt wurden, ist ein durch unterschiedliches therapeutisches Vorgehen bedingter Effekt unwahrscheinlich. Andererseits bestätigt das Ergebnis auch die klinische Erfahrung, daß Patienten nach einem Suizidversuch in den meisten Fällen nicht gleich anschließend wieder einen erneuten Suizidversuch unternehmen. Dieses Ergebnis wurde mit einer anderen Methodik durch van Praag u. Plutchik (1985) bestätigt, die allerdings vornehmlich endogen Depressive untersucht hatten.

Da bei Probanden mit depressiver Symptomatik gehäuft Suizidgedanken auftreten, umgekehrt Suizidgedanken praktisch immer mit anderen depressiven Symptomen und depressiver Verstimmung einhergehen (Angst u. Dobler-Mikola 1984b), scheint eine depressive Verstimmung eine notwendige, aber nicht hinreichende Bedingung für das Auftreten von Suizidgedanken und wahrscheinlich auch für das Auftreten von Suizidversuchen zu sein.

Aus der Sicht dieser Studie stellt sich die Frage: Welche Variablen haben einen größeren prädiktiven Wert als die depressive Verstimmung als solche?

Einmal scheinen es Suizidversuche in der Familie des Parasuizidenten zu sein. Kreitman et al. (1969), die sowohl in der Familie der Parasuizidenten als auch im Freundes- und Bekanntenkreis gehäuft Personen mit Suizidversuchen gefunden hatten, schließen daraus, daß ein Suizidversuch in dieser Gruppe eine pathologische Form von Kommunikation ist, während von anderen Gruppen weniger pathologische Formen der Kommunikation benutzt werden. Für dieses Argument würde auch die Tatsache sprechen, daß Parasuizidenten überproportional in der Unterschicht zu finden sind, in der ein solches "Kommunikationsmuster" offensichtlich gehäuft auftritt.

Eine (auto)aggressive Komponente, die bei Parasuizidienten gehäuft gefunden wurde (Weissman et al. 1973; Angst u. Clayton 1986), könnte ebenfalls eine bedeutsame Rolle spielen. Der Wert für "hostile belligerence" als Ausdruck von aggressiven Verhaltensweisen in der IMPS war jedoch nicht bei den reaktiv Depressiven mit Suizidversuch zum Zeitpunkt der Indexaufnahme erhöht. Da der Suizidversuch aber schon begangen worden war, könnte die Feindseligkeit durch den Untersucher nicht mehr feststellbar gewesen sein.

Außerdem ist der kognitive Aspekt der Hoffnungslosigkeit, der von Minkoff et al. (1973) für das Auftreten von Suizidversuchen verantwortlich gemacht wird, zu erwähnen.

Schließlich erbrachte die Nachuntersuchung, daß reaktiv Depressive mit und ohne Suizidversuch in der Vorgeschichte einen nahezu identischen Verlauf und Ausgang aufweisen. Sie unterschieden sich nur dadurch, daß die reaktiv Depressiven mit Suizidversuch in der Vorgeschichte Suizide im Katamnesezeitraum aufwiesen, nicht jedoch reaktiv Depressive ohne Suizidversuch in der Vorgeschichte. Dieses Ergebnis scheint in der Literatur noch nicht berichtet worden zu sein und unterstreicht erneut die Eigenständigkeit des Phänomens Suizidversuch/Suizid bei psychiatrischen Patienten.

4.4 Folgerungen bezüglich therapeutischer Maßnahmen

Wie schon in 1.4 über die Therapie der depressiven Reaktion ausgeführt, bestehen 2 grundsätzlich unterschiedliche therapeutische Ansätze bezüglich der Therapie depressiver Reaktionen. Eher symptomorientierte Therapeuten sehen als Ziel einer Behandlung die Reduktion der depressiven Symptomatik an, wobei eine psychopharmakologische Behandlung mit antidepressiv wirkenden Medikamenten und psychotherapeutische Verfahren, die direkt die depressive Symptomatik angehen (kognitive Verhaltenstherapie), zur Verfügung stehen.

Hinsichtlich des Verlaufs der depressiven Symptomatik der 76 Patienten während des Indexaufenthalts wurde deutlich, daß nur bei den Patienten, die schon vor Indexaufnahme eine "major depressive disorder" aufwiesen, eine symptomorientierte Behandlung sinnvoll und auch notwendig erscheint. Aus den Evaluationsstudien bezüglich der kognitiven Verhaltenstherapie bzw. interpersonellen Psychotherapie und/oder Pharmakotherapie von "major depressive disorders" ging klar hervor, daβ eine rein pharmakologische Behandlung wegen der erhöhten Rückfallgefahr nicht ausreichend ist. Eine Behandlung mit kognitiver Verhaltenstherapie oder interpersoneller Psychotherapie allein oder in Kombination mit Antidepressiva bietet sich daher als symptomorientierte Therapie der Wahl an. Eine Ausnahme bilden allerdings Patienten mit einer "major depressive disorder", die direkt vor Indexaufnahme einen Suizidversuch unternommen hatten. Bei diesen Patienten kommt es nach dem Suizidversuch zu einer deutlichen Besserung der depressiven Symptomatik, welche mindestens einige Tage anhält. Hier erscheint eine symptomorientierte Behandlung weniger sinnvoll als vielmehr eine Motivationsarbeit zu einer weiterführenden psychotherapeutischen Behandlung; denn 20-30% aller Patienten, die einen Suizidversuch unternommen haben, begehen innerhalb eines Jahres einen weiteren Suizidversuch. Wiederholte Suizidversuche sind aber eindeutig prädisponierend für einen Suizid (Bürk u. Möller 1985).

Die andere Gruppe von Therapeuten, die zumeist in der Tradition der Psychoanalyse stehen, richtet das Augenmerk mehr auf die neurotische Persönlichkeit der Patienten, die mit ihren aus der Kindheit stammenden Konflikten Probleme in zwischenmenschlichen Beziehungen haben, welche zur Auslösung von depressiven Verstimmungen führen (Arieti u. Bemporad 1978).

Die neurotische Persönlichkeit der 76 reaktiv depressiven Patienten konnte im Rahmen dieser Studie deutlich herausgearbeitet werden. Es handelt sich um allgemein neurotische Muster wie mangelnde Frustrationstoleranz, Schizoidie, Selbstunsicherheit sowie um speziellere Persönlichkeitszüge wie Kritikempfindlichkeit, Tendenz zur emotionalen Überreaktion und Impulsivität, Abhängigkeit in zwischenmenschlichen Beziehungen und Identitätsstörungen. Selbstunsicherheit, Kritikempfindlichkeit und Idenditätsstörungen können im Zusammenhang mit einem mangelnden Selbstwertgefühl gesehen werden. Eine psychotherapeutische Behandlung muβ daher als ein wichtiges Ziel die Stärkung des Selbstwertgefühls ins Auge fassen. Frustrationsintoleranz, Tendenz zur emotionalen Überreaktion und Impulsivität erfordern eine Psychotherapie, die eher auf das Erlernen von Kontrolle von Impulsen, Emotionen und auf Aushalten von Frustrationen ausgerichtet sein muβ. Oftmals wird dagegen von psychoanalytisch orientierten Psychotherapeuten bei allen Patienten ein vermehrtes Äuβern von Gefühlen und Bedürfnissen als notwendig erachtet. Schizoidie und Abhängigkeit in zwischenmenschlichen Beziehungen erscheinen zunächst als Gegensatzpaar, zeigen jedoch in beiden Formen ein unreifes Verhalten in zwischenmenschlichen Beziehungen. Beide Verhaltensweisen können auch miteinander verbunden sein, wenn das Verhalten zwischen Abhängigkeit und Distanzierung alterniert. Für diese Probleme im zwischenmenschlichen Bereich spricht einmal die Tatsache, daβ das Close-social-support-System sowohl subjektiv von den Patienten als unbefriedigend erlebt wird als auch objektiv gestört ist, zum anderen die Tatsache, daβ Partnerschaftsprobleme zumeist Auslöser für depressive Reaktionen sind. In Partnergesprächen, Familiengesprächen sowie in Gruppentherapien läßt sich eine solche Problematik gut angehen.

Kriseninterventionstherapie, wie sie von Marmor (1979) und Kernberg (1982) beschrieben wurde, verlangt direktives und unterstützendes Vorgehen, beschäftigt sich vornehmlich mit dem Hier und Jetzt und bezieht in der Regel das soziale Umfeld mit ein (sozialpsychiatrische Intervention, Gruppentherapie, Familientherapie). Neben einer symptomorientierten Therapie bei Patienten mit einer "major depressive disorder" erscheint daher die oben charakterisierte Kriseninterventionstherapie für Patienten mit einer depressiven Reaktion sehr geeignet. Die Eignung dieser Therapie wurde durch die durchschnittlich geringe psychiatrisch-psychotherapeutische Inanspruchnahme der reaktiv Depressiven im Katamnesezeitraum bestätigt. Nur in wenigen Fällen, bei sehr auffälliger prämorbider Persönlichkeit, wird eine längerfristige ambulante (evtl. stationäre) Therapie notwendig sein, um einer Chronifizierung der depressiven Verstimmung vorzubeugen.

C. Zusammenfassung

Die international sowohl in Forschungs- als auch im Klinikbereich am meisten verbreiteten Klassifikationsschemata psychiatrischer Erkrankungen ICD-9 und DSM-III führten eine neue Diagnosekategorie ein: "adjustment disorder with depressed mood", im Deutschen "Anpassungsstörung mit depressiver Symptomatik" oder kurz "depressive Reaktion" genannt. Für Anpassungsstörungen allgemein hatten 3 amerikanische Studien (Looney u. Gunderson 1978; Andreasen u. Hoenk 1982; Fabrega et al. 1987) eine gute Prognose, was erwachsene Patienten betrifft, feststellen können. Es existiert lediglich eine Studie, die Anpassungsstörungen mit depressiver Symptomatik nach DSM-III-Kriterien untersucht hat (Fabrega et al. 1986).

Im einführenden theoretischen Teil erfolgt zunächst ein Abriß der Klassifikationsschemata depressiver Erkrankungen der letzten 20 Jahre, wobei speziell auf die Diagnose und Therapie depressiver Reaktionen bzw. Anpassungsstörungen mit depressiver Symptomatik Bezug genommen wird. Die Widersprüchlichkeit und Kompliziertheit der Klassifikation sowie die Unsicherheit über die Art der Behandlung wird dabei deutlich.

Ziel der Arbeit war es daher, Patienten mit einer depressiven Reaktion nach ICD-9 durch ihre diagnostische Einordnung in die heute gängigen Klassifikationsschemata, durch evtl. vorhandene Störungen der Persönlichkeit, durch evtl. Störungen ihrer sozialen Kompetenz, durch die Art der auslösenden Ereignisse zu charakterisieren und die Diagnose durch eine Langzeitkatamnese zu validieren.

Die vorliegende Studie konnte dabei auf folgende wichtige methodische Voraussetzungen aufbauen:

1. Standardisierte oder halbstandardisierte Interviews zur Erhebung von psychiatrischen Diagnosen, der sozialpsychologischen Bedingungen und der Lebensereignisse.
2. An Normalbevölkerungsstichproben, psychiatrischen Patienten und körperlich Kranken geeichte Selbst- und Fremdbeurteilungsskalen zur Erfassung der psychopathologischen Symptomatik und der prämorbiden Persönlichkeit.
3. Verfügbarkeit der Patienten über durchschnittlich 5 Untersuchungstermine hinweg, was die Anwendung dieses umfangreichen Untersuchungsinstrumentariums erst ermöglichte.

4. Kontrollgruppen, die z. T. mit denselben Instrumenten untersucht worden waren. Dabei handelt es sich einmal um Patienten mit neurotischen Depressionen, zum zweiten um eine repräsentative Stichprobe aus der Normalbevölkerung der Bundesrepublik Deutschland.

Die Ergebnisse lassen sich zu 3 übergeordneten Fragestellungen zusammenfassen:

1. Die Frage nach der Validität der Diagnose einer depressiven Reaktion nach ICD-9: Hinsichtlich des sozialen Netzes, der sozialen Kompetenz, der Anzahl negativer (wie positiver) Lebensereignisse, der prämorbiden Persönlichkeit wiesen die reaktiv Depressiven deutlich auffälligere Werte im Vergleich zur repräsentativen Normalbevölkerungsstichprobe auf. Im pathologischen Bereich blieben die psychopathologiche Symptomatik und die subjektiven Beschwerden zum Zeitpunkt der Entlassung. Die auslösenden Ereignisse spiegelten im wesentlichen Interaktionsprobleme in der Ehe, in der Partnerschaft, zwischen Eltern und Kindern sowie am Arbeitsplatz wider, welche zu einer depressiven Verstimmung führten, die sich in Dauer und Intensität von normalen Stimmungen unterschied. Die soziale Kompetenz erwies sich im Vergleich zur repräsentativen Bevölkerungsstichprobe als gestört: Ein Viertel der Patienten lebt allein. Die Alleinlebenden kommen nur in einem Fünftel mit ihrer Lebenssituation zurecht. Über die Hälfte der Patienten haben deutliche Probleme im Umgang mit Partnern, Verwandten oder anderen Personen, mit denen sie zusammenleben. Was die prämorbide Persönlichkeit der reaktiv depressiven Patienten betrifft, so zeichnete sich neben einem allgemein neurotischen Muster mit mangelnder Frustrationstoleranz, Schizoidie und Selbstunsicherheit durch Persönlichkeitszüge wie Kritikempfindlichkeit, Tendenz zur emotionalen Überreaktion und Impulsivität, Abhängigkeit in zwischenmenschlichen Beziehungen und Identitätsstörungen aus. Im Vergleich zu den reaktiv Depressiven zeigten die neurotisch Depressiven eine längere stationäre Verweildauer und waren zu einem größeren Teil als die reaktiv Depressiven zum Zeitpunkt der Entlassung noch in einer depressiven Verstimmung. Hinsichtlich der prämorbiden Persönlichkeit erwiesen sich die neurotisch Depressiven auffälliger als die reaktiv Depressiven. Im Rahmen einer Vier- bis Sechsjahreskatamnese zeigten die reaktiv Depressiven einen deutlich günstigeren Verlauf und Ausgang, verglichen mit einer Sechs- bis Achtjahreskatamnese neurotisch Depressiver von Bronisch et al. (1985, 1987).

Die beiden weiteren übergeordneten Fragestellungen beziehen sich auf Untergruppen der Patientenstichprobe.

2. Die Frage der Validität der Diagnosen "major depressive disorder" vs. "adjustment disorder with depressed mood" nach DSM-III: Weder bezüglich des sozialen Netzes und der sozialen Kompetenz noch hinsichtlich der Lebensereignisse, biographischer, soziodemographischer und biosozialer Daten konnten signifikante Unterschiede festgestellt werden. Was die prämorbide Persönlichkeit anbetrifft, wiesen die Patienten mit einer "major depressive disorder" signifikant ausgeprägtere Persönlichkeitszüge wie Selbstunsicherheit, Schizoidie und Ordentlichkeit als die Patienten mit "adjustment disorders with depressed

mood" auf. Letztere zeigten im Gegensatz zu den Patienten mit "major depressive disorders" ein deutlicheres und rascheres Abklingen ihrer depressiven Symptomatik während des Indexaufenthalts und einen günstigeren Verlauf und Ausgang, so daß die Unterscheidung dieser beiden Diagnosegruppen anhand des psychopathologischen Verlaufs gerechtfertigt erscheint. Diese Ergebnisse stimmen weitgehend mit den Ergebnissen von Fabrega et al. (1986) überein.

3. Die Frage der Unterscheidung von depressiven Reaktionen mit und ohne Suizidversuch in der Vorgeschichte: Bei den Patienten mit Suizidversuch vor Indexaufnahme fanden sich signifikant häufiger Suizidversuche/Suizide und Alkoholabhängigkeit von Verwandten 1. Grades sowie häufiger Scheidungen der Eltern im Gegensatz zu den Patienten ohne Suizidversuch in der Vorgeschichte. Sonstige signifikante Unterschiede konnten mit Ausnahme des Verlaufs der psychopathologischen Symptomatik während der Indexbehandlung nicht festgestellt werden. Während der Indexbehandlung bessert sich bei Patienten mit Suizidversuch die depressive Symptomatik entscheidend gegenüber den Patienten ohne Suizidversuch, obwohl beide Gruppen vor Indexaufnahme keinen unterschiedlichen Verlauf ihrer depressiven Symptomatik aufwiesen und während der Indexaufnahme ein gleiches therapeutisches Angebot erhielten. Sieht man von Suiziden und Suizidversuchen im Katamneseintervall ab, entwickelten beide Gruppen einen nahezu identischen Verlauf und Ausgang.

Zum Schluß der Arbeit wird auf Folgerungen bezüglich therapeutischer Maßnahmen bei den depressiven Reaktionen eingegangen, die sich aus den Ergebnissen dieser Studie ableiten.

D. Literatur

Abraham K (1971) Ansätze zur psychoanalytischen Erforschung und Behandlung des manisch-depressiven Irreseins und verwandter Zustände (1912). In: Psychoanalytische Studien, Bd II. Fischer, Frankfurt/Main

Adam KS, Bouckoms A, Streiner D (1982) Parental loss and family stability in attempted suicide. Arch Gen Psychiatry 39:1081-1085

Akiskal HS (1981) Subaffective disorders: dysthmic, cyclothymic and bipolar II disorders in the 'Borderline' realm. Psychiatr Clin North Am 4:25-46

Akiskal HS (1983) Dysthymic disorder: psychopathology of proposed chronic depressive subtypes. Am J Psychiatry 140:11-20

Akiskal HS, Bitar AH, Puzantian VR, Rosenthal TL, Walker PW (1978) The nosological status of neurotic depression. Arch Gen Psychiatry 35:756-766

Akiskal HS, Rosenthal RH, Rosenthal TL, Kashgarian M, Khani MK, Puzantian VR (1979) Differentiation of primary affective illness from situational, symptomatic and secondary depressions. Arch Gen Psychiatry 36:635-643

Akiskal HS, Hirschfeld RM, Boghos IY (1983a) The relationship of perosnality to affective disorders. A critical review. Arch Gen Psychiatry 40:801-810

Akiskal HS, Walker P, Puzantian VR, King D, Rosenthal TL, Dranon M (1983b) Bipolar outcome in the course of depressive illness. J Affect Dis 5:115-128

Alzheimer C (1984) Nicht-ambulante Krisenintervention und Notfallpsychiatrie. Versuch einer Bestandsaufnahme. Dissertation, München

American Psychiatric Association (1952) Diagnostic and statistical manual. Mental disorders, ed 1 DSM-I. American Psychiatric Association, Washington DC

American Psychiatric Association (1968) Diagnostic and statistical manual. Mental disorders, ed 2 DSM-II. American Psychiatric Association, Washington DC

American Psychiatric Association (1980) Diagnostic and statistical manual. Mental disorders, ed 3 DSM III. American Psychiatric Association, Washington DC

Andreasen NC (1982) Concepts, diagnosis and classification. In: Paykel ES (ed) Handbook of affective disorders. Churchill Livingstone, Edinburgh London Melbourne New York

Andreasen NC, Hoenk PR (1982) The predictive value of adjustment disorders: a follow-up study. Am J Psychiatry 139:584-590

Andreasen NC, Wasek P (1980) Adjustment disorders in adolescents and adults. Arch Gen Psychiatry 37:1166-1170

Angst J (1966) Zur Ätiologie und Nosologie endogen depressiver Psychosen. Monographien aus dem Gesamtgebiet der Neurologie und Psychiatrie, Heft 112, Springer, Berlin Heidelberg New York

Angst J (1978) The course of affective disorders. II. typology og bipolar manic-depressive illness. Arch Psychiatr Nervenkr 226:65-73

Angst J, Clayton P (1986) Premorbid personality of depressive, bipolar, and schizophrenic patients with special reference to suicidal issues. Compr Psychiatry 27:511-532

Angst J, Dobler-Mikola A (1984a) The Zurich Study. The continuum from normal to pathological mood swings. Eur Arch Psychiatr Neurol Sci 234:21-29

Angst J, Dobler-Mikola A (1984b) The Zurich Study. Diagnosis of depression. Eur Arch Psychiatr Neurol Sci 234:30-37

Angst J, Perris C (1968) Zur Nosologie endogener Depressionen. Arch Psychiatr Nervenkr 210:373-386

Angst J, Dobler-Mikola A, Binder J (1984) The Zurich Study. A prospective epidemiological study of depressive, neurotic and psychosomatic syndromes. Eur Arch Psychiatr Neurol Sci 234:13-20

Arieti S, Bemporad J (1978) Severe and mild depression. Basic Books, New York

Ball JRB, Kiloh LH (1959) A controlled trial of imipramine treatment of depressive states. Br Med J 2:1052-1055

Barraclough BM, Pallis DJ (1975) Depression followed by suicide: a comparison of depressed suicides with living depressives. Psychol Med 5:55-61

Barthelmes H, Zerssen D v (1978) Das Münchner Psychiatrische Informationssystem (PSYCHIS München). In: Reichartz PL, Schwarz B (Hrsg) Informationssysteme in der medizinischen Versorgung. Schattauer, Stuttgart New York

Bauer M, Bosch G, Freyberger H, Haselbeck H, Hofer G, Janz HW, Kisker KP, Krueger H, Langer D, Petersen P, Pflanz M, Richartz M, Rose HK, Wulff E (1980) Psychiatrie. Psychosomatik-Psychotherapie. Thieme, Stuttgart

Baucom DH, Danker-Brown P (1979) Influence of sex roles on the development of learned helplessness. J Cons Clin Psychol 47:928-936

Bebbington P, Hurry J, Tennant Ch, Sturt E, Wing JK (1981) Epidemiology of mental disorders in Camberwell. Psychol Med 11:561-579

Beck AT (1976) Cognitive therapy and the emotional disorders. International Universities Press, New York

Beck AT, Ward CH, Mendelson M, Mock J, Erbaugh J (1961) An inventory for measuring depression. Arch Gen Psychiatry 4:561-571

Beck AT, Rush BF, Shaw AJ, Emery G (1979) Cognitive therapy of depression. Wiley, Winchester

Beck AT, Hollon SD, Young JE, Bedrosian RC, Budenz D (1985) Treatment of depression with cognitive therapy and amitriptyline. Arch Gen Psychiatry 42:142-148

Bellack AS, Hersen M, Himmelhoch J (1981) Social skills training compared with pharmacotherapy and psychotherapy in the treatment of unipolar depression. Am J Psychiatry 138:1562-1567

Bille-Brahe U (1982) Persons attempting suicide as clients in the danish welfare system. Soc Psychiatry 17:181-187

Billings AG, Moos RH (1982) Psychosocial theory and research on depression: an integrative framework and review. Clin Psychol Rev 2:215-237

Billings AG, Cronkite RC, Moos RH (1985) Difficulty of follow-up and post-treatment functioning among depressed patients. J Affect Dis 8:9-16

Binder H (1947) Der Begriff der Neurose. Schweiz Med Wochenschr 77:157-163

Binder H (1955) Abnorme seelische Reaktionen und Entwicklungen. In: Reichardt M (Hrsg) Allgemeine und spezielle Psychiatrie, 4. Aufl. Ein Lehrbuch für Studierende und Ärzte. Basel

Binder H (1962) Der psychopathologische Begriff der Neurose. Schweiz Arch Neurol Psychiat 89:185-198

Blackburn TM, Bishop S, Glen IM, Whalley LJ, Christie IE (1981) The efficacy of cognitive therapy in depression: a treatment trial using cognitive therapy and pharmacotherapy, each alone and in combination. Br J Psychiatry 139:81-189

Blackburn TM, Eunson KM, Bishop S (1986) A two-year naturalistic follow-up of depressed patients treated with cognitive therapy, pharmacotherapy and a combination of both. J Affect Dis 10:67-75

Blashfield RK, Morey LC (1979) The classification of depression through cluster analysis. Compr. Psychiatry 20:516-527

Bleuler E (1979) Lehrbuch der Psychiatrie, 14. Aufl. In: Bleuler Mv (Hrsg) Springer, Berlin Heidelberg New York

Bojanovsky J (1969) Differenzierung der psychogenen und endogenen Depression. Fischer, Jena

Bowlby J (1977) The making and breaking of affectional bonds I. Br J Psychiatry 130:201-210

Boyd JH, Weissman MM (1981) Epidemiology of affective disorders. A re-examination and future directions. Arch Gen Psychiatry 38:1039-1046

Bräutigam W (1978) Reaktionen, Neurosen, abnorme Persönlichkeiten, 4. Aufl. Thieme, Stuttgart

Braukmann W, Filipp SH, Angleitner A, Olbrich E (1981) Problem-solving and coping with critical life- events - a life-span developmental study. Forschungsbericht Nr. 15, 1981. First European Meeting on Cognitive-Behavioral Therapy. Lisboa, Portugal

Bronisch T, Klerman GL (1988) The current scientific status of neurotic depression as a diagnostic category. Psychiatr Dev 4:245-275

Bronisch T, Wittchen H-U, Krieg C, Rupp HU, Zerssen Dv (1985) Depressive neurosis: a long-term prospective and retrospective follow-up of former inpatients. Acta Psychiatr Scand 71:237-248

Bronisch T, Feuerlein W, Hertenberger E (1986) Eine Station für psychiatrische Kriseninintervention fünf Jahre später. Psychiatr Prax 13:213-218

Bronisch T, Cording-Tömmel C, Krieg C, Hecht H, Wittchen H-U, Zerssen Dv (1988) Verlauf und Outcome depressiver Erkrankungen: Eine vergleichende Analyse. In: Wittchen H-U, Zerssen Dv (Hrsg) Verläufe behandelter und unbehandelter Depressionen und Angststörungen. Eine klinisch-psychiatrische und epidemiologische Verlaufsuntersuchung. Springer, Berlin Heidelberg New York Tokyo, S 164-210

Brown GW (1974) Meaning, measurement and stress of life events. In: Dohrenwend BS, Dohrenwend BP (eds) Stressful life events -their nature and effects. Wiley, New York, pp 217-243

Brown GW, Harris T (1978) The social origins of depression. Tavistock, London

Brown GW, Bhrolchain MN, Harris TO (1979) Psychotic and neurotic depression, part 3. Aetiological and background factors. J Affect Dis 1:195-211

Buzzard EF (1930) Discussion of the diagnosis and treatment of the milder forms of the manic-depressive psychosis. Proc R Soc Med 23:881-883

Bürk F, Möller HJ (1985) Prädiktoren für weiteres suizidales Verhalten bei nach einem Suizidversuch hospitalisierten Patienten. Fortschr Neurol Psychiatr 53:259-270

Cairns V, Zerssen Dv, Stutte KH, Mombour W (1983) The stability of the symptom groupings in the Inpatient Multidimensional Psychiatric Scale (IMPS). J Psychiatr Res 17:19-28

Carney MWP, Roth M, Garside RF (1965) The diagnosis of depressive syndromes and the prediction of E.C.T. response. Br J Psychiatry 111:659-674

Clare A, Cairns V (1978) Design, development and use of a standardized interview to assess social maladjustment and dysfunction in community studies. Psychol Med 8:589-604

Cohen S, Hoberman HM (1983) Positive events and social supports as buffers of life change stress. J Appl Soc Psychol 13:99-125

Cohen LH, McGrowan J, Fooskas S, Rose S (1984) Positive life events and social support and the relationship between life stress and psychological disorder. Am J Community Psychol 12:567-587

Conte HR, Plutchnik R, Wild KV, Karasu TB (1986) Combined prychotherapy and pharmacotherapy for depression. Arch Gen Psychiatry 43:471-480

Cooper JE (1979) Crisis admission units and emergency psychiatric services. Regional office for Europe. World Health Organisation, Copenhagen

Copeland JRM (1981) What is a "case"? A case for what? In: Wing JK, Bebbington P, Robins RN (eds) What is a case? The problem of definition in psychiatric community surveys. Grant MacIntyre, London

Coryell W, Winokur G (1982) Course and outcome. In: Paykel ES (ed) Handbook of affective disorders. Churchill Livingstone, Edinburgh London Melbourne New York

Crook T, Raskin A, Davis D (1975) Factors associated with attempted suicide among hospitalized depressed patients. Psychol Med 5:381-388

Davidson J, Turnbull C, Strickland R, Belyea M (1984) Comparative diagnostic criteria for melancholia and endogenous depression. Arch Gen Psychiatry 41:506-511

Dean A, Lin N (1977) The stress-buffering role of social support. J Nerv Ment Dis 165:403-417

Degkwitz R, Helmchen H, Kockott G, Mombour W (Hrsg) (1975) Diagnoseschlüssel und Glossar psychiatrischer Krankheiten. Deutsche Ausgabe der internationalen Klassifikation der WHO: ICD, 8. Revision, Kap. V, 4. Aufl. Springer, Berlin Heidelberg New York

Degkwitz R, Helmchen H, Kockott G, Mombour W (Hrsg) (1980) Diagnoseschlüssel und Glossar psychiatrischer Krankheiten. Deutsche Ausgabe der internationalen Klassifikation der WHO: ICD, 9. Revision, Kap. V, 5. Aufl. Springer, Berlin Heidelberg New York

Dehmel S, Wittchen HU (1984) Anmerkungen zur retrospektiven Erfassung von Lebensereignissen und Lebensbedingungen bei Verlaufsuntersuchungen. -Bewertung und Vergessen-. Z Klin Psychol 13:88-110

Dilling H, Weyerer S (1984) Prevalence of mental disorders in the small-town rural region of Traunstein (Upper Bavaria). Acta Psychiatr Scand 69:60-79

DiMascio A, Weissman MM, Prusoff BA, Neu C, Zwilling M, Klerman GL (1979) Differential symptom reduction by drugs and psychotherapy in acute depression. Arch Gen Psychiatry 36:1450-1456

Dohrenwend BP, Dohrenwend BS (eds) (1974) Stressfull life events. New York

Dohrenwend BP, Dohrenwend BS (1977) Soziale und kulturelle Einflüsse auf psychopathologische Erscheinungen. Petermann F, Schmootz K (Hrsg) Grundlagentexte der klinischen Psychologie, Bd 1, Forschungsfragen der klinischen Psychologie. Huber, Bern

Dohrenwend BP, Dohrenwend BS (1979) The conceptualization and measurement of stressful life events: an overview of the issues. The psychobiology of the depressive disorders. In: Depue RA(ed) Academic Press, New York London Toronto Sydney San Francisco, pp 105-121

Dunner DL, Fleiss JL, Fieve RR (1976) The course of development of mania in patients with recurrent depression. Am J Psychiatry 133:905-908

Elkin I, Shea MT, Watkins JT, Imber SD, Sotsky SM, Collins JF, Glass DR, Pilkonis PA, Leber WR, Docherty JP, Fiester SJ, Parloff MB (1989) National Institute of Mental Health treatment of depression collaborative research program. Arch Gen Psychiatry 46:971-982

Endicott J, Spitzer RL, Fleiss JL, Cohen J (1976) The Global Assessment Scale. A procedure for measuring overall severity of psychiatric disturbance. Arch Gen Psychiatry 33:766-771

Eysenck HJ (1959a) Manual of the Maudsley Personality Inventory. University of London Press, London

Eysenck HJ (1959b) Das Maudsley Personality Inventory (MPI). Hofrefe, Göttingen

Eysenck HJ (1970) The classification of depressive illnesses. Br J Psychiatry 117:241-250

Fabrega H, Mezzich JE, Mezzich AC, Coffman GA (1986) Descriptive validity of DSM-III depressions. J Nerv Ment Dis 174:573-584

Fabrega H, Mezzich JE, Mezzich AC (1987) Adjustment disorder as a marginal or transitional illness category in DSM-III. Arch Gen Psychiatry 44:567-572

Fahrenberg G, Selg H, Hampel R (1970) Das Freiburger Persönlichkeitsinventar (FPI). Hogrefe, Göttingen

Faltermaier T (1983) Social Interview Schedule (2. Version). Max-Planck-Institut für Psychiatrie, München, unveröffentlichtes Manual

Faltermaier T, Wittchen HU, Ellmann R, Lässle R (1985) The Social Interview Schedule (SIS) - content, structure and reliability. Soc Psychiatry 20:115-124

Farberow NL, McEvoy TL (1966) Suicide among patients with diagnoses of anxiety reaction or depressive reaction in General Medical and Surgical Hospitals. J Abnorm Soc Psychol 71:287-299

Feighner JP, Robins E, Guze SB, Woodruff RA, Winokur G, Munoz R (1972) Diagnostic criteria for use in psychiatric research. Arch Gen Psychiatry 26:57-63

Feuerlein W, Bronisch T (1983) Kriseninterventionstechniken und Organisation der Krisenintervention. Wien Klin Wochenschr 95:13-17

Feuerlein W, Bronisch T, Fürmaier A (1983) Eine Station für Notfallpsychiatrie und Krisenintervention-Konzepte, Struktur und erste Erfahrungen. Psychiatr Prax 10:41-48

Filipp SH (1981) Ein allgemeines Modell für die Analyse kritischer Lebensereignisse. In: Filipp SH (Hrsg) Kritische Lebensereignisse. Urban & Schwarzenberg, München Wien Baltimore

Freud S (1963) Trauer und Melancholie (1917). Gesammelte Werke, Bd X, 3. Aufl. Fischer, Frankfurt

Fuermaier A (1984) Therapeutisches Konzept stationärer Krisenintervention. Psychother Med Psychol 34:70-75

Garvey MJ, Schaffer CB, Tuason VB (1984) Comparison of pharmacological treatment response between situational and non-situational depressions. Br J Psychiatry 145:363-365

Gastpar M, Kielholz P (1983) Depressionsdiagnostik in der Allgemeimpraxis unter besonderer Berücksichtigung der larvierten Depression. In: Pöldinger (Hrsg) Aktuelle Aspekte der Depressionsbehandlung. Huber, Bern Stuttgart Wien, S 82-88

Gillespie RD (1929) The clinical differentiation of types of depression. Guy's Hosp Rep 9:306-344

Glatzer W, Herget H (1984) Ehe, Familie und Haushalt. In: Glatzer W, Zapf W (Hrsg) Lebensqualität in der Bundesrepublik. Campus, Frankfurt, S 124-140

Hamilton M (1960) A rating scale for depression. J Neurol Neurosurg Psychiatry 23:56-62

Harris T, Brown GW (1985) Interpreting data in aetiological studies of affective disorders: some pitfalls and ambiguities. Br J Psychiatry 147:5-15

Hawton K, Fagg J, Marsack P, Wells P (1982) Deliberate self-poisoning and self-injury in the Oxford area: 1972-1980. Soc Psychiatry 17:175-179

Hecht H, Bronisch T, Wegener E (1986) Erste Erhebungen mit dem "Structured Interview for the DSM-III Personality Disorders" - Eine Pilotstudie. Vortrag gehalten im Rahmen des Montagsseminars der Eberhard-Karls-Universität Tübingen, Zentrum für Psychiatrie und Neurologie

Helmchen H (1977) Häufigkeit depressiver Erkrankungen. Münch Med Wochenschr 119:801-806

Hempel CG (1961) Introduction to problems of taxonomy. In: Zubin J (ed) Field studies in the mental disorders. Grune & Stratton, New York

Henderson S (1984) Interpreting the evidence on social support. Soc Psychiatry 19:49-52

Henseler H (1975) Die Suizidhandlung unter dem Aspekt der psychoanalytischen Narzißmustheorie. Psyche 29:191-205

Herceq-Baron RL, Prusoff SA, Weissman MM, DiMascio A, Neu C, Klerman, GL (1979) Pharmacotherapy and psychotherapy in acutely depressed patients: a study of attribution patterns in a clinical trial. Compr Psychiatry 20:315-325

Hiller W, Zerssen Dv, Mombour W, Wittchen H-U (1986) IMPS (Inpatient Multidimensional Psychiatric Scale). Beltz Test

Hirschfeld RMA (1981) Situational depression: validity of the concept. Br J Psychiatry 139:297-305

Hirschfeld RMA, Cross CK (1982) Epidemiology of affective disorders. Arch Gen Psychiatry 39:35-46

Hirschfeld RMA, Klermann GL, Clayton PJ, Keller MB, McDonald-Scott P, Larkin BH (1983) Assessing personality: effects of the depressive state on trait measurement. Am J Psychiatry 140, 695-699.

Hoff H (1956) Lehrbuch der Psychiatrie. Schwabe, Basel Stuttgart

Holahan CJ, Moos RH (1981) Social support and psychological distress: a longitudinal analysis. J Abnorm Soc Psychol 90:365-370

Holmes T, Rahe R (1967) The social readjustment rating scale. J Psychosom Res 11:213-218

Huber G (1981) Psychiatrie, 3. Aufl. Schattauer, Stuttgart New York

Jacobson E (1977) Depression. Eine vergleichende Untersuchung normaler und psychotisch-depressiver Zustände. Suhrkamp, Frankfurt

Jardine R, Martin NG, Henderson AS (1984) Genetic covariation between neuroticism and the symptoms of anxiety and depression. Gen Epidemiol 1:89-107

Jaspers K (1913) Allgemeine Psychopathologie, 9. Aufl. 1973. Springer, Berlin Heidelberg New York

Johnson GF, Hunt G (1979) Suicidal behavior in bipolar manic-depressive patients and their families. Compr Psychiatry 20:159-164

Juel-Nielsen N, Bille M, Flygenring J, Helgason T (1961) Frequency of depressive states within geographically delimited population groups. Acta Psychiatr Scand (Suppl.) 162:69-80

Katschnig H (1980a) Sozialer Stress und psychische Erkrankung. Urban & Schwarzenberg, München Wien Baltimore

Katschnig H (1980b) Methodische Probleme der Life Event-Forschung. Nervenarzt 51:332-343

Katschnig H, Berner P (1982) The poly-diagnostic approach in psychiatric research. Paper presented at the International Conference on Diagnosis and Classification of Mental Disorders and Alcohol and Drug Related Problems, Copenhagen

Katschnig H, Konieczna T (1991) Report on a study of crisis intervention units and psychiatric emergency services in Europe, part 2: City reports. In: Katschnig H, Konieczna T, Cooper J (eds) Crisisintervention and emergency psychiatric services in Europe. World Health Organization, Copenhagen (in press)

Kendell RE (1968) The classification of depressive illness. Maudsley Monograph No. 18. Oxford University Press, London

Kendell RE (1975) Role of diagnosis in psychiatry. Blackwell Daney Head Oxford

Kendell RE (1977) The classification of depressions: a review of contemporary confusion. In: Burrows (ed) Handbook of studies on depression. Excerpta Medica

Kendell RE, Gourlay J (1970) The clinical distinction between psychotic and neurotic depressions. Br J Psychiatry 11:257-266

Kernberg OF (1975) Borderline Persönlichkeitsstörungen und pathologischer Narzißmus. Suhrkamp, Frankfurt

Kernberg OF (1982) The psychotherapeutic treatment of Borderline personalities. In: Grispoon L (ed) Psychiatry 1982. The American Psychiatric Association Annual Review. American Psychiatric Press, Washington DC, pp 470-486.

Kielholz P (1971) Diagnose und Therapie der Depression für den Praktiver. Lehmann, München

Killilea M (1982) Crisis theory, coping strategies and social support systems. In: Schulberg HC, Killilea M (eds) Principles and practices of community mental health. Jossey-Bass, San Francisco

Kiloh LG, Andrews G, Neilson M, Bianchi GN (1972) The relationship of syndroms called endogenous and neurotic depression. Br J Psychiatry 121:183-196

Kiloh LG, Ball JRB, Garside RF (1962) Prognostic factors in treatment of depressive states with imipramine. Br Med J 1225-1227

Kiloh LG, Garside RF (1963) The independence of neurotic depression and endogenous depression. Br J Psychiatry 109:451-463

Klerman GL (1980) Long term outcomes of neurotic depressions. In: Sells SB, Crandall R, Rolf M, Strauss JS, Pollin W (eds) Human functioning in longitudinal perspective. Williams & Wilkins, Baltimore London

Klerman GL, DiMascio A, Weissman M, Prusoff B, Paykel ES (1974) Treatment of depression by drugs and psychotherapy. Am J Psychiatry 131:186-191

Klerman GL, Endicott J, Spitzer R, Hirschfeld RMA (1979) Neurotic depression: a systematic analysis of multiple criteria and meanings. Am J Psychiatry 136:57-61

Klerman GL, Weissman MM, Rounsaville BJ, Chevron ES (1984) Interpersonal psychotherapy of depression. Basic Books, New York Tokyo

Kockott G, Heyse H, Feuerlein W (1970) Der Selbstmordversuch durch Intoxikation. Fortschr Neurol Psychiat 9:441-465

Koehler K, Sass H (1984) Diagnostisches und Statistisches Manual psychiatrischer Störungen. DSM-III. Deutsche Übersetzung des Diagnostic and Statistical Manual of Mental Disorder, 3. Version (DSM-III). Beltz, Weinheim Basel

Kovacs M, Rush AD, Beck AT, Hollon SD (1981) Depressed outpatients treated with cognitive therapy or pharmacotherapy: a one-year follow up. Arch Gen Psychiatry 38:33-39

Kraepelin E (1899) Psychiatrie. Ein kurzes Lehrbuch f. Studenten und Ärzte, 6. Aufl. 1899, 8. Aufl. 1909, 10/13/15 Barth, Leipzig

Kreitman N (1981) The Epidemiology of suicide and parasuicide. Crisis 2:1-13

Kreitman N, Smith P, Tan ES (1969) Attempted suicide in social networks. Br J Prev Soc Med 23:116-123

Kurz A, Torhorst A, Wächtler C, Müller HJ (1982) Vergleichende Untersuchung von 295 Patienten mit erstmaligem und wiederholtem Suizidversuch. Arch Psychiatr Nervenkr 232:427-438

Lange J (1926) Über Melancholie. Z Ges Neurol Psychiatr 101:293-319

Langen D (1973) Psychotherapie. Kompendium für Studierende und Ärzte, 3. Aufl. Thieme, Stuttgart

Leonhard K (1966) Aufteilung der endogenen Psychosen, 1. Aufl. 1957. Akademie, Berlin

Lewis A (1938) States of depression: their clinical and aetological differentiation. Br Med J 2:875-878

Lloyd C (1980) Life events and depressive disorder reviewed. I. Events as predisposing factors. II. Events as precipitating factors. Arch Gen Psychiatry 37:529-548

Looney JG, Gunderson E (1978) Transient situational disturbances: course and outcome. Am J Psychiatry 135:660-663

Lorr M, Klett CJ (1966) Inpatient multidimensional psychiatric scale. Consulting Psychologist, Palo Alto, CA

Maier-Diewald W, Wittchen H-U, Hecht H, Werner-Eilert K (1983) Die Münchner Ereignisliste (MEL) - Manual. Max-Planck-Institute for Psychiatry (unpublished script)

Mapother E (1926) Discussion on manic-depressive psychosis. Br Med J 2:872-876

Marmor J (1979) Short-term dynamic psychotherapy. Am J Psychiatry 136:149-155

Matussek P, Söldner ML, Nagel D (1982) Neurotic depression. Results of cluster analyses. J Nerv Ment Dis 170:588-597

Mayer-Gross W, Slater E, Roth M (1969) Clinical psychiatry, 3rd ed. Bailliere, Tindall & Carroll, London

McLean PD, Hakistian AR (1979) Clinical depression: comparative efficacy of outpatient treatments. J Consult Clin Psychol 47:818-836

Mendels J, Cochrane C (1968) The nosology of depression: the endogenous-reactive concept. Am J Psychiatry 124:1-11

Menninger K (1968) Das Leben als Balance. Seelische Gesundheit und Krankheit im Lebensprozess. Piper, München

Minkoff K, Berman E, Beck AT, Beck R (1973) Hopelessness, depression and attempted suicide. Am J Psychiatry 130:455-459

Mombour W (1980) Die 9. Revision des Diagnosenschlüssels und Glossars psychiatrischer Erkrankungen der WHO: Unterschiede zur 8. Revision. Nervenarzt 51:505-511

Mombour W, Gammel G, Zerssen Dv, Heyse H (1973) Die Objektivierung psychiatrischer Syndrome durch multifaktorielle Analyse des psychopathologischen Befundes. Nervenarzt 44:352-358

Montgomery SA, Montgomery D (1982) Pharmacological prevention of suicidal behaviour. J Affect Dis 4:291-298

Moore H, Kleining G (1960) Das soziale Selbstbild der Gesellschafts-schichten in Deutschland. Köln Z Soziol Sozialpsychol 12:86-119

Mora G (1980) Adolf Meyer. In: Freedman AM, Kaplan H, Sadock BJ (eds) Comprehensive textbook of psychiatry. Williams & Wilkins, Baltimore

Murphy GE, Wetzel RD (1982) Family history of suicidal behavior among suicide attempters. J Nerv Ment Dis 170:86-90

Murphy GE, Simons AD, Wetzel RD, Lustman PJ (1984) Cognitive therapy and pharmacotherapy. Singly and together in the treatment of depression. Arch Gen Psychiatry 41:33-41

Myers JK, Weissman MM, Tischler GL, Holzer CE, Leaf PJ, Orvaschel H, Anthony JC, Boyd JH, Burke JD, Kramer M, Stoltzman R (1984) Six-month prevalence of psychiatric disorders in three communities. Arch Gen Psychiatry 41:959-967

Nurnberger JI, Gershon ES (1982) Genetics. In: Paykel ES (ed) Handbook of affective disorders. Churchill, Livingstone Edinburgh London Melbourne New York, pp 126-145

Pappi FU (1979) Sozialstrukturanalysen mit Umfragedaten. Athenäum, Königstein/Ts

Parker G (1983) Parental "Affectionless Control" as an antecedent to adult depression. Arch Gen Psychiatry 40:956-960

Pauleikhoff B, Mester H (1972) Abnorme Reaktionen und Entwicklungen. In: Kisker K-P, Meyer J-E, Mueller M, Stroemgren E (Hrsg) Psychiatrie der Gegenwart, Bd II/1, 2. Aufl. Springer, Berlin Heidelberg New York

Paykel ES (1971) Classification of depressed patients: a cluster analysis derived grouping. Br J Psychiatry 118:275-288

Paykel ES (1972) Depressive typologics and response to amitriptyline. Br J Psychiatry 120:147-156

Paykel ES (1975) Life events and acute depression. In: Senay E, Scott JP (eds) Separation and depression: clinical and research aspects. Am Assoc Adv Sci 215-236

Paykel ES, Dienelt MN (1971) Suicide attempts following acute depression. J Nerv Ment Dis 153:234-243

Paykel ES, Henderson AJ (1977) Application of cluster analysis in the classification of depression: a replication study. Neuropsychobiology 3:111-119

Perris C (1966) A survey of bipolar and unipolar recurrent depressive psychoses. Acta Psychiatr Scand (Suppl) 194

Pfohl B, Stangl D, Zimmermann M (1982) The Structured Interview for DSM-III Personality Disorders (SIDP), Iowa City. Department of Psychiatry, University of Iowa

Prusoff BA, Paykel ES (1977) Typological prediction of response to amitryptiline: a replication study. Int Pharmacopsychiatry 12:153-159

Prusoff BA, Weissmann MM, Klermann GL, Rounsaville BJ (1980) Research diagnostic criteria. Subtypes of depression. Their role as predictors of differential response to psychotherapy and drug treatment. Arch Gen Psychiatry 37:796-801

Reed CE, Driggs MR, Foote CC (1952) Acute barbiturate intoxication: a study of 300 cases based on a physiologic system of classification on the severity of the intoxication. Ann Intern Med 37:290

Reiss E (1910) Konstitutionelle Verstimmung und manisch-depressives Irresein. Z Ges Neurol Psychiatr 347

Robins E, Guze SB (1972) Classification of affective disorders: the primary-secondary, the endogenous-reactive, and the neurotic-psychotic concepts. In: Williams TA, Katz MM, Shield JA (eds) Recent advances in the psychobiology of the depressive illness. Department of Health, Education and Welfare

Robins LN, Helzer JE, Croughan J, Ratcliff KS (1981) National Institute of Mental Health, Diagnostic Interview Schedule. Its history, characteristics and validity. Arch Gen Psychiatry 38:381-389

Robins LN, Helzer JE, Ratcliff KS, Seyfried W (1982) Validity of the Diagnostic Interview Schedule, Version II: DSM-III diagnoses. Psychol Med 12:855-870

Rötzer-Zimmer FT, Axmann D, Koch H, Giedke H, Pflug B, Heimann H (1985) One year follow-up of cognitive behaviour therapy for depressed patients: a comparison of cognitive behavioural therapy alone, in combination with pharmacotherapy, and pharmacotherapy alone. Paper presented at the 15th Annual Meeting of the European Association for Behaviour Therapy, München

Rötzer-Zimmer FT, Serra E, Pflug B, Heimann H (1987) Änderungsprozesse in der Depressionbehandlung. Kognitive Verhaltenstherapie allein und in Kombination mit Pharmakotherapie. In: Hiltner et al (Hrsg) Verhaltensmedizin. Springer, Berlin Heidelberg New York Tokyo

Rosenthal SH, Gudemann JE (1967) The self-pitying constellation in depression. Br J Psychiatry 113:485-489

Roth M (1977a) Studies in the classification of affective disorders I proposals towards a synthesis of new and old concepts. Presented at the Adolph Meyer Symposium on Psychobiology Centennial of John Hopkins University, March 15, 1976

Roth M (1977b) The borderlands of anxiety and depressive states and their bearing on new and old models for the classification of depression. In: Van Praag HM, Brunvels J (eds) Neuro-transmission and disturbed behavior. Bohn & Scheltema Holtema, Utrecht

Roth M (1978) The classification of affective disorders. Int Pharmakopsychiatry 11:27-42

Roth M, Gurney C, Garside RF, Kerr TA (1972) Studies in the classification of affective disorders. Br J Psyohiatry 121:147-161

Rudolf G (1979) Psychischer und sozial-kommunikativer Befund. Z Psychosom Med Psychoanal 25:1-15

Rush AJ, Beck AT, Kovacs M, Hollon S (1977) Comparative efficacy of cognitive therapy and pharmacotherapy in the treatment of depressed outpatients. Cogn Ther Res 1:17-37

Sandler IN, Barrera M (1984) Toward a multimethod approach to assessing the effects of social support. Am J Community Psychol 12:37-52

Sarason IG, Levine HM, Basham RB, Sarason BR (1983) Assessing social support: the social support questionnaire. J Pers Soc Psychol 44:127-139

Schneider K (1962) Kinische Psychopathologie, 5. Aufl 1958, 10. Aufl 1973. Thieme, Stuttgart

Schulte W, Tölle R (1977) Psychiatrie, 4. Aufl. Springer, Berlin Heidelberg New York

Seidenstuecker G, Baumann U (1978) Multimethodale Diagnostik. In: Baumann U, Berbalk H, Seidenstuecker G (Hrsg) Klinische Psychologie. Forschung und Praxis. Huber, Bern Stuttgart Wien

Selye H (1956) The stress of life. Mc Graw-Hill, New York

Semler G, Wittchen H-U (1983) Das Diagnostik-Interview-Schedule. Erste Ergebnisse zur Reliabilität und differentiellen Validität der deutschen Fassung. In: Kommer D, Röhrle B (Hrsg) Gemeindespsychologische Perspektiven, Bd 3. Cologne, Tübingen, S 109-117

Shapiro RW (1970) A twin study of non-endogenous depression. Acta Jutlandica XLII:2

Siegrist J (1980) Die Bedeutung von Lebensereignissen für die Entstehung körperlicher und psychosomatischer Erkrankungen. Nervenarzt 51:313-320

Simons AD, Murphy GE, Levine JL, Wetzel RD (1986) Cognitive therapy and pharmacotherapy for depression sustained improvement over one year. Arch Gen Psychiatry 43:43-48

Skodol AE, Spitzer RL (1982) DSM-III: rationale, basic concepts and some differences from ICD-9. Acta Psychiatr Scand 66:271-281

Slater J, Depue RA (1981) The contribution of environmental events and social support to serious suicide attempts in primary depressive disorder. J Abnorm Soc Psychol 90:275-285

Slater E, Shields J (1969) Genetical aspects of anxiety. In: Lader MH (ed) Studies of anxiety. Special Publ Br J Psychiatry 3:62-71

Sonneck G, Grünberger J, Ringel E (1976) Experimental contribution to the evaluation of the suicidal risk of depressive patients. Psychiatr Clin 9:84-96

Sörensen A, Strömgren E (1961) Frequency of depressive states within geographically delimited population groups. Acta Psychiatr Scand (Suppl) 162:62-68

Spitzer RL, Endicott J, Robins E (1978) Research diagnostic criteria: rationale and reliability. Arch Gen Psychiatry 35:773-782

Spitzer RL, Williams JBW, Skodol AE (1980) DSM-III: the major achivements and an overview. Am J Psychiatry 137:151-164

Spoerri T (1970) Kompendium der Psychiatrie, 6. Aufl. Karger, Basel München New York

Stangl D, Pfohl B, Zimmermann M, Bowers W, Corenthal C (1985) A structured interview for the DSM-III personality disorders. A preliminary report. Arch Gen Psychiatry 42:591-596

Steinmeyer E-M (1980) Depression: Ätiologie, Diagnostik und Therapie. Kohlhammer, Stuttgart Berlin Köln Mainz

Stenstedt A (1966) The genetics of neurotic depression. Acta Psychiatr Scand 42:392-409

Strotzka H (1975) Psychotherapie: Grundlagen, Verfahren, Indikationen. Urban & Schwarzenberg, München Berlin Wien

Strupp HH, Sandell JA, Waterhouse GJ, O'Malley SS, Anderson JL (1982) Psychodynamic therapy: theory and research. In: Rush J (ed) Short-term psychotherapies for depression. Guilford, New York London

Surtees PG (1980) Social support, residual adversity and depressive outcome. Soc Psychiatry 15:71-80

Teasdale JD, Fennel MJV, Hibbert GA, Amies PL (1984) Cognitive therapy for major depressive disorder in primary care. Br J Psychiatry 144:400-406

Tellenbach H (1976) Melancholie, 3.Aufl. Springer, Berlin Heidelberg New York

Tennant C, Bebbington P, Hurry J (1981) The short-term outcome of neurotic disorders in the community: the relation of remission to clinical factors and to "neutralizing" life events. Br J Psychiatry 139:213-220

Toelle R (1982) Psychiatrie, 6. Aufl. Springer, Berlin Heidelberg New York

Torgersen S (1978) Contribution of twin studies to psychiatric nosology. In: Nance WE, Allen G, Pavis P (eds) Twin research: psychology and methodology. Liss, New York

Torgersen S (1986) Genetic factors in moderately severe and mild affective disorders. Arch Gen Psychiatry 43:222-226

Torhorst A, Wächtler C, Möller HJ (1983) Zum Problem der "Ernsthaftigkeit" von Suizidversuchen. Arch Psychiatr Nervenkr 233:151-166

Treiman D (1979) Begriff und Messung des Berufsprestiges in der international vergleichenden Mobilitätsforschung. In: Pappi U (Hrsg) Sozialstrukturanalysen mit Umfragedaten. Athenäum, Königstein/Ts

Turns D (1978) The epidemiology of major affective disorders. Am J Psychother 32:5-19

Tyrer P, Lee I, Edwards JG, Steinberg B, Elliott EJ, Nightingale JH (1980) Prognostic factors determining response to antidepressant drugs in psychiatric out-patients and general practice. J Affect Dis 2:149-156

Urwin P, Gibbons JL (1979) Psychiatric diagnosis in self-poisoning patients. Psychol Med 9:501-507

Van Praag H, Plutchik R (1985) An empirical study on the "cathartic effect" of attempted suicide. Psychiatr Res 16:123-130

Voelkel H (1959) Neurotische Depression. Thieme, Stuttgart

Walton HJ (1958) Suicidal behaviour in depressive illness. A study of aetiological factors in suicide. J Ment Sci 104:884-891

Weissman MM (1974) The epidemiology of suicide attempts, 1960 to 1971. Arch Gen Psychiatry 30:737-746

Weissman MM (1979) The psychological treatment of depression. Arch Gen Psychiatry 36:1261-1269

Weissman MM, Klerman GL (1977a) The chronic depressive in the community: unrecognized and poorly treated. Compr Psychiatry 18:523-532

Weissman MM, Klerman GL (1977b) Sex differences and the epidemiology of depression. Arch Gen Psychiatry 34:98-111

Weissman MM, Myers JK (1978) Affective disorders in a US urban community. Arch Gen Psychiatry 35:1304-1311

Weissman MM, Fox K, Klerman GL (1973) Hostility and depression associated with suicide attempts. Am J Psychiatry 130:450-455

Weissman MM, Kasl SV, Klerman GL (1976) Follow-up of depressed women after maintenance treatment. Am J Psychiatry 133:757-760

Weissman MM, Klerman GL, Prusoff BA, Padian M (1981) Depressed outpatients, results one year after treatment with drugs and/or interpersonal psychotherapy. Arch Gen Psychiatry 38:51-55

Weissman MM, Prusoff BA, Klerman GL (1978) Personality and the prediction of long-term outcome of depression. Am J Psychiatry 135:797-800

Weitbrecht HJ (1973) Psychiatrie im Grundriss, 3. Aufl. Springer, Berlin Heidelberg New York

Williams JMG (1984a) The psychological treatment of depression: a guide to the theory and practice of cognitive- behaviour therapy. Croom Helm, London Canberra

Williams JMG (1984b) Cognitive-behavior therapy for depression: problems and perspectives. Br J Psychiatry 145:254-262

Wilson PH (1982) Combined pharmacological and behavioral treatment of depression. Behav Res Ther 20:173-184

Wing JK (1980) Methodological issues in psychiatric case identification. Psychol Med 10:5-10

Wing JK, Cooper JE, Sartorius N (1974) Present state examination medical research council. Cambridge University Press

Winokur G (1970) Genetic findings and methodological considerations in manic-depressive disease. Br J Psychiatry 117:267-274

Winokur G (1973) The types of affective disorders. J Nerv Ment Dis 156:82-96

Winokur G (1979) Unipolar depression. Is it divisible into autonomous subtypes? Arch Gen Psychiatry 36:47-52

Winokur G (1985) The validity of neurotic-reactive depression. Arch Gen Psychiatry 42:1116-1122

Winokur G, Ferris N, Pitts J (1964) Affective disorders: is reactive depression an entity? J Nerv Ment Dis 138:541-547

Winokur G, Behar D, Valkenburg van C, Lowry M (1978) Is a familial definition of depression both feasible and valid. J Nerv Ment Dis 166:764-768

Wittchen H-U (1987) Chronic difficulties and life events in the long-term course of affective and anxiety disorders: results from the Munich-Follow-up Study. In: Angermeyer HC (ed) From social class to social stress - new developments in psychiatric epidemiology. Springer, Berlin Heidelberg New York Tokyo, pp 176-196

Wittchen H-U, Rupp H-U (1982) Diagnostic Interview Schedule. Dtsch. Version II (Max-Planck-Institut für Psychiatrie, unveröffentliches Manuskript)

Wittchen H-U, Zerssen Dv (Hrsg) (1988) Verläufe behandelter und unbehandelter Depressionen und Angststörungen. Eine klinisch-psychiatrische und epidemiologische Verlaufsuntersuchung. Springer, Berlin Heidelberg New York Tokyo

Wittchen H-U, Rupp H-U, Semler G, Pfister H (1983) Das Diagnostic Interview Schedule. Fallidentifikation und differentielle Validität

Wittchen H-U, Semler G, Zerssen Dv (1985) A comparison of two diagnostic methods clinical ICD diagnoses vs DSM-III and research diagnostic criteria using the Diagnostic Interview Schedule (Version 2). Arch Gen Psychiatry 42:677-684

Wittchen H-U, Hecht H, Zaudig M, Vogl G, Semler G, Pfister H (1988) Häufigkeit und Schwere psychischer Störungen in der Bevölkerung. - Eine epidemiologische Feldstudie - In: Wittchen H-U, Zerssen Dv (Hrsg) Verläufe behandelter und unbehandelter affektiver Störungen, Monographien aus dem Gesamtgebiet der Psychiatrie und Neurologie. Springer, Berlin Heidelberg New York Tokyo, S 232-251

Woodruff RA, Guze SB, Clayton PJ (1971) Unipolar and bipolar primary affective disorder. Br J Psychiatry 119:33-38

World Health Organization (1965) Manual of the international statistical classification of diseases, injuries and causes of death. Section 5, 8th revision. World Health Organization, Geneva

World Health Organization (1979a) Mental disorders: glossary and guide to their classification in accordance with the ninth revision of the international classification of diseases. World Health Organization, Geneva

World Health Organization (1979b) Schizophrenia. An international follow-up study. Wiley, New York Brisbane Toronto

Wynne LC (1975) Transinient situational disturbances - adjustment reaction of adult life. In: Freedman AM, Kaplan HJ, Sadock BJ (eds) Comprehensive textbook of psychiatry. Williams & Wilkins, Baltimore London

Zerbin-Rüdin E (1980) Genetic factors in neurosis, psychopathy and alcoholism. In: Van Praag HM (ed) Handbook of biological psychiatry, part III: brain mechanisms and abnormal behavior- genetics and neuroendocrinology. Dekker, New York Basel

Zerbin-Rüdin E (1983) Zyklothymie - Zur Genetik. In: Saletu B, Berner P (Hrsg) Zyklothymie - Welche Hilfen kann die moderne Forschung der psychiatrischen Praxis bieten? Excerpta Medica, Amsterdam, S 10-19

Zerssen Dv (1979) Klinisch psychiatr. Selbstbeurteilungs-Fragebögen. In: Baumann U, Berbalk H, Seidenstuecker G (Hrsg) Klinische Psychologie, Trends in Forschung und Praxis, Bd 2. Huber, Bern Stuttgart Wien

Zerssen Dv (1982) Personality and affective disorders. In: Paykel ES (ed) Handbook of affective disorders. Churchill Livingstone, Edinburgh London Melbourne

Zerssen Dv (1986) Clinical self rating-scales (CSr-S) of the Munich Psychiatric Information System (PSYCHIS München). In: Sartorius N, Ban TA (ed) Assessment of depression. Springer, Berlin Heidelberg New York Tokyo, pp 270-303

Zerssen Dv, Cording C (1978) The measurement of change in endogenous affective disorders. Arch Psychiatr Nervenkr 226:95-112

Zerssen Dv, Weyerer S (1982) Sex differences in rates of mental disorders. Int J Ment Health 11:9-45

Zerssen Dv, Pfister H, Köller D-M (1988) The Munich Personality Test (MPT)-A short questionnaire for self-rating and relatives' rating of personality traits: formal properties and clinical potential. Eur Arch Psychiatr Neurol Sci 238:73-93

Zimmerman M, Coryell W, Stangl D, Pfohl B (1987) Validity of an operational definition for neurotic unipolar major depression. J Affect Dis 12:29-40

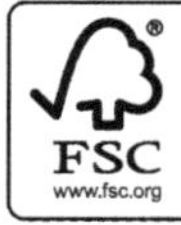

MIX
Papier aus verantwortungsvollen Quellen
Paper from responsible sources
FSC® C105338

If you have any concerns about our products, you can contact us on
ProductSafety@springernature.com

In case Publisher is established outside the EU, the EU authorized representative is:
Springer Nature Customer Service Center GmbH
Europaplatz 3, 69115 Heidelberg, Germany

Printed by Libri Plureos GmbH
in Hamburg, Germany